W0259160

Veröffentlichungen aus der
Forschungsstelle für Theoretische Pathologie

(Professor Dr. med. Dr. phil. Dr. h. c. H. Schipperges)

der Heidelberger Akademie der Wissenschaften

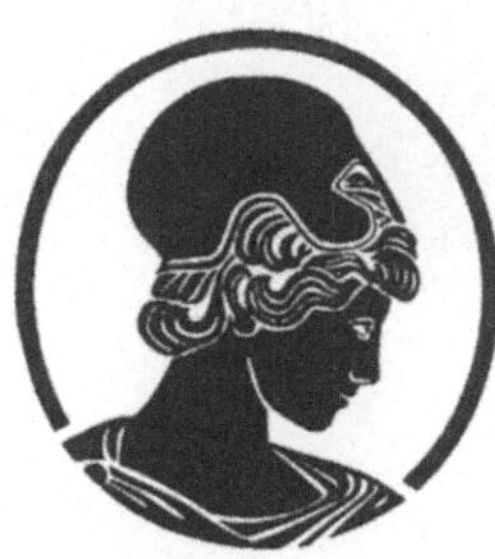

Supplement zu den Sitzungsberichten der
Mathematisch-naturwissenschaftlichen Klasse
Jahrgang 1996/97

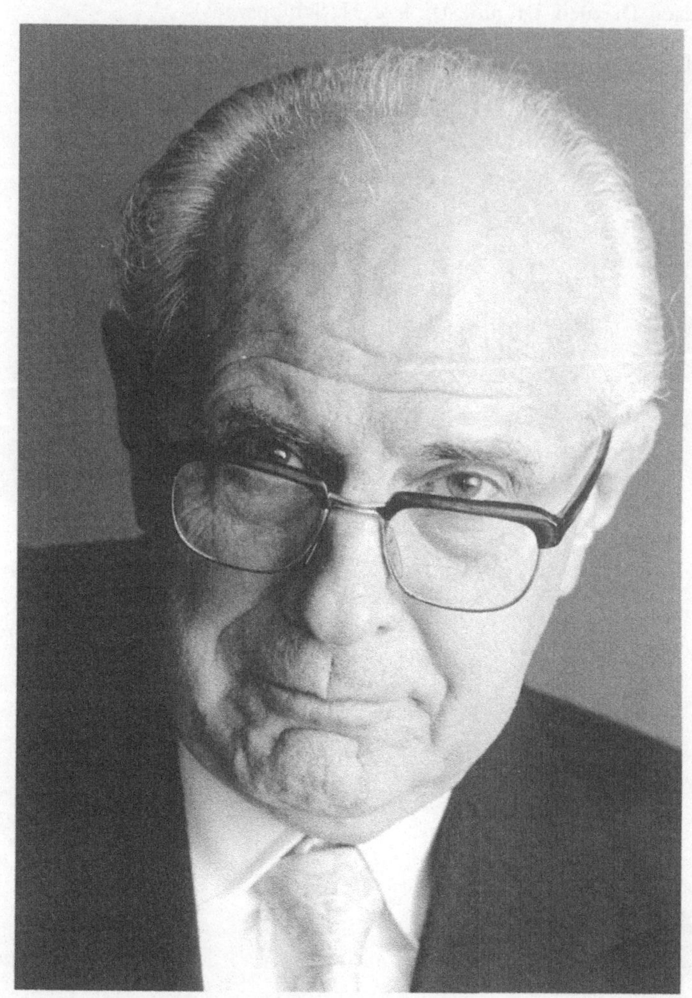

Hans Schaefer

V. Becker H. Schipperges (Hrsg.)

Medizin im Wandel

Wissenschaftliche Festsitzung
der Heidelberger Akademie der Wissenschaften
zum 90. Geburtstag von Hans Schaefer

Mit 17 Abbildungen

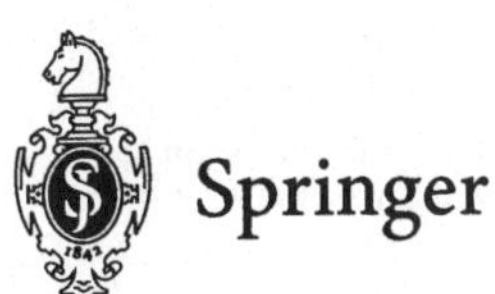

Springer

em. Prof. Dr. Volker Becker
Pathologisch-Anatomisches Institut
der Universität Erlangen-Nürnberg
Krankenhausstr. 8–10
91054 Erlangen

em. Prof. Dr. Dr. Dr. h. c. Heinrich Schipperges
Institut für Geschichte der Medizin
der Universität Heidelberg
Im Neuenheimer Feld 368
69120 Heidelberg

Die Deutsche Bibliothek - CIP-Einheitsaufnahme

Becker, Volker:
Medizin im Wandel : wissenschaftliche Festsitzung der Heidelberger Akademie der Wissenschaften zum 90. Geburtstag von Hans Schaefer / Volker Becker ; Heinrich Schipperges. - Berlin ; Heidelberg ; New York ; Barcelona ; Budapest ; Hongkong ; London ; Mailand ; Paris ; Santa Clara ; Singapur ; Tokio : Springer, 1997
(Veröffentlichungen aus der Forschungsstelle für Theoretische Pathologie der Heidelberger Akademie der Wissenschaften)

ISBN-13: 978-3-642-64552-5 e-ISBN-13: 978-3-642-60785-1
DOI:10.1007/ 978-3-642-60785-1

Softcover reprint of the hardcover 1st edition 1997

Spin: 10575390 20/3143-5 4 3 2 1 0 - Printed on acid-free paper

Geleitwort

Hans Schaefer - Mitglied der Heidelberger Akademie der Wissenschaften seit 1954, Gründungsmitglied der Kommission für Theoretische Pathologie - anläßlich seines 90. Geburtstages gebührend zu feiern, waren am 12. Oktober 1996 zahlreiche Schüler, Freunde und Kollegen zusammengekommen, zu feiern und damit auch zu ehren ein ungewöhnliches Gelehrtenleben, ein erstaunliches Lebenswerk, eine so faszinierende wie liebenswürdige Persönlichkeit.

Mehr als zwanzig Jahre hatte der Jubilar eine Buchreihe mit dem anspruchsvollen Titel „Medizin im Wandel" herausgegeben, in welcher Risiken wie Chancen der modernen Medizin aufgezeigt werden sollten. Und so glaubten wir uns denn auch berechtigt, den gleichen Titel einer „Wissenschaftlichen Festsitzung" zu geben, die im Oktober 1996 in den Räumen der Heidelberger Akademie der Wissenschaften veranstaltet wurde.

Wenn die Herausgeber die auf der Festsitzung gehaltenen Vorträge durch drei Themenblöcke zu strukturieren versucht haben, dann geht eine solche Gliederung recht organisch aus dem Lebenswerk von Hans Schaefer selber hervor. Die Herausgeber sind allen Mitgliedern der Kommission für Theoretische Pathologie für die Gestaltung der Festschrift zu Dank verpflichtet, insbesondere Horst Seller, der bei der Auswahl der Referenten mit Rat und Tat zur Seite stand.

Wir freuen uns, die Beiträge dieses festlichen Symposiums sowie einige weitere Beiträge seiner Schüler und Freunde in den Veröffentlichungen aus der Forschungsstelle für Theoretische Pathologie vorlegen zu können:

Hans Schaefer zu Ehren
und in dankbarer Verbundenheit

Heidelberg, im Januar 1997 Die Herausgeber

Inhaltsverzeichnis

Verzeichnis der Autoren

Baier, Horst, Prof. Dr. med.
Sozialwissenschaftliche Fakultät der Universität Konstanz
Universitätsstraße 10, 78434 Konstanz

Becker, Volker, Prof. (em.) Dr. med.
Pathologisch-Anatomisches Institut
Krankenhausstraße 8–10, 91054 Erlangen

Biser, Eugen, Prof. (em.) Dr. theol.
Seniorenstudium der Universität München
Leopoldstraße 13, 80802 München

Bock, Klaus Dietrich, Prof. Dr. med.
Schöneckweg 17, 83708 Kreuth

Dudel, Josef, Prof. Dr. med.
Physiologisches Institut der TU München
Biedersteinerstraße 29, 80802 München

Eiff, August Wilhelm von, Prof. (em.) Dr. med.
Haager Weg 18 A, 53127 Bonn

Schaefer, Hans, Prof. (em.) Dr. med. Dr. h. c.
I. Physiologisches Institut
Im Neuenheimer Feld 326, 69120 Heidelberg

Schipperges, Heinrich, Prof. (em.) Dr. med. Dr. phil.
Institut für Geschichte der Medizin
Im Neuenheimer Feld 368, 69120 Heidelberg

Schmahl, Friedrich Wilhelm, Prof. Dr. med.
Institut für Arbeits- und Sozialmedizin
Wilhelmstraße 27, 72074 Tübingen
(zugleich Anschrift der Mitautoren)

Schölmerich, Paul, Prof. (em.) Dr. med. Dr. h. c.
Waidmannstraße 67, 55131 Mainz

Seller, Horst, Prof. Dr. med.
I. Physiologisches Institut
Im Neuenheimer Feld 326, 69120 Heidelberg

Vogel, Friedrich, Prof. (em.) Dr. med. Dr. h. c.
Institut für Humangenetik und Anthropologie
Im Neuenheimer Feld 328, 69120 Heidelberg

Grußwort

F. Vogel

Es ist eine besondere Freude für mich, Sie alle im Auftrage der Heidelberger Akademie der Wissenschaften zu diesem Symposium zu begrüßen – auch im Namen unseres Präsidenten Seebaß, der leider durch dienstliche Aufgaben daran gehindert ist, heute bei uns zu sein, und der mich gebeten hat, Sie herzlich zu grüßen. Es kann und soll nicht mein Ziel sein, Ihre Lebensleistung, lieber Hans Schaefer, an dieser Stelle zu würdigen; das muß Berufeneren vorbehalten bleiben. Ich möchte aber doch einige persönliche Worte sagen; denn wir beide kennen uns nun schon seit vielen Jahrzehnten. Da könnte ich an alles mögliche erinnern; so etwa an unseren vergeblichen Versuch, Sie im Jahre 1963 hier in Heidelberg zum Rektor zu wählen, oder daran, daß Sie mir 1974 – bei Ihrer Emeritierung – das Amt des „federführenden Vertrauensdozenten" der Studienstiftung für Heidelberg übergeben haben; ein Amt, das ich dann bis 1992 innehatte und das mir neben der üblichen Last besonders viel Freude gebracht hat.

Aber ich möchte noch viel weiter zurückgehen – bis in das Jahr 1947. Damals war ich vorklinischer Student an der Berliner Humboldt-Universität, und wir bekamen einen noch recht jungen Gastprofessor, der uns in die Grundlagen der Physiologie des Herzens und der peripheren Nerven einführte – eben Hans Schaefer. Mir ist noch manches aus den sehr lebendigen Vorlesungen in Erinnerung geblieben; aber auch damit will ich Sie nicht langweilen. Sondern ich will auf die letzte Semesterstunde zu sprechen kommen. Damals hatte gerade in Nürnberg der erste Prozeß gegen Ärzte stattgefunden, die sich während der Nazizeit im Rahmen ihrer quasi „beruflichen" Arbeit in Verbrechen hatten verstrikken lassen. Alexander Mitscherlich und sein Student Fred Mielke hatten als Beobachter an diesem Prozeß teilgenommen; kurz zuvor war ihr Buch „Diktat der Menschenverachtung" erschienen, in dem erschütternde Einzelheiten über diese in Nürnberg zutage getretenen verbrecherischen Experimente aufgedeckt wurden. Schaefer verwendete diese ganze letzte Kollegstunde dazu, uns darüber zu berichten mit dem Ziel, unseren Sinn dafür zu schärfen, daß auch wissenschaftliche Forschung in der Medizin – und insbesondere Forschung am Menschen – an Grenzen stoßen kann, deren Überschreitung geradewegs in die Unmenschlichkeit führt. Diese Kollegstunde gehört zu den eindrucksvollsten meines ganzen Medizinstudiums; sie hat mir später das Recht gegeben, Behauptungen zu widersprechen, die vor allem in den späten 60er und frühen 70er Jahren aufkamen, unsere akademischen Lehrer hätten es angeblich versäumt, uns auf die Naziverbrechen ganz allgemein und auf die ärztlich-ethischen Aspekte unseres Berufes hinzuweisen. – Und für diese Kollegstunde möchte ich Ihnen, lieber Hans Schaefer, noch heute, fast 50 Jahre später, ausdrücklich danken.

Und nun wünsche ich uns allen ein interessantes Symposium.

Einführung

V. Becker

Im Namen der Kommission für Theoretische Pathologie in der Heidelberger Akademie der Wissenschaften heiße ich Sie zu dieser festlichen Sitzung herzlich willkommen. Vor zwei Jahren hat die Kommission für Theoretische Pathologie eine festliche Sitzung aus Anlaß des 80. Geburtstages von Wilhelm Doerr veranstaltet. Daß er, der Begründer dieser Kommission, heute nicht mehr unter uns ist, daß er nicht an dieser Feier für seinen Freund Hans Schaefer teilnehnehmen kann, erfüllt uns mit Wehmut.

Die Kommission für Theoretische Pathologie, der Sie seit ihrer Gründung angehören, ist glücklich, heute mit Ihnen in einer Ihnen angemessenen Weise Ihres Geburtstages zu gedenken. Die Kommission gratuliert Ihnen sehr herzlich. Zugleich ergreife ich die Gelegenheit, Ihnen von ganzem Herzen zu danken für so vieles, was Sie für die Theoretische Pathologie getan haben. Ich darf sagen: Sie waren immer zur Stelle – hatten immer einen klugen Rat, machten das jeweilige Thema zu dem Ihrigen. Unsere heutige Sitzung steht unter dem Zwang, aus Ihrem reichen Leben Schlaglichter aufscheinen zu lassen, die von Freunden und Ihren Schülern – aber Ihre Schüler sind wir alle – angezündet werden.

Die drei Leben des Hans Schaefer

Das Phänomen Hans Schaefer ist durch den Mut zum Wechsel des wissenschaftlichen Rennpferdes gekennzeichnet – und überall ging er, um im Bilde zu bleiben – unter den ersten durchs Ziel: Sieg und Platz! Dabei läßt sich bei näherem Zusehen die Entwicklung der drei Leben nebeneinander und auseinander verfolgen. Fäden, die zunächst nur angedeutet sind, werden verbunden im Laufe der eigenen Entwicklung zu dicken Denksträngen, die mit dem Bisherigen sich fest vernetzen. Sie sind verbunden durch das Band der Logik – eben durch die Logik des Lebens von Hans Schaefer.

I. Ich selbst habe ihn zum ersten Male in Karlsruhe erlebt – da bezeichnete er sich in der Diskussion als „EKG-Mensch", und in der Tat, er war der EKG-Mensch seiner Zeit, er hat das gültige EKG-Buch verfaßt und darüber hinaus das zweibändige Handbuch der Elektrophysiologie (1940/1942) vorgelegt. Die Elektrophysiologie begleitete sein Denken bis in seine letzten Publikationen hinein.

Es ist nur Einzelnes zu erwähnen möglich. Man verstehe, daß ich Einzelheiten aus der Arbeit unserer Kommission herausgreife. Das logische Gedankengebäude, das Hans Schaefer in den „Modellen" (1992) oder noch jüngst in den

„Schwachen Wirkungen“ (1996) uns vorgestellt hat, ist nur möglich gewesen auf der Basis eines bewußten vielseitigen Wissenschaftler-Lebens. Mit den „vikariierenden Todesursachen“ hat er ein Naturgesetz der Absterbeordnung aufzuzeigen versucht. Es ist leicht, darüber statistische Bedenken zu erheben. Aber ein Kern bleibt doch – den wollte Hans Schaefer zeigen.

II. Schaefer plädierte für eine Neue Medizin. „Was redet da der Physiologe?“ sagte man damals. Aber man hatte nicht bemerkt, daß der Physiologe, dieser „Lebenslehrer“, sich einer sozialbereiten Medizin zugewandt hat getreu dem Grundsatz, daß nur der etwas vom Organischen, von Organismus, von folgerichtiger Organisation verstehe, der auch organische Bezüge zu berücksichtigen weiß. Schaefer hatte 1960 das Institut für Sozialmedizin ins Leben gerufen. Dies war nur möglich, weil er selbst eine klare Vorstellung von Sozialmedizin z.B. dem Landtag erläutern konnte.

Das Plädoyer für eine neue Medizin ist eine verständliche Lehraussage für eine Medizin von heute. Daher hatte das Plädoyer einen Tiefgang, war verankert in der wissenschaftlichen Aussage der Sozialmedizin. Alles, was unsere reformfreudige, wechselkundige Öffentlichkeit *andachte*, er sprach es aus, er hat es auf seine Weise geschrieben. Wohl klang dies anders als die Großsprechereien der angeblichen Reformer. Obwohl vieles eine Zukunftsvision war, ist alles doch so real und – wieder – absolut logisch. Hier erarbeitete Schaefer die epidemiologischen Risikofaktoren, die Modelle von Krankheit und Gesundheit, die sich in den Publikationen unserer Theoretischen Pathologie finden. Hans Schaefer ist, wie es Schipperges (1986) formulierte, das Gewissen der deutschen Medizin geworden. Es ist eine unbeantwortbare und vielleicht auch müßige Frage, ob Hans Schaefer wegen seines Soseins 1951 in die Heidelberger Schule geholt – oder ob er hier infiziert wurde. Es ist in jedem Fall ein legitimer Vertreter dieser Heidelberger Schule geworden.

III. „Ein großer Forscher wird nicht alt“, so nannten seine Freunde und Schüler den Band, den sie ihm zum 80. Geburtstag dedizierten (1986). Und so hat Hans Schaefer beherzt und jung sein drittes Leben begonnen, in dem er den Faden aufnahm, der bei ihm schon immer vorhanden war und stets durchschimmerte: Die Frage nach der Verbindung von christlicher und philosophischer Auffassung zu dem naturwissenschaftlichen Weltbild; von dem Sinn des Lebens; von dem Tode. Es wäre zu billig, allein darin eine Verbindung zu der Pathologie, in unserem Sinne zu der Theoretischen Pathologie zu finden.

Und doch: Nach dem *Sinn* der menschlichsten aller Reaktionsformen, eben der Krankheit, zu fragen, ist eine Aufgabe der Theoretischen Pathologie.

Wir Pathologen stehen unter der *programmatischen Devise,* die Rudolf Virchow uns auf den Weg im ersten Aufsatz des ersten Bandes seines Archivs (1847) gegeben hat: Die Pathologische Anatomie ist das Vor-Werk, das Außen-Werk – die eigentliche Burg, die „Veste“ der Medizin, die es zu erringen gilt, ist die Pathologische Physiologie. Virchow sah dies im Rahmen des Ausschlusses des ontologischen Krankheitsbegriffes, im Rahmen der Etablierung der Krankheit als verhinderter Physiologie. So war es eine Angelegenheit der historischen Logik bei der Gründung der Kommission vor fast 20 Jahren, daß der Pathologe Wilhelm Doerr und der Physiologe Hans Schaefer zusammenfanden. Es war nicht nur ein Akt der Logik, sondern auch ein Glücksfall, daß beide - zusammen mit Heinrich Schipperges - die *Notwendigkeit* begriffen, eine solche Kommission ins Leben zu rufen. Es ist nicht verwunderlich, daß der Physiologe Hans Schaefer zu den Gründervätern unserer Kommission für Theoretische Pathologie gehört. An die Tätigkeit der ersten Stunde und an die langjährige Mithilfe, an die produktive Teilnahme, an die unerreichte assoziative Kreativität - an all dies wollen wir erinnern in dieser festlichen Sitzung und versuchen, einen kleinen Teil unseres Dankes abzustatten.

Es ist unmöglich, auch nur annähernd einen Überblick über das wissenschaftliche Werk zu geben. So haben wir einzelne und einzelnes aus den drei Leben des Hans Schaefer auswählen müssen.

Es ist uns ein Bedürfnis, allen Referenten zu danken, die unserer Aufforderung sogleich gefolgt sind, weil sie den Jubilar ehren wollten. Die Schwierigkeit war nicht, Referenten zu finden, als vielmehr eine Auswahl zu treffen aus „den drei Leben des Hans Schaefer“ und damit ein Programm zu gestalten, das in der Kürze der Zeit einen Begriff gibt von dem weiten Umfang der Gedankenwelt von Hans Schaefer.

Hans Schaefer zum Wandel der Medizin

H. Schipperges

„Ein wahrer Forscher wird nie alt!" Dieses bemerkenswerte Diktum des jungen Novalis hatten wir mutig als Titel einer kleinen Festschrift gewählt, die wir – seine Schüler und Freunde – dem Jubilar zu seinem 80. Geburtstag gewidmet haben. Und dieses Motto gilt sicherlich auch heute noch, wo wir herbeigeeilt sind, in dieser denkwürdigen Runde und Stunde seinen neunzigsten zu feiern. Er ist eher noch frischer, noch lebendiger geworden, nun schon bald ein volles Jahrhundert umspannend.

„Denn das ist" – wie der alte Goethe einmal schrieb – „bei manchem Entbehren, der große Vorzug des hohen Alters, sich ein ganzes Jahrhundert vorführen zu können und es beinahe als persönlich gegenwärtig anzuschauen" (Artemis-Ausgabe 14, 336).

Was unserem Jubilar gegenwärtig anzuschauen vergönnt war, ist dieses Panorama einer Medizin im Wandel eines Jahrhunderts, jenen wahrhaft säkularen Wandel der modernen Medizin, den er uns in geradezu exemplarischer Weise vor Augen zu führen vermocht hat: Johannes Schaefer, geboren im Jahre des Heiles 1906.

1906 – welch ein denkwürdiges Jahr! Im Jahre 1906 wird in München der Grundstein zum „Deutschen Museum" gelegt, in Anwesenheit natürlich des Kaisers. Im gleichen Jahr ereignet sich der Baubeginn des Panama-Kanals. Ein Erdbeben zerstört fast die ganze Stadt San Francisco, und auch der Vesuv speit wieder mal Feuer. Ludwig Aschoff und Sunao Tawara beschreiben den berühmten Knoten im Hisschen Herzmuskelbündel. Clemens von Pirquet prägt den Begriff „Allergie", und die „Wassermannsche Syphilisreaktion" trägt ihre ersten Früchte. Im Jahre 1906 tritt erstmals der Begriff „Sportarzt" auf, und Eduard Zirm gelingt die erste erfolgreiche Keratoplastik. Im gleichen Jahre kommt durch den Heidelberger Fritz Voelcker die Chromocystoskopie in der Nierendiagnostik zum Tragen, Franz Volhard erkennt den chemisch-humoralen Mechanismus der Hypertonie bei Nierenkrankheiten, und der schon legendäre Albert Fraenckel führt die intravenöse Strophantinbehandlung der Herzinsuffizienz ein.

Aber es geht noch weiter mit dem Gedenken: Christian Morgenstern hatte gerade (1905) seine „Galgenlieder" gesungen, von Rainer Maria Rilke war das „Stundenbuch" erklungen, und Franz Lehár flirtete mit der „Lustigen Witwe". Und als Hänschen gerade ein Jahr alt ist, erscheint Selma Lagerlöfs „Wunderbare Reise des kleinen Nils Holgersson mit den Wildgänsen". Und in Mauer bei Heidelberg wird der „Homo heidelbergensis" gefunden, von welchem Fund noch heute erzählt wird, daß damals ein Arbeiter in die Kneipe gestürmt sei mit dem Ruf: „Mer han d'Adam funne!"

So in etwa sah sie aus, die Welt vor 90 Jahren, und man könnte das Bild natürlich uferlos erweitern, vertiefen, verdichten, lebendig machen, um dann auch Bilanz zu ziehen. Noch freilich ist es nicht soweit, Bilanz zu ziehen, immerhin aber erfreuliche Gelegenheit, einmal ein wissenschaftliches Spektrum zu entfalten, das nicht seinesgleichen hat.

Damals – im Mai des Jahres 1986 – hatte Schaefers Schriftenverzeichnis 783 Titel umfaßt, heute geht es stramm auf die Tausend zu! Damals hatte Gustav Wagner diese stolze Liste rein statistisch zu fassen versucht und darin ein echtes Spiegelbild seiner vielschichtigen Aktivitäten gesehen: von der Physiologie über die Soziologie bis hin zu Grenzgebieten der Philosophie und der Theologie. Sein differenziertes Diagramm ließ aber auch deutlich erkennen, daß die wissenschaftliche Aktivität mit den sechziger Jahren sprunghaft zugenommen hat – von Tagesfragen angefangen bis hin zum Bilde einer zukünftigen Medizin, alles in allem: Medizin im Wandel!

Was aber weitaus mehr wiegt als alle Längs- und Querschnitte durch dieses Lebenswerk, das ist das integrierende Moment in diesem Spannungsgefüge, das alles zusammenhält und dem Jubilar nicht zuletzt auch jene produktive Kraft und kreative Frische verleiht, die er bei jeder Begegnung von neuem vermittelt.

Vom Wandel eines Gelehrtenlebens also wäre hier zu reden, wirklich „gelehrtes Leben", und so lebendig, daß auch seine Freunde und Kollegen immer wieder überrascht waren, wenn er wieder mal was Neues aufs Tapet brachte: Innovatives, manchmal auch Extremes, oft im Widerspruch zu sich selbst Stehendes – dann aber doch wieder so einheitlich klar, so transparent erleuchtend, so sehr in sich selber stimmig, daß man nur staunen konnte. Und auch darin ergeht es ihm wieder wie Goethe, der bekennen konnte: „Am Ende des Lebens gehen dem gefaßten Geiste Gedanken auf, bisher undenkbare; sie sind wie selige Dämonen, die sich auf den Gipfeln der Vergangenheit glänzend niederlassen" (Artemis-Ausgabe 9, 524).

Und der Jubilar wird es dem Historiker hoffentlich nicht zu sehr verargen, wenn ich versuche, dieses „Opus Unum" nun zu zerlegen in ein Prisma, eine thematische Partitur, und diese nun auch noch exemplarisch zu benennen wage mit Titeln wie: 1. Hans Schaefer, der Physiologe, der Wissende um Gesundsein und der Gesundheitsbildner; 2. Hans Schaefer, der Gesellschaftserforscher und dann auch Gesellschaftskritiker, und 3. Hans Schaefer, der – so verwegen das klingen mag – Theologe, besser: der theologisch Suchende, wahrhaftig ein „homo religiosus in statu viatoris", immer noch auf dem Wege, unter Weges dann wohl auch etwas älter geworden.

„Übrigens ist Goethe alt und gerade darin jung" – so hatte Varnhagen von Ense 1817 geschrieben, und genau diesen Satz möchte ich nun – und darf das sicherlich auch – modifizieren und dann wie folgt zitieren: „Übrigens ist Schaefer alt und gerade darin jung, daß er die Wesenheit des Alters mit gleicher Frische und Wahrheit in sich aufnimmt, wie er jung die Jugend in sich aufnahm –: Es ist eine Freude des Lebens, im Hintergrund der Jahre solche Alte möglich zu sehen" (Biedermann III/I, 35).

Es ist eine Freude – in der Tat! Beginnen wir mit der Physiologie!

1. Hans Schaefer – der Physiologe

Als ein Physiologe sui generis hat Schaefer – vielleicht zum letzten Male in der Geschichte der Medizin – den „logos“ von „physis“ gekannt und verkörpert, jene Weisheit der Gesundheit auch, wie sie in den vielschichtigen Dimensionen der alten klassischen „res naturales“ und mehr noch „res non naturales“ zum Ausdruck kommt. Diese alte, die aristotelische Physiologie hat Martin Heidegger nicht von ungefähr genannt: das verborgene Grundbuch der abendländischen Philosophie, genauer: „das verborgene und deshalb nie zureichend durchdachte Grundbuch“.

Als besonders klassische Leistungen aus diesem Forschungsfeld seien hier nur erwähnt: die Einführung der Kathodenstrahl-Oszillographie in die physiologische Forschung (1932), die Entwicklung einer neuen Theorie des Elektrokardiogramms (1948–1954), ferner die Entwicklung einer auf Physiologie gestützten Theorie der Sozialmedizin (ab 1960), und dann auch die in der Paulus-Gesellschaft auflebende und vom Jubilar als notwendig erachtete Diskussion zwischen Naturwissenschaftlern und Theologen (ab 1958), die Vorstellung medizinischer Modelle schließlich in der Heidelberger Akademie der Wissenschaften und – soeben erschienen – die Modellvorstellung über „schwache Wirkungen“ und deren Folgen.

„Ich bin immer ein Grenzgänger gewesen“, hat Hans Schaefer einmal bekannt, vor langen Jahren, als zu seinem 70. Geburtstag ein Symposion veranstaltet wurde über „Grenzen der Medizin“. Es sei der „Heidelberger Geist der Medizin“ gewesen, der ihm diese Einsicht erschloß, auch dies sicherlich eine „Medizin in Bewegung“.

Diese „Medizin im Wandel“ setzte wuchtig ein mit „Herzkrank durch psychosozialen Stress“ (1977), gefolgt von „Leib, Geist, Geschichte“ und den „Grenzen der Medizin“, auslaufend in das weltbekannte „Plädoyer für eine neue Medizin“. Einen neuen Schwerpunkt setzte das vielbeachtete Symposion „Was wird aus unseren Kindern“ (1978). Im gleichen Jahr erscheinen Analysen, Modelle, Strategien zum Thema „Medizin und Umwelt“, begleitet vom Funkkolleg „Umwelt und Gesundheit“.

Als Hans Schaefer dann im Jahre 1993 seinen Entwurf einer möglichen „Gesundheitswissenschaft“ vorlegte, zeigte er sich davon überzeugt, daß seine „Einordnung in ein bestehendes Konzept der Medizin“ zur Zeit noch nicht möglich sei, was natürlich auch besagt, daß man das noch vorherrschende „Konzept der Medizin“ einfach ändern müsse, was wiederum einen einschneidenden Wandel der derzeitigen Medizin zur Voraussetzung hat. Gegenstand der Medizin sei bisher ganz selbstverständlich die Krankheit gewesen, und eben nicht die Gesundheit, „physis“. Der Physiologe Schaefer zeigt sich denn auch davon überrascht, daß „Gesundheit“ nicht einmal Gegenstand jener Disziplin sei, die doch „von der normalen Funktion der Organe“ zu handeln habe.

Von der gleichen logischen Struktur, wie sie für die Risikofaktoren typisch sei, sollten es nun auch die „reparativen und protektiven Faktoren“ sein, die es wissenschaftlich zu analysieren gelte. Nur so wären wir in der Lage, der „krankheitsorientierten" Medizin eine „gesundheitszentrierte" zur Seite zu stellen, „zur Seite" sagt Schaefer ausdrücklich, und „nicht gegenüber". Hier geht es eben nicht um etwas Alternatives, sondern um etwas Komplementäres. Die Wege hierzu aber ebnet einzig und allein die Gesundheitsbildung. „Die Gesundheitsbildung (so Schaefer) ist der sicherste Weg zur Verhütung von Krankheit zu vertretbaren Preisen."

2. Hans Schaefer – der Gesellschaftskritiker

Bei dem Schlagwort von den „vertretbaren Preisen" aber kommt nicht nur der Ökonom zu Wort, sondern naturgemäß auch der Soziologe. Und hier war er nun so ganz in seinem Element, der Begründer der modernen Sozialmedizin und ständiger Begleiter bei ihrem so aufregenden Wandel. Wandel bedeutet ja: Wendepunkt, Abbrüche, Veränderungen, Rückbesinnung, Neuansatz, Knotenpunkte erkunden, Markierungen setzen.

Keiner seiner Zeitgenossen hat den Wandel der Medizin in den letzten 50 Jahren so sorglich, so kritisch behandelt: die Sünden der Medizin unbarmherzig aufgedeckt, die so halbherzigen Reformen rücksichtslos verworfen, die Außenseiter behutsam, aber energisch verwiesen, immer in wacher Sorge um das Kommende, immer auch der „Schaefer", und oft genug auch: der Hund um die Herde! Keiner wie er hat die heißen Eisen gepackt, auch wenn es ihm selber weh tat und oft genug ans Gemüt ging. Er hat nie gemeutert, auch nicht angesichts all der Meuten, all des Meuterns ringsum: Er hat uns Modelle gewiesen.

Unser Titel „Wandel" mag freilich auch als paradox erscheinen, zumal der Jubilar kürzlich noch (1993) konstatiert hat, „daß die Medizin eines der konstantesten kulturellen Systeme" sei, das wir in unserer Welt kennen. Was sich gleichwohl da geändert habe, das seien: die so dramatischen Umwandlungen der Krankheitserscheinungen, die bedrohlich steigende Überalterung der Bevölkerung, die wachsende Bereitschaft der Patientenklientel zur Inanspruchnahme medizinischer Dienstleistungen und mit allem verbunden – und das ist besonders grotesk – ein „langsames Verschwinden der Ärzte aus der Medizin".

Neue Prioritäten stellen sich in dieser Situation zur Diskussion: Gefragt wird mehr und mehr nach dem Wert der Gesundheit für jeden einzelnen wie für die Gesellschaft, nach dem Wert eines Restlebens auch, der Abschätzung des einen Lebens gegen das andere, nach der Aufwertung oder Abwertung chronischer Leiden, nach der Priorität vor allem beim Einsatz technischer Maßnahmen und finanzieller Mittel, nach dem Sinn von Leben und Leiden, nach einer systematischen Güterabwägung also und jener qualitativen Gesundheitsökonomie, die wir – im Team mit Hans Schaefer – als „Medizinische Ökologie" bezeichnet haben.

Eben dieser „ökologische Gesichtspunkt" aber sei es, von dem Schaefer in einer kaum noch bekannten Grundschrift mit dem Titel „Folgen der Zivilisation" und dem fragenden Untertitel „Therapie oder Untergang?" (1974) gemeint hat, daß er „an die Stelle der technischen Argumente zu treten habe, wenn wir überleben wollen".

Hans Schaefer hat vor zehn Jahren bereits (1987) in einem Vortrag über „Soziales Umfeld und Herzkrankheiten" auf die Möglichkeiten eines sinnvollen Einbaus der Grundeinsichten der Sozialmedizin in die klassische Heilkunde hingewiesen und dabei der Erfahrung Ausdruck gegeben, daß dies eine geradezu „atemberaubende Erweiterung" des Horizontes unserer Medizin bedeuten würde. „Dieser Einbau würde die Medizin zur führenden Wissenschaft unserer Kultur machen, vielleicht mit dem Ziel, diese Kultur gesünder zu machen, ihre ‚Medikalisierung' abzubauen und damit die Medizin sogar überflüssig zu machen."

„Wir sind keine Konservativen, aber auch keine Revolutionäre", hat Schaefer (1978) auf einer Tagung zum Thema „Gesellschaft in Gefahr" betont, dabei aber auch unmißverständlich darauf hingewiesen: „Wir sehen die Gefahr, in der sich unsere Gesellschaft befindet." Er hatte damals vor allem jenen dramatischen Wandel der Form des Familienlebens" im Auge, den nur derjenige verstehen könne, „der noch die alten Verhältnisse am eigenen Leib erfahren" habe. Er hat damals aber auch die „leibliche" Geburt von der „psychischen" trennen zu müssen geglaubt und dann noch einmal jene „soziale Geburt" angedeutet, die ein Leben lang dauert, von der man also auch noch nicht mit seinen neunzig Jahren entbunden sein wird. „Quod esset demonstrandum!"

Und in einem Grundsatzreferat über die „psychosozialen Bedingungen von Gesundheit und Krankheit" hat Schaefer (1978) ein neues „Konzept der Medizin" entworfen, das in der These gipfelt: „Das neue Konzept der Medizin liefert die Begründung für die Aussage, daß die Gesundheit des Menschen davon abhängt, ob er sich selbst und die gesellschaftlichen Zustände, die sein falsches Verhalten bestimmen, ändern kann. Unser Heil liegt bei uns selbst."

Eine neue, die patientenorientierte Medizin müßte daher nicht nur die Konzepte einer gesundheitsgerechten Lebensführung entwickeln; wir selber auch müßten in der Lage sein, solche Gesundheitsvorstellungen in praxi zu realisieren, was nicht möglich sei ohne eine asketische Grundhaltung, einen Habitus. „Ein Mensch, der nur von den Diesseitigkeiten - um es theologisch auszudrücken - lebt, hat wenig Chancen, seinem Schicksal zu entkommen." So wörtlich der Physiologe Schaefer! Das Heil des Menschen ist offensichtlich unteilbar.

3. *Zur Physiologie der Kardinaltugenden*

Hans Schaefer - den Theologen - aber hätte ich sicherlich nicht anzusprechen gewagt, eher den Suchenden, den Fragenden, und dies in dem Sinne, wie Martin Heidegger das Fragen verstand, als „die Frömmigkeit des Denkens" nämlich, und nur so wollte ich den Jubilar auch als „homo religiosus" zu Wort kommen lassen. Und vielleicht hätte ich an dieser Stelle auch noch die heilige Hildegard von Bingen erwähnen dürfen, die so erstaunlich nüchtern deklariert: „Und wo im Menschen die Frage nicht ist, da ist auch nicht die Antwort des Heiligen Geistes!"

Vor knapp vierzig Jahren schon hatte Hans Schaefer in der von ihm, dem Theologen Karl Rahner und dem Internisten Paul Martini gegründeten „Paulus-Gesellschaft" jenen Dialog zwischen Naturwissenschaft und Theologie eingeleitet, der über die Jahrzehnte vertieft wurde und der nicht mehr abreißen sollte. „Sie müssen einfach unsere Sprache lernen", hat er immer wieder gepredigt. Philosophen wie auch Theologen müßten mindestens die Erkenntnisse der Naturwissenschaften zur Kenntnis nehmen, und sie sollten sich bequemen, die Sprache der Wissenschaft zu erlernen, wollten sie überhaupt noch einen Beitrag leisten zur Synthese eines geistigen Lebens und damit zur Kultivierung einer Welt von morgen.

Als eine „Paradoxie menschlicher Existenz" hat Hans Schaefer aber auch - vor genau 25 Jahren - die Erfahrung bezeichnet, daß unser Glück nicht von den Erfolgen abhänge, sondern von jenen „Verdiensten", in denen das Wort „Dienen" so geheimnisvoll eingeborgen bleibe (1971). Und so konnte Schaefer auch (1987) die Theologie bezeichnen als „das futurologische Gewissen der Menschheit", und er hat das dann auch an einem konkreten Beispiel erläutert, an der Tugend der Mäßigkeit nämlich, einer Mäßigkeit, die „erst morgen heilbringend" sei, während ihre Übertretung uns doch heute schon eitel „Vergnügen" bereite. Es ist schon ein Kreuz mit der Tugend!

Und doch ist es ganz gewiß kein Zufall, daß der Physiologe und Soziologe Schaefer - vor genau zehn Jahren schon - mit seiner „Physiologie der Kardinaltugenden" eine ausgesprochene „Medizinische Tugendlehre" zu entwerfen in der Lage war. Auf dem natürlichen Boden einer psychosomatischen Medizin erst würde Tugend so überaus plausibel und eingängig. „Mit allem Nachdruck" wollte er darauf hinweisen, daß sich eine solche Tugendlehre - mit ihrem physiologischen Fundus und ihrem therapeutischen Impetus - auch naturwissenschaftlich begründen lasse, als Programm eben einer Orientierung.

Zuoberst aber steht in einem solchen Orientierungs-Programm die Klugheit - „prudentia" als „providentia" -, eine durch und durch rationale Grundkraft, in der alle Struktur des Kosmos geordnet und aller Lauf der Geschichte gebahnt wird. Klugheit ist nichts anderes als die alte „ars recte vivendi", die so schwere wie schöne Kunst, vernünftig zu leben. Klugsein bedeutet einfach: Vernünftig-Sein, vernehmen, hinhören auf die Wirklichkeit der Dinge, die Realität durchlassen, sachlich sein und weltoffen, sich die Dinge so schmecken lassen, wie sie wirklich sind. Nur so wird der „Homo sapiens" instandgesetzt, sich selbst und andere mit Umsicht zu führen.

Sich selbst aber und andere in Klugheit zu leiten, dazu bedarf es eines weiteren kardinalen Vermögens, der „justitia". Gerechtigkeit tendiert ja von Natur aus, von der „physis" her, auf Ordnung, den „nomos", eine Ordnung allerdings, die etwas völlig anderes ist als quantitative Gleichbehandlung, da es sich bei ihr stets auch um die Einordnung individueller Sondereinheiten handelt. Wer Gerechtigkeit übt, stellt in jedem Falle gestörte Ordnungen wieder her. Ärztliches Denken vor allem, und auch ärztliches Handeln, wäre gar nicht möglich ohne Gerechtigkeit, die Zielsetzung einer Ordnung in Bezug auf den anderen hin.

Wo man aber - wie in der Medizin - Mut braucht, um einzugreifen in einen anderen, und Demut auch, wenn man danebenhaut, da bedarf es der dritten der vier Tugenden, der Tapferkeit, jener „fortitudo", die weitaus mehr ist als ein ängstliches Bedachtsein auf soziale Sicherheit, als das so banale Sichauskennen im Tarifgerangel, ein Tapfersein vielmehr, das sich immer wieder von neuem traut, das Übel anzuspringen, in aggressiver Haltung, in einem gesunden, ja heiligen Zorn. Vom „heiligen Zorn" hatte schon Thomas von Aquin gesprochen, ebenso Martin Luther, wenn er bekennt: „Niemals gelingt's mir, so gut zu beten, zu predigen oder zu schreiben, als wenn ich zornig bin. Denn der Zorn erfrischt mir mein ganz Geblüt und schärft mir den Geist."

Sich aber in seiner solch vernünftigen Lebensordnung zu behaupten und zu bewahren, dies und nichts anderes wäre die vielbesungene „temperantia", Zucht und Maß also, eng verwandt mit dem ärztlichen Urwort, dem „temperamentum", dem Haltgeben und Maßhalten in jenem höchst labilen Fließgleichgewicht, in dessen Balance wir unser Gesundsein täglich zu realisieren haben. Nicht von ungefähr hatte Hippokrates den Arzt einen „kybernetes" genannt, den Steuermann, hatte Isidor von Sevilla den Arzt als „moderator" beschrieben, als einen, der Maß nimmt, Maß hält und dann auch Maßstäbe setzt, hatte Paracelsus noch den Arzt einen „gubernator" genannt, einen, der die Not wendet.

Lassen Sie mich die Prinzipien und Regularien einer solchen notwendigen wie notwendenden Heilkunst, in der auch die Gesundheit als Tugend zu Hause wäre, hier nicht weiter ausführen – das hat Hans Schaefer getan, wenn er immer von seiner „Physiologie der Kardinaltugenden" sprach oder auch von „Tugenden – ein Weg zur Gesundheit"!

Lassen Sie mich dafür – hier abschließend – noch einmal auf unseren Spruch von einem „wahren Forscher" zurückgreifen und nun auch – hier und heute – konstatieren: Älter ist er schon geworden, aber ganz ganz gewiß nicht alt. Voila!

Literatur

Schaefer H (1963) Die Medizin heute. Theorie, Forschung, Lehre. München

Schaefer H (1976) Leib – Geist – Gesellschaft. Aspekte einer Biologie des Menschen. München

Schaefer H (1974) Folgen der Zivilisation. Therapie oder Untergang? Frankfurt

Schaefer H (1977) Kind, Familie, Gesellschaft. Berlin Heidelberg New York

Schaefer H (1980) Der gesunde kranke Mensch. Düsseldorf

Schaefer H (1981) Plädoyer für eine neue Medizin. München

Schaefer H (1984) Dein Glaube hat dich gesund gemacht. Freiburg

Schaefer H (1985) Tugenden – ein Weg zur Gesundheit. Bad Mergentheim

Schaefer H (1987) Medizin und Theologie. In: Kolb A (Hrsg) Glaube – Wissen – Zukunft. Graz Wien Köln, S. 171–184

Schaefer H (1992) Modelle in der Medizin. Berlin Heidelberg New York

Schaefer H (1993) Gesundheitswissenschaft. Versuch eines wissenschaftlichen Programms und seiner Anwendung. Heidelberg

Schaefer H (1993) Die Zukunft der Medizin. In: Der praktische Arzt 47:1321–1327

Schaefer H (1996) Schwache Wirkungen als Cofaktoren bei der Entstehung von Krankheiten. Berlin Heidelberg New York

Schipperges H, Schlemmer J, Wagner G (Hrsg) (1986) Ein Wahrer Forscher wird nie alt. Hans Schaefer zum 80. Geburtstag. Heidelberg

I. Physiologische Aspekte

Zur Entstehung der Grundaktivität im Sympathischen Nervensystem

H. Seller

Die Entdeckung der vasokonstriktorischen Funktion des Sympathicus wird allgemein CLAUDE BERNARD zugeschrieben. BERNARD beschrieb 1852, daß nach Durchtrennung des Halssympathicus eine Erwärmung und stärkere Durchblutung des Kopfes auftrat. Diese vasokonstriktorische Funktion des Sympathicus wurde in der Folgezeit auch für andere Körperregionen aufgezeigt. Der Nachweis der Gefäßdilatation nach Durchtrennung sympathischer Nerven war zugleich ein Beleg dafür, daß die Nerven dauerhaft tonisch aktiv sein müssen. Dadurch ergab sich konsequenterweise die Frage nach dem Ursprung dieser tonischen Grundaktivität sowohl in bezug auf die Lokalisation ihrer Entstehung im Zentralnervensystem als auch auf deren Mechanismus. Beide Probleme konnten bis heute nur teilweise gelöst werden.

Entscheidende Beiträge zur Frage der Lokalisation konnten schon in den Jahren von 1864 bis 1873 durch Arbeiten in den berühmten Laboratorien von CARL LUDWIG – zunächst in Wien und später in Leipzig – durch LUDWIGS Mitarbeiter C. DITTMAR, P. OWSJANNIKOW und L. THIRY geliefert werden (4, 8, 11). Da eine direkte Registrierung der elektrischen Aktivitäten der Nerven des Sympathicus zu dieser Zeit noch nicht möglich war, wurde diese indirekt in ihrer Auswirkung auf den Kontraktionszustand der glatten Gefäßmuskulatur über den arteriellen Blutdruck gemessen. Dabei konnte zunächst gezeigt werden, daß Durchtrennungen des Rückenmarks im Halsbereich zu starken Blutdruckabfällen führten, woraus auf eine supraspinale Aktivitätsentstehung im Sympathicus geschlossen werden konnte (8).

Die supraspinal gelegene Region für den Ursprung der Sympathicusaktivität wurde in den Arbeiten von CARL LUDWIG verschiedentlich als *„Centralorgan"*, *„Centren der Gefäßnerven"* oder *„vasomotorischer Bezirk"* bezeichnet. In einer Serie von sehr eleganten Durchschneidungsexperimenten im unteren Hirnstamm bei kontinuierlicher Registrierung des arteriellen Blutdrucks konnte ein recht eng umschriebenes Areal in der Medulla oblongata eingegrenzt werden, bei dessen Unversehrtheit der Blutdruck – und damit die Sympathicusaktivität – auf normalem Niveau erhalten blieb. Erst bei Zerstörung dieses Gebietes kam es zum Blutdruckabfall. Dieses Gebiet lag bei den Experimenten am Kaninchen auf der ventralen Seite der Medulla oblongata, etwa 4–5 mm cranial vom Obex in einer Ausdehnung von etwa 4 mm in cranialer Richtung. Diese Lagebeschreibung des vasomotorischen Zentrums muß auch nach den neuesten histochemischen Lokalisierungsmethoden bis heute nicht korrigiert werden. Mit neuronalen Markierungssubstanzen, die über einen retrograden axonalen Transport vom Rückenmark an den Regionen der präganglionären Sympathicusneurone im Nucleus intermediolateralis in den Hirnstamm gelangen, ist es uns 1978 erstmals gelungen, die bulbospinalen, den Sympathicus aktivierenden Neurone in dieser ventrolateralen Region der Medulla oblongata zu lokalisieren (2, 3). Die Befunde wurden inzwischen von anderen Arbeitsgruppen bestätigt und nach anfänglichen Uneinigkeiten über die Terminologie hat man sich international auf die Bezeichnung eines Kerngebietes in der *rostro-ventrolateralen Medulla,* oder *RVLM-Region,* einigen können, nachdem eine histologische Identifizierung nach Zellform, -größe oder -dichte nicht möglich war. Diese *RVLM-Region* wird heute allgemein als zentrales Steuerzentrum für die Sympathicusaktivität angesehen, in dem alle aktivierenden und hemmenden Zuströme konvergieren.

Auch die Frage nach dem Ursprung der Aktivität in diesem Gefäßzentrum wurde schon in den Laboratorien von CARL LUDWIG experimentell zu klären versucht. Dabei wurden neben aktivierenden Zuströmen von höheren Zentren im Rahmen emotionaler Verhaltensweisen vor allem *„Reflexe"* – gemeint waren Aktivierungen spinaler Afferenzen – und eine *Automatie* dieses Zentrums diskutiert (11). Die Experimente konnten allerdings keine Klärung zugunsten einer dieser Möglichkeiten erbringen.

Die ersten direkten Ableitungen der elektrischen Aktivität von Nerven des Sympathicus gelangen ADRIAN, BRONK und PHILLIPS 1932 (1). Obwohl die Qualität der Registrierungen der elektrischen Nervenaktivität noch sehr mangelhaft war, sind in dieser Arbeit schon einige sehr interessante Beobachtungen über die Modulation der Sympathicusaktivität beschrieben. Im Zusammenhang mit den hier diskutierten Problemen wurde besonders auf die Abhängigkeit der Grundaktivität von dem *CO_2-Partialdruck* hingewiesen: Die stärksten Steigerungen der Sympathicusaktivität waren durch eine Reduktion der künstlichen Ventilation und einen dadurch verursachten Anstieg des P_{CO2} zu erzielen, und umgekehrt führte eine Hyperventilation zur Verminderung der Aktivität.

Die ersten systematischen Arbeiten mit Ableitungen verschiedener sympathischer und parasympathischer Nerven mit einer Qualität der elektrischen Verstärkertechnik und kontinuierlichen Registrierung der Nervenaktionspotentiale, wie sie bis heute nicht übertroffen werden kann, stammen aus den Laboratorien von HANS SCHAEFER von 1943 bis 1970 (für eine Übersicht über diese Arbeiten s. 13). In den Arbeiten von HANS SCHAEFER wurde auch der Frage nach der Entstehung der Grundaktivität im Sympathicus nachgegangen. In einer früheren Arbeit aus dieser Gruppe ist dabei ebenfalls die Stimulation der vegetativen Zentren durch *CO_2* beschrieben (9). Neben dem Einfluß des *CO_2* wurde in mehreren Arbeiten besonders die Aktivierungen durch somatische Afferenzen beschrieben (13). Die Möglichkeit einer Automatie der Zentren wurde von HANS SCHAEFER allerdings nicht akzeptiert. Er schreibt dazu, daß „Zentren keine Magier sind, welche Kaninchen aus leeren Hüten nehmen" (13).

Für die Entstehung der Grundaktivität in den medullären Kerngebieten des Sympathicus bestehen nach heutiger Sicht drei Möglichkeiten, die allerdings nicht alternativ zu verstehen sind:

1. *Intrinsische Schrittmachereigenschaften (Automatie)* der zentralen Neurone;
2. *synaptische Aktivierung;*
3. *metabolische Faktoren wie CO_2 oder H^+.*

Die Befunde für oder gegen diese Hypothesen für die Aktivitätsentstehung sollen im einzelnen kurz vorgestellt werden.

1. Schrittmacheraktivität

Aus der Arbeitsruppe von *P. G. Guyenet* (5) sind Befunde vorgelegt worden, die an *in-vitro*-Präparaten des Hirnstammes an Neuronen, die zuvor als spinal projizierend identifiziert worden waren, eindeutig *Schrittmacheraktivität* dokumentieren. Dies sind jedoch bisher die einzigen Befunde, die für eine Automatie, zumindest für einen Teil der RVLM-Neurone, sprechen könnten. Die Befunde konnten bisher nicht in *in-vivo*-Experimenten an RVLM-Neuronen mittels intrazellulärer Ableitung bestätigt werden, so daß die Möglichkeit besteht, daß es sich hierbei um eine Besonderheit der *in-vitro*-Experimente handelt. Dafür würde auch sprechen, daß in Experimenten, in denen die synaptische Aktivierung der RVLM-Neurone durch lokale Injektion von Kobaltchlorid blockiert wird, die Sympathicusaktivität nahezu vollständig verschwindet, d.h. daß in dieser Situation auch keine autonome Schrittmacheraktivität sichtbar wird (14).

2. Synaptische Aktivierung

Schon aus CARL LUDWIGS Laboratorien in Leipzig stammen Untersuchungen über den Einfluß der Reizung somatischer Nerven auf den Blutdruck. Die Blutdrucksteigerungen, die durch diese Reizungen erzielt wurden, wurden gedeutet als Aktivierung der vasomotorischen Zentren. Auch in den frühen Arbeiten mit direkter Ableitung der elektrischen Aktivität der sympathischen Nerven aus dem Institut von HANS SCHAEFER in Heidelberg (13) wurde die „reflektorische" Aktivierung des Sympathicus durch Reizung somatischer Afferenzen intensiv untersucht. Diese Aktivierungen werden heute als *somato-sympathische Reflexe* bezeichnet, von denen gezeigt ist, daß sie überwiegend einen supraspinalen, medullären Übertragungsweg nehmen und daneben einen kleineren spinal übertragenen Reflexbogen haben, der sich jedoch nur einige Segmente über den spinalen Eingang hinweg ausdehnt (12).

Diese Art der reflektorischen Aktivierung muß aber getrennt werden von der Frage nach einem *spontanen, dauerhaft bestehenden aktivierenden* Zustrom zu den Neuronen der RVLM-Region, der damit die Grundaktivität des Sympathicus unterhält. Daß auch ein derartiger, kontinuierlicher synaptischer Zustrom existiert, konnte von uns in Experimenten mit synaptischer Blockade der Afferenzen zur RVLM-Region gezeigt werden (14). Nach lokaler Injektion von Kobaltchlorid reduziert sich die Sympathicusaktivität auf Werte, wie sie auch bei kompletter Spinalisierung nach einer Durchtrennung des Halsmarks zu finden ist. Die Herkunft dieser tonisch aktivierenden Afferenzen ist jedoch bis heute völlig unbekannt. Die umfangreichen Durchschneidungsexperimente von CARL LUDWIG und Mitarbeitern haben schon gezeigt, daß die dafür verantwortlichen Hirnregionen nicht in größerer Entfernung von der RVLM-Region liegen können, da sehr eng benachbarte craniale, dorsale und mediale Schnitte und Läsionen die Aktivität dieses Areals nicht verändern. Die Lösung dieser Frage nach der Herkunft der tonischen, synaptischen Aktivierung ist eine vorrangige Aufgabe für unsere künftigen Experimente.

3. Metabolische Faktoren

Schon vor über hundert Jahren wurde die stimulierende Wirkung einer Hypoxie und einer Hypercapnie auf die Atmung beschrieben (6). Es ist im wesentlichen das Verdienst von H. H. LOESCHCKE in den sechziger Jahren dieses Jahrhunderts gezeigt zu haben, daß ein Anstieg im *CO_2-Partialdruck* und/oder der *Protonenkonzentration* – also eine *respiratorische* oder eine *metabolische Azidose* – zu einer Atmungssteigerung über einen zentralnervösen Mechanismus führt, der im unteren Hirnstamm an der ventralen Seite der Medulla oblongata lokalisiert ist. Dieser Wirkungsmechanismus wird seit dieser Zeit als *„zentrale Chemosensitivität"* bezeichnet. Die molekularen Mechanismen dieser zentralen Chemosensitivität sind bis heute nicht bekannt.

Die oben genannten frühen Befunde über eine Steigerung der Sympathicusaktivität durch einen Anstieg des P_{CO2} legten die Vermutung nahe, daß die zentralen Sympathicusneurone in der RVLM-Region direkt chemosensitiv reagieren könnten. Ein besonderer Hinweis auf diese Annahme war dabei die fast identische Lokalisation des von H. H. LOESCHCKE beschriebenen chemosensitiven Areals mit der RVLM-Region (2). Die entscheidenden Experimente, in denen es uns gelang, eine direkte Chemosensitivität der RVLM-Neurone nachzuweisen, wurden mit einer Perfusion des unteren Hirnstammes durchgeführt, wobei Lösungen verwendet wurden, die mit CO_2 durchgast waren (14). Die dabei abgeleitete prä- oder postganglionäre Sympathicusaktivität wurde jeweils deutlich gesteigert, wenn eine solche Perfusion mit einer CO_2-Lösung eingeschaltet wurde. Die Aktivitätssteigerung blieb auch erhalten, nachdem der synaptische Eingang zu diesen Neuronen durch eine lokale Injektion von Kobaltchlorid blockiert war. Damit war gezeigt, daß diese RVLM-Neurone durch CO_2 oder die dadurch veränderte Protonenkonzentration direkt aktiviert werden können. Eine systemische respiratorische oder metabolische Azidose kann auf diesem Wege die Sympathicusaktivität anhaltend erhöhen, wobei allerdings eine respiratorische Azidose etwa doppelt so effektiv ist wie eine metabolische bei gleichem pH-Wert des arteriellen Blutes und des extrazellulären Milieus in der RVLM-Region (10). Alle bisherigen Experimente zur Aufklärung des molekularen Mechanismus der CO_2-Aktivierung der RVLM-Neurone sind bisher ohne Erfolg geblieben (7). Die gute Lokalisierbarkeit der RVLM-Neurone, ihre einheitliche Reaktion und die gute Erfassung ihrer Aktivität über die efferente Sympathicusaktivität machen aber wahrscheinlich, daß eine Aufklärung der zentralen Chemosensitivität auf der molekularen Ebene in dieser Region gelingen sollte, jedenfalls sind die Experimente in diesem System wesentlich übersichtlicher zu gestalten als an dem sehr komplexen Netzwerk der respiratorischen Neurone.

Zusammenfassend kann über die Entstehung der Grundaktivität in dem sympathischen Nervensystem heute gesagt werden, daß zum einen keine hinreichenden Befunde vor allem aus *in-vivo*-Experimenten vorliegen, um eine Automatie oder Schrittmacheraktivität der Zentren im Hirnstamm anzunehmen, welche die Sympathicusaktivität steuert. Auf der anderen Seite gibt es klare Befunde dafür, daß ein tonischer, exzitatorischer synaptischer Zustrom zu diesen Zentren besteht, dessen Herkunft allerdings nicht bekannt ist, und daß weiterhin die Stoffwechselparameter CO_2 und H^+-Ionen einen direkten, kontinuierlichen Einfluß auf die Höhe der Grundaktivität des Sympathicus ausüben.

Literatur

1. Adrian ED, Bronk DW, Phillips G (1932) Discharges in mammalian sympathetic nerves. J Physiol (Lond) 74:115–133
2. Amendt K, Czachurski J, Dembowsky K, Seller H (1978) Neurones within the "chemosensitive area" on the ventral surface of the brainstem which project to the intermediolateral column. Pflügers Arch 375:289–292
3. Amendt K, Czachurski J, Dembowsky K, Seller H (1979) Bulbospinal projections to the intermediolateral cell column: a neuroanatomical study. J Autom Nerv Syst 1:103–117
4. Dittmar C (1873) Ueber die Lage des sogenannten Gefässcentrums in der Medulla oblongata. Ber Verh sächs Gesellsch Wiss Leipzig Math-Phys Cl 25:449–469
5. Guyenet PG (1990) Role of the ventral medulla oblongata in blood pressure regulation. In: Loewy AD, Spyer KM (eds) Central Regulation of Autonomic Functions. Oxford University Press, New York, pp 145–167
6. König SA, Seller H (1991) Historical development of current concepts on central chemosensitivity. Arch Ital Biol 129:223–237
7. König SA, Offner B, Czachurski J, Seller H (1995) Effects of inhibitors of enzymatic and cellular pH-regulating systems on central sympathetic chemosensitivity. Pflügers Arch 430:690–696
8. Ludwig C, Thiry L (1864) Über den Einfluß des Halsmarkes auf den Blutstrom. Sitz Ber K Akad Wiss Wien Math Natl Cl 490:421
9. Marguth H, Raule W, Schaefer H (1951) Aktionsströme in zentrifugalen Herznerven. Pflügers Arch 254:224–245
10. Offner B, Czachurski J, König SA, Seller H (1994) Different effects of respiratory and metabolic acidosis on preganglionic sympathetic nerve activity. J Appl Physiol 77(1): 173–178
11. Owsjannikow P (1871) Die tonischen und reflectorischen Centren der Gefässnerven. Ber d Akad Wiss Leipzig Math-Phys Cl 23:135–147
12. Sato A, Schmidt RF (1973) Somatosympathetic reflexes: afferent fibers, central pathways, discharge characteristics. Physiological Reviews 54(4):916–947
13. Schaefer H (1981) Some remarks on the history of research on sympathetic nerve action potentials: research at Heidelberg. J Autonom Nerv Syst 3:123–131
14. Seller H, König S, Czachurski J (1990) Chemosensitivity of sympathoexcitatory neurones in the rostroventrolateral medulla of the cat. Pflügers Arch 416:735–741

Funktion der motorischen Endplatte

J. Dudel

Das Thema meines Vortrages ist veranlaßt durch die Entdeckung des Endplattenpotentials im Jahre 1937 durch Prof. Schaefer (Göpfert u. Schaefer 1938). Als junger Assistent in Bonn setzte er die neue Kathodenstrahloscillografie zur Potentialmessung an Muskeln ein und fand an der Stelle, an der die motorische Nervenfaser Kontakt mit der Muskelfaser aufnimmt, der Endplatte, einen vom Muskelaktionspotential deutlich verschiedenen Potentialverlauf (Abb. 1). Er nannte diesen „Endplattenpotential" und erkannte, daß das Endplattenpotential Korrelat, vielleicht auch Instrument der Übertragung von der Nervenfaser zur Muskelfaser ist, ein erstes Beispiel der „synaptischen Übertragung".

Wie im ersten Buch des jungen Dozenten, der berühmten „Elektrophysiologie" (Schaefer 1940 u. 1942) nachzulesen, war Ende der dreißiger Jahre die Fortleitung von Erregung, der Aktionspotentiale in den Nervenfasern, schon recht gut verstanden; man wußte im Prinzip, wie innerhalb einer Nervenfaser das Aktionspotential sich ausbreitet und damit Informationen über längere Strecken vermittelt. Unklar war, wie die Information von einer Zelle zur nächsten gelangt, wie z.B. das Aktionspotential am Ende der motorischen Nervenfaser, an der Synapse

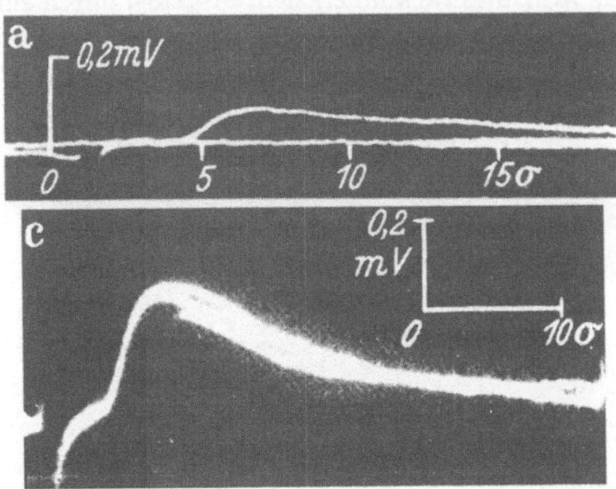

Abb. 1. „Endplattenströme" von Froschsatoriusmuskeln in situ. **a** von einem curarisierten Muskel nach Reizung des motorischen Nerven abgeleitet (23 °C). **c** nach lokaler direkter Reizung der Endplatte (wahrscheinlich Reizung lokaler Nervenäste) abgeleitet (25 °C). In **a** wie in **c** wurden die Endplattenpotentiale durch vorgehende hochfrequente Reizserien soweit verkleinert, daß keine Aktionspotentiale und Muskelzuckungen ausgelöst wurden. σ steht für ms. Aus Göpfert und Schaefer (1938)

Endplatte, hinüberspringt in die Muskelfaser, auch dort ein Aktionspotential auslöst und schließlich die Muskelzuckung verursacht. Mit dem Endplattenpotential fand Schaefer eine besondere Potentialänderung in der Muskelfaser, die kurz nach dem Eintreffen eines Aktionspotentials an der benachbarten Nervenendigung auftrat und offenbar das Aktionspotential des Muskels auslöste. Schaefer diskutierte als Mechanismus des Endplattenpotentials zwei Möglichkeiten: (1) Die Stromflüsse während des Aktionspotentials greifen über auf die Muskelmembran und lösen dort das Endplattenpotential aus – eine „elektrische synaptische Übertragung". (2) Man wußte, daß an der Endplatte der Stoff Azetylcholin (ACh) in relativ hoher Konzentration vorkommt, und daß auf die Muskelendplatte appliziertes ACh im Muskel Aktionspotentiale und Kontraktionen auslösen kann. Es konnte also das Aktionspotential in der Nervenendigung die Freisetzung von ACh veranlassen, dieses ACh mit der Muskelmembran der Endplatte reagieren und das Endplattenpotential auslösen – eine „chemische synaptische Übertragung". Schaefer setzte in der „Elektrophysiologie" auf die elektrische Übertragung. Erst in den fünfziger Jahren wurde klar, daß für die Endplatte und viele andere Synapsen des Nervensystems die chemische synaptische Übertragung verwendet wird (Abb. 2); es gibt allerdings auch die elektrische synaptische Übertragung, z.B. zwischen den Zellen des Herzmuskels oder der glatten Muskulatur.

Eine moderne Zusammenfassung der Funktionsweise der neuromuskulären Endplatte zeigt Abb. 3. Links erscheint die Endigung der Nervenfaser, des Axons, wie sie der Muskelmembran aufsitzt. In der Nervenendigung liegen, in Reihen an den aktiven Zonen gelagert, membranumschlossene Bläschen, Vesikel. Die hochkomplizierte Struktur ist darunter weiter aufgelöst. Die Vesikel enthalten jeweils etwa 5000 Moleküle ACh, und sie können sich, ausgelöst durch ein Aktionspotential, zum synaptischen Spalt zwischen Axon und Muskelzelle öffnen. Der Vesikelinhalt, das ACh, diffundiert durch den Spalt zur Muskelmembran. In der Muskelmembran sind Partikel sichtbar, Rezeptormoleküle, an die ACh binden, worauf

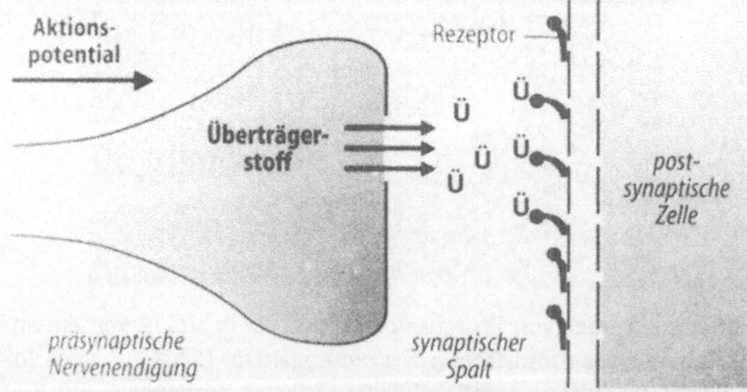

Abb. 2. Schema der chemischen synaptischen Übertragung. Ü ist der Überträgerstoff, der nach Freisetzung aus der Nervenendigung über den synaptischen Spalt diffundiert und nach Bindung an die postsynaptischen Membranrezeptoren Membrankanäle öffnet. Nach Dudel in Schmidt/Thews (1995)

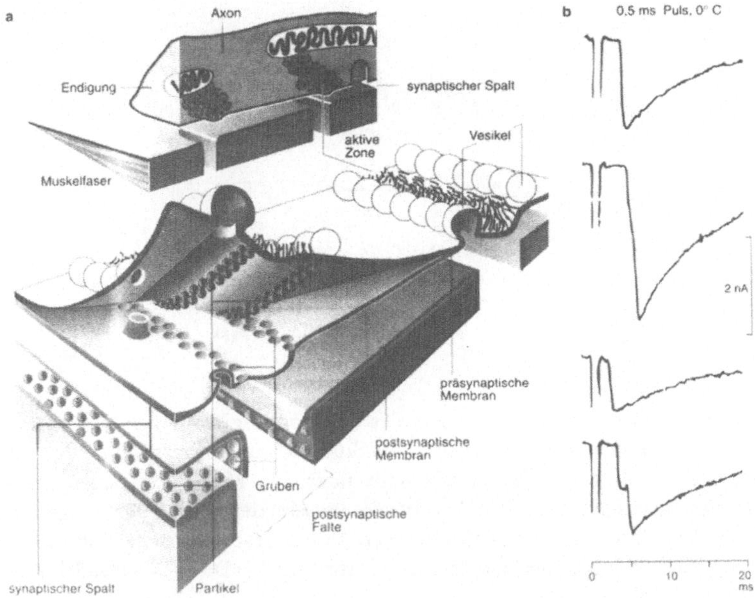

Abb. 3. Chemische synaptische Übertragung, Quantenfreisetzung von Überträgerstoff. A Schemata des Aufbaus der Endplatte. Oben Anschnitt einer Nervenendigung (Axon), die der Muskelfaser aufliegt. Darunter in höherer Vergrößerung aufgeklappt die präsynaptischen Membranen der Nervenendigung, mit den leistenförmigen aktiven Zonen, an die mit Azetylcholin gefüllte Vesikeln angelagert sind. In der postsynaptischen Membran darunter sind Azetylcholin-Rezeptor- und Azetylcholinesterase-Moleküle sichtbar. **B** An einem Endplattenareal nach einem Depolarisationspuls (initialer Artefakt nach unten) gemessene quantale Endplattenströme, die nach aufeinanderfolgenden Pulsen 1, 3, 1 und 2 Quanten ACh entsprechen. Nach Dudel in Dudel/Menzel/Schmidt (1996)

sich im Rezeptormolekül ein Kanal öffnet, durch den Ionen fließen. Der Ionenfluß, der Endplattenstrom, verursacht das Endplattenpotential. In Abb. 3 B werden Endplattenströme, „Quantenströme", gezeigt, die nach Freisetzung jeweils von 1, 3, 1 und zwei Vesikeln nach Depolarisation der Nervenendigung erzeugt werden.

Mit der von Neher et al. (1978) entwickelten patch-clamp-Methode können sogar die Ströme, die nach Bindung von ACh durch einen einzelnen Rezeptorkanal fließen, gemessen werden (Abb. 4). Auf einem etwa 1 μm^2 großen, elektrisch isolierten Membranfleck werden Pulse von ACh geleitet. Sehr niedrige ACh-Konzentrationen lösen Öffnungen von Einzelkanälen aus; während einiger Millisekunden fließt ein Strom von etwa 3 pA. Bei 1 und 3 µmol/l ACh überlagern sich solche Einzelströme, und bei 100 oder 1000 µmol/l ACh ist die Summe der Einzelkanalströme so groß, daß sie zu einem fast glatten Stromverlauf verschmelzen. In einem Quanten-Endplattenstrom (Abb. 3 B), der 1–2 nA groß ist, sind etwa 1000 Einzelkanalströme enthalten; ein Quant ACh öffnet mit einer ACh-Konzentration von etwa 2 mmol/l an den Rezeptoren also fast gleichzeitig etwa 1000 Ka-

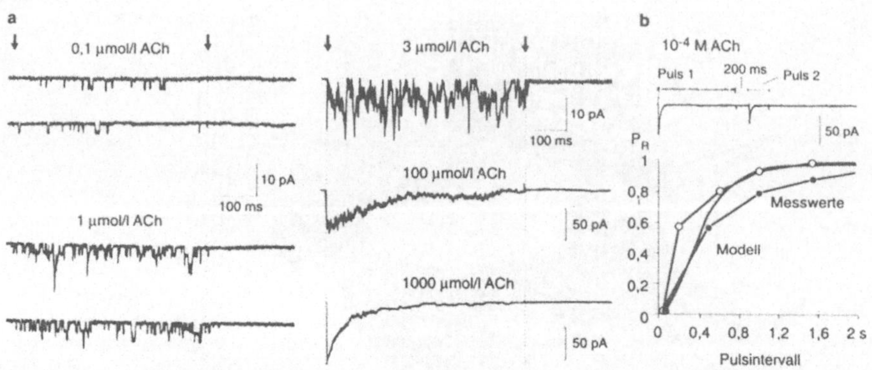

Abb. 4. A Mit patch-clamp von einem in der Elektrodenspitze liegenden Stück der Endplattenmembran abgeleitete Kanalströme, die durch schnelle Überspülung der Axonmembran mit 600 ms langen Pulsen der jeweils über den Meßspuren angegebenen ACh-Konzentrationen ausgelöst wurden. Beachte die verschiedenen Stromeichungen. **B** Abhängigkeit der Amplitude des Kanalstroms nach einem Testpuls von 100 µmol/l ACh, der einem Vorpuls nachfolgt, vom Impulsintervall. Aus Dudel in Dudel/Menzel/Schmidt (1996)

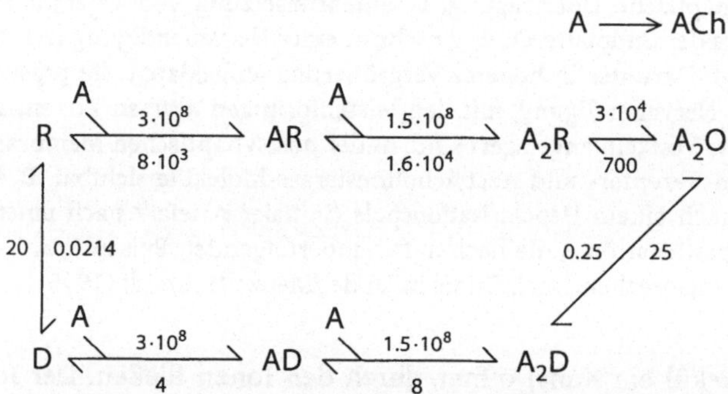

Abb. 5. Reaktionsschema des embryonalen Typs des ACh-gesteuerten Endplattenkanals. A ACh, R Rezeptor, O offener Kanal/Rezeptor, D desensitisierter Rezeptor. Über und unter den Pfeilen die Ratenkonstanten der Hin- und Rückreaktionen. Nach Franke et al. (1993)

näle. In Abb. 4 A nimmt der Strom bei den hohen ACh-Konzentrationen mit der Zeit ab, obwohl der ACh-Puls anhält. Dies wird Desensitisierung genannt, ein Unempfindlichwerden der Rezeptoren, das wohl einen Überlastungsschutzmechanismus darstellt. Diese Desensitisierung bildet sich im Laufe von 1–2 s zurück, wenn ACh abgeschaltet wird (Abb. 4 B). Aus Registrierungen wie in Abb. 4 und Variationen davon können Reaktionsschemata für den Rezeptorkanal (R) abgeleitet werden (Abb. 5). Zwei Azetylcholine (A) binden nacheinander zu A_2R, und

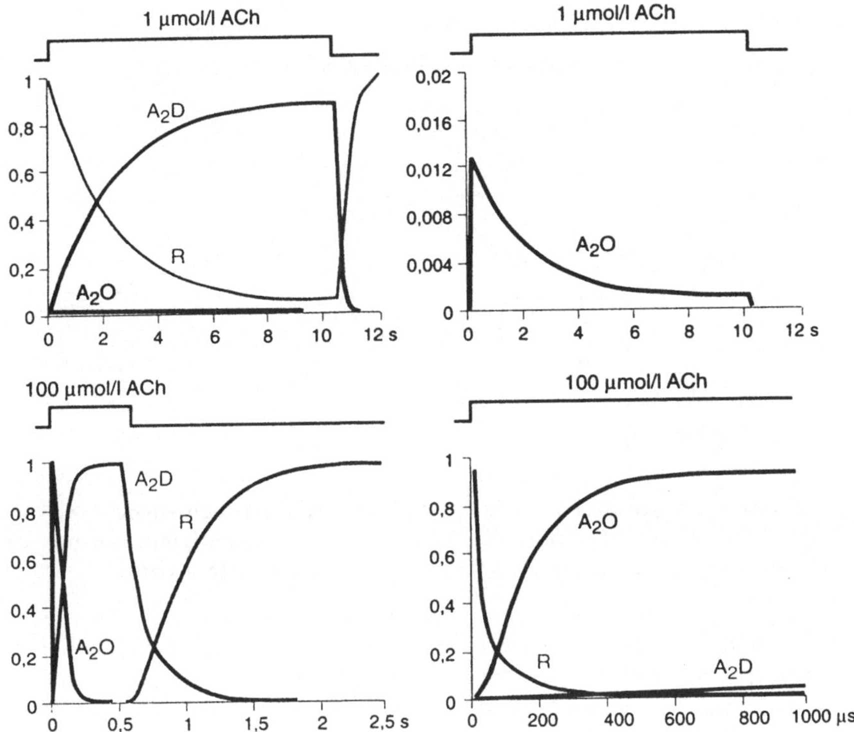

Abb. 6. Nach dem Reaktionsschema Abb. 5 simulierte Zeitverläufe der Besetzung der Kanalzustände R (ungebundener Rezeptor), A_2O (offener Kanal) und A_2D (wichtigster desensitisierter Kanalzustand). Nach Dudel in Dudel/Menzel/Schmidt (1996)

von diesem Zustand öffnet sich der Kanal zu A_2O durch spontane Konformationsänderungen, die den Einzelkanalströmen in Abb. 4 A entsprechen. Von A_2O, dem Offenzustand, kann der Kanal spontan auch in einen anderen Geschlossenzustand, A_2D, übergehen, Desensitisierung tritt ein. Diese bildet sich langsam über den unteren Zweig des Reaktionsschemas zurück. In das Reaktionsschema sind die gemessenen Reaktionsratenkonstanten eingetragen. Die Bindung des ersten ACh z.B. erfolgt mit einer Ratenkonstante von $3 \cdot 10^8\ mol^{-1}\ l\ s^{-1}$, d.h. bei 2 mmol/l ACh mit 600 000/s, während der desensitisierte Zustand AD nur mit einer Rate von 4/s zerfällt. Abb. 6 zeigt eine Simulation des Zeitverlaufs der Besetzung der Rezeptorzustände R, A_2O und A_2D während ACh-Pulsen von 1 µmol/l und 100 µmol/l. Die Endplattenströme sind heute somit bis auf das Niveau der Reaktionsweise einzelner Moleküle der Zellmembran aufgeklärt – die Biochemiker kennen im übrigen auch die genaue Zusammensetzung dieser Kanäle.

In der Elektrophysiologie (Schaefer 1940) wird die Frage aufgeworfen: „Was tut Azetylcholin?“ (Abb. 7). Dabei werden die Wirkungen zweier Substanzen angesprochen, von „Eserin“ oder Physostigmin und von Kurare. Die Hauptwirkung von Physostigmin ist die Hemmung der Azetylcholinesterase, eines Enzyms im

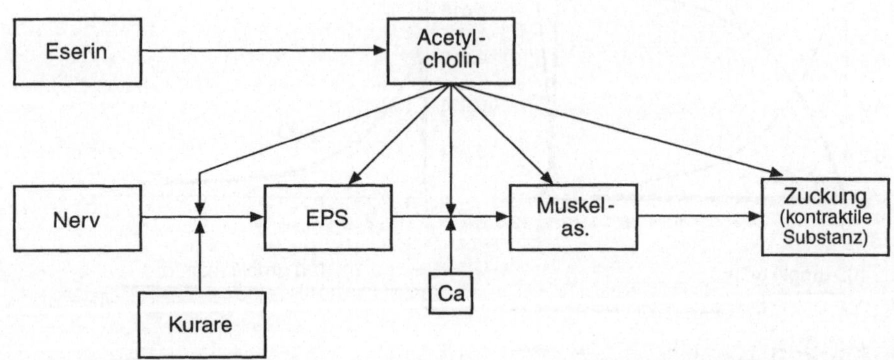

Abb. 7. Schema zur Frage „Was tut Azetylcholin" aus der „Elektrophysiologie", Schaefer (1940). Der Cholinesteraseblocker Eserin wird heute meist Physostigmin genannt. EPS steht für Endplattenstrom, AS für Aktionsstrom und Ca für Kalzium.

synaptischen Spalt, das ACh spaltet und somit unwirksam macht. Die ACh-Esterase zerlegt fast die Hälfte des freigesetzten ACh, bevor es die Rezeptoren der Muskelmembran erreicht und begrenzt scharf die Dauer der ACh-Wirkung. Block der Esterase erhöht die ACh-Konzentration an den Rezeptoren, was z.B. bei Unterempfindlichkeit der Rezeptoren der Muskelmembran bei der Krankheit Myasthenia gravis therapeutisch genutzt wird. Kurare blockiert die Rezeptoren, was zur Lähmung der neuromuskulären Übertragung führt. Wir haben kürzlich über die molekularen Wirkungen dieser schon in der „Elektrophysiologie" diskutierten Substanzen gearbeitet, über die auch seither viel veröffentlicht wurde.

In Abb. 8 wurden – wie im Experiment der Abb. 4 – Kanalströme gemessen, die durch ACh-Pulse ausgelöst wurden (oben). Wurde dem ACh Physostigmin (Phys) in steigender Konzentration beigefügt, so wurden die Kanalströme anfänglich verkürzt, einer kurzen Stromspitze folgte jedoch eine langanhaltende kleine Stromkomponente. Diese Verformung läßt sich als Offenkanalblock (Neher und Steinbach 1978) interpretieren, wie im Reaktionsschema der Abb. 9 dargestellt. Der offene Kanal, A_2O, kann Phys (P) binden – möglicherweise setzt sich Phys kurz in den offenen Kanal – und es entsteht der geblockte Kanal A_2BP. Der Blockzustand ist nicht sehr stabil, er fällt spontan zurück in den Offenzustand mit der Rate 200/s. Wenn z.B. 0,1 mmol/l ACh und Phys anwesend sind, geht der offene Kanal A_2O mit einer Rate von 600/s wieder zurück in den Block, und dieser schnelle Wechsel zwischen A_2O und A_2BP generiert die langsame Phase des Abfalls der Ströme in Abb. 8. Wird nun der ACH + Phys-Puls abgeschaltet, so fällt der gutgefüllte Blockzustand A_2BP zurück in den Offenzustand, und man mißt nach dem Pulsende einen Stromstoß, der bei kurzen Pulsen größer sein kann als die Antwort während des ACh + Phys-Pulses (Abb. 10). Längere Pulse erlauben

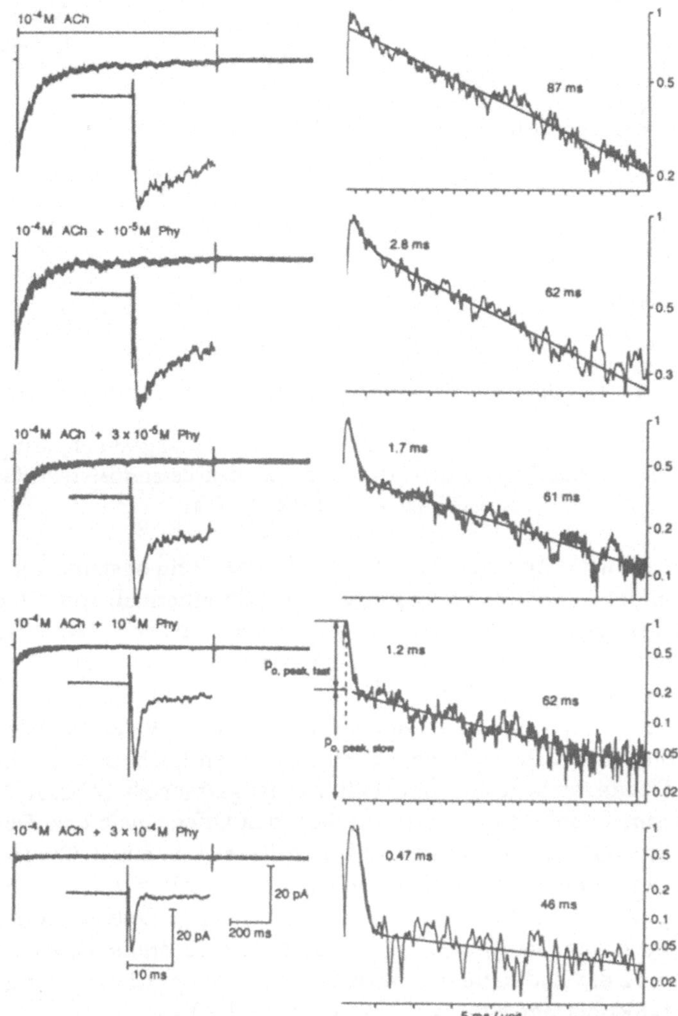

Abb. 8. Kanalströme wie in Abb. 4, ausgelöst durch Pulse von 100 µmol/l ACh, über den Meßspuren jeweils die zusätzlich gegebene Konzentration von Physostigmin (Phys). Unter den Strömen links jeweils der Beginn des Strompulses in höherer Zeitauflösung. Rechts die gleichen Stromspuren wie links, jedoch mit logarithmischen Ordinatenmaßstäben. Über diesen Spuren die Zeitkonstanten der Phasen des Stromabfalls. Aus Bufler et al. (1996a)

zunehmende Desensitisierung von A_2BP nach A_2DP, und der Abschaltstrom wird kleiner (Abb. 10).

Ähnlich wie für die durch einen ACh + Phys-Puls hervorgerufenen Ströme in Abb. 8–10 läßt sich auch die in Abb. 7 angesprochene Wirkung von Physostigmin auf den Endplattenstrom untersuchen. Abb. 11 A zeigt oben einen Endplatten-

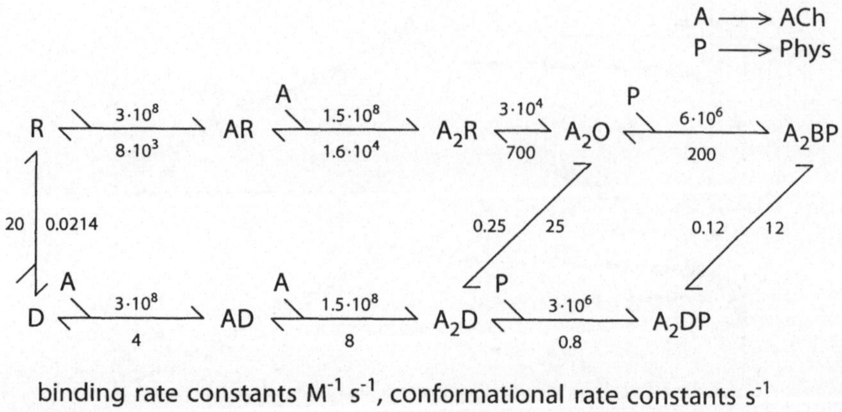

A ⟶ ACh
P ⟶ Phys

R ⇌ AR ($3\cdot10^8$ / $8\cdot10^3$), AR ⇌ A_2R ($1.5\cdot10^8$ / $1.6\cdot10^4$), A_2R ⇌ A_2O ($3\cdot10^4$ / 700), A_2O ⇌ A_2BP ($6\cdot10^6$ / 200)

R ⇌ D (20 / 0.0214), A_2O ⇌ A_2D (0.25 / 25), A_2BP ⇌ A_2DP (0.12 / 12)

D ⇌ AD ($3\cdot10^8$ / 4), AD ⇌ A_2D ($1.5\cdot10^8$ / 8), A_2D ⇌ A_2DP ($3\cdot10^6$ / 0.8)

binding rate constants M^{-1} s^{-1}, conformational rate constants s^{-1}

Abb. 9. Reaktionsschema wie in Abb. 5, mit zusätzlicher Bindung von Physostigmin (P) an den offenen Kanal zum Blockzustand A_2BP, oder an den desensitisierten Kanal A_2D zu A_2DP. Nach Bufler et al. (1996a)

strom ohne Einwirkung von Phys; er fällt mit einer Zeitkonstante von 3,6 ms ab, weil das von der Nervenendigung freigesetzte ACh innerhalb von 100 μs von der Cholinesterase gespalten wird, nur ein ganz kurzer Puls von etwa 2 mmol/l ACh die Bindung von 2 ACh an einen Teil der Rezeptoren erlaubt, und für etwa 3 ms ein schneller Wechsel zwischen den Zuständen A_2R und A_2O den Kanal öffnet. Wird durch 30 μmol/l Physostigmin die Cholinesterase blockiert, bleibt die ACh-Konzentration an den Rezeptoren für Millisekunden hoch, und der Endplattenstrom wird bedeutend größer und fällt viel langsamer ab (Abb. 10 A). Höhere Konzentrationen von Phys verursachen dazu den Offenkanalblock. Der Endplattenstrom wird verkleinert, und sein Abfall spaltet sich in eine frühe schnelle und eine späte langsame Phase – bei 1 mmol/l Phys weniger als 1 ms bzw. bis zu 100 ms lange Abfallphasen (Abb. 11). Simuliert man den Zeitverlauf des Endplattenstroms nach dem Reaktionsschema der Abb. 9, so ergibt sich für 10 μmol/l Phys in Abb. 12 der Endplattenstrom (A_2O) bei Block der Cholinesterase. Der Kanalblock (A_2BP) beträgt nur etwa 2 %, während die Desensitisierung (A_2D) fast 20 % erreicht. Dies kehrt bei 1 mmol/l Physostigmin (Abb. 12) um: Der geblockte Zustand A_2BP erreicht in 3 ms 74 % Besetzung, und A_2O fällt schnell ab. A_2BP bleibt mehr als 50 ms gut besetzt, und Wechsel zwischen A_2BP und dem Offenzustand A_2O erzeugen die lange zweite Phase des Abfalls des Endplattenstroms A_2O.

Wir kommen schließlich zu Kurare, dem klassischen Wettbewerbsblocker, der anstelle des ACh an die Rezeptoren binden kann und damit den Effekt der ACh-Bindung, die Kanalöffnung verhindert. Appliziert man Pulse von ACh + Kurare an Membranpatches der Endplatte, so ergibt sich in Abb. 13 überraschend fast das gleiche Bild wie für Pulse von ACh + Physostigmin (Abb. 8). Mit zunehmender Konzentration von Kurare wird der ausgelöste Strom immer kürzer und kleiner. Die konzentrationsabhängige Verkürzung der Kanalströme deutet auf einen Offenkanalblock durch Kurare hin, im Reaktionsschema der Abb. 14 als Bindung von C an A_2O zum Blockzustand A_2BC gezeichnet. Die Raten-Konstante der Bin-

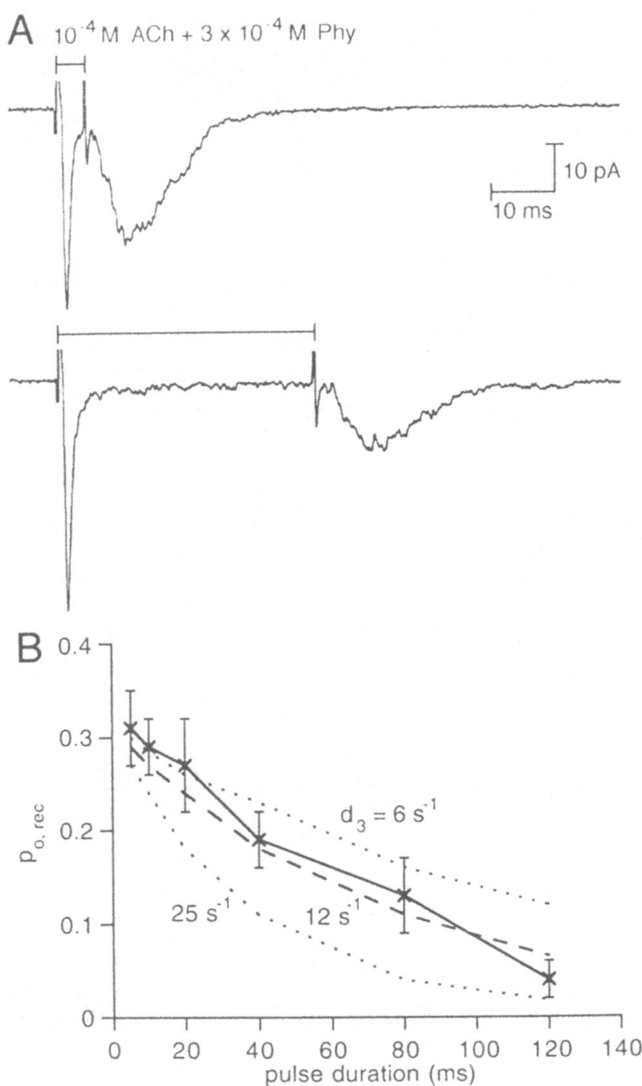

Abb. 10. A Kanalströme ausgelöst durch Pulse von 100 µmol/l ACh + 300 µmol/l Physostigmin von 5 ms bzw. 40 ms Dauer, die nach Pulsende beträchtliche Erholungsströme zeigen. **B** Abhängigkeit der Amplituden der Erholungsströme von der Pulsdauer. Die gestrichelten Kurven zeigen simulierte Resultate nach dem Schema der Abb. 9 für verschiedene Werte der Ratenkonstante der Desensitisierung von A_2BP nach A_2DP an, die den Abfall der Erholungsstromamplitude verursacht. Nach Bufler et al. (1996a)

dung von Kurare an den offenen Kanal ist mit $3 \cdot 10^6\ mol^{-1}\ l\ s^{-1}$ sogar noch höher als die für Physostigmin. Dem Kanalstrom unter Kurare fehlt jedoch im Vergleich zu dem unter Physostigmin die langsame zweite Phase des Abfalls (vergleiche Abb. 8 u. 13). Dies könnte durch eine hohe Stabilität des Blockzustandes A_2BC bewirkt

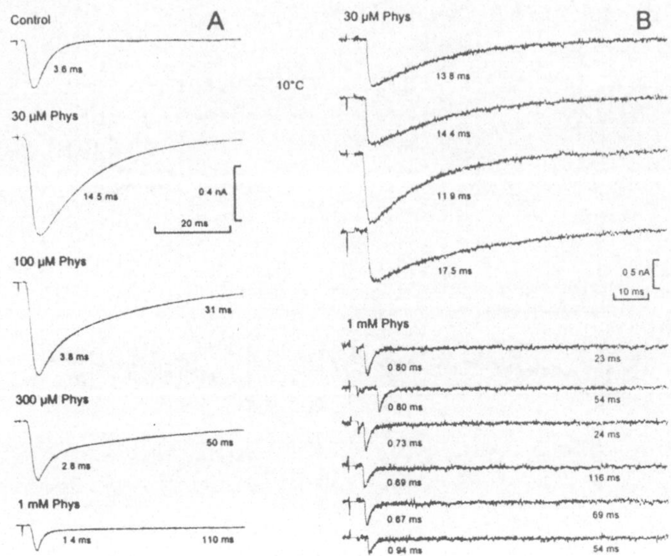

Abb. 11. A gemittelte Endplattenströme ohne (control) und unter Einwirkung von 30 bis 1000 µmol/l Physostigmin (Phys), eingetragen sind die jeweiligen Abfallszeitkonstanten der Endplattenströme. **B** Einzel-Quantenströme bei 30 µmol/l bzw. 1000 µmol/l Phys. Nach Dudel et al. (1997)

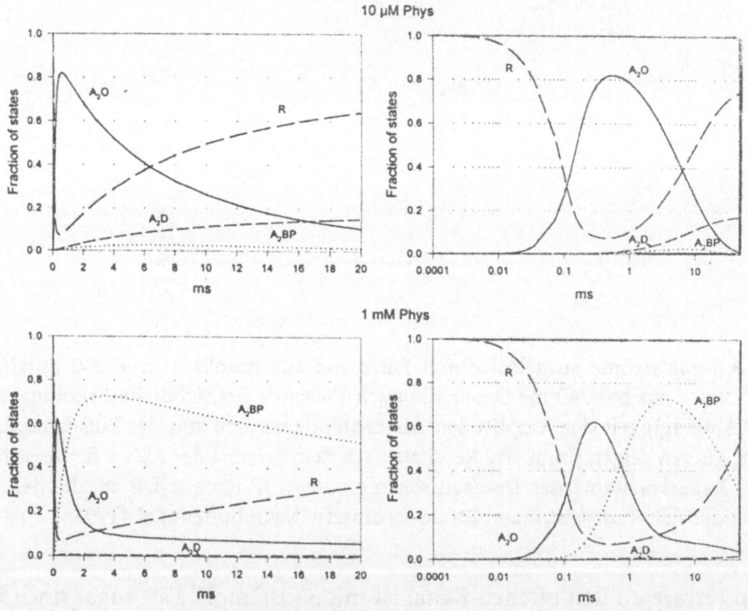

Abb. 12. Simulation der Zeitverläufe der Kanalzustände nach dem Schema der Abb. 9 für Endplattenströme unter der Einwirkung von 10 µmol/l (oben) und 1 mmol/l Physostigmin (unten). Links ist der Abszissmaßstab linear, rechts logarithmisch. Nach Dudel et al. (1997)

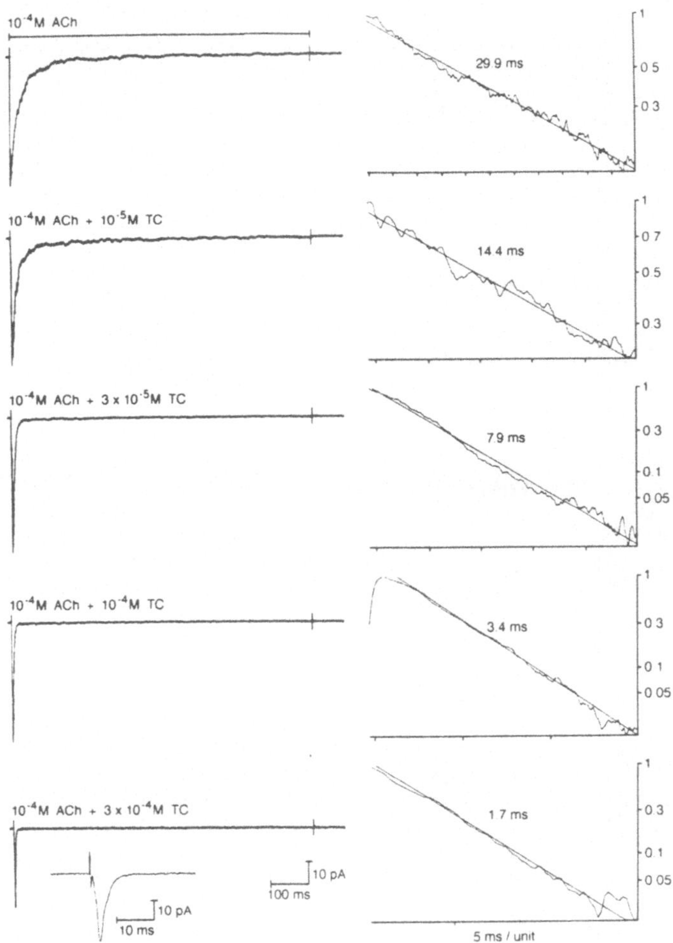

Abb. 13. Offenkanalblock mit Kurare ((+) t-Curarine, TC). Kanalströme ausgelöst durch 400 ms Pulse von 100 µmol/l ACh und 0 bis 300 µmol/l TC, Darstellung wie in Abb. 8. Aus Bufler et al. (1996b)

werden, der während des Pulses kaum zu A_2O + C zerfällt. Dies läßt sich kontrollieren durch ein Doppelpulsexperiment. Ist noch ein beträchtlicher Anteil der Kanäle z.B. 1 s nach einem Puls von ACh + Kurare im geblockten Zustand A_2BC, so wird der zweite Puls einen kleineren Strom auslösen als der erste. Variation des Pulsintervalls zeigt eine Rückkehr der Aktivierbarkeit des Kanals mit einer Rate von 0,8/s an (Abb. 15), und diese Rate ist in das Schema Abb. 14 als Zerfallsrate von A_2BC zu A_2O + C eingetragen. Diese Rückrate ist für Kurare 250mal kleiner als für Physostigmin.

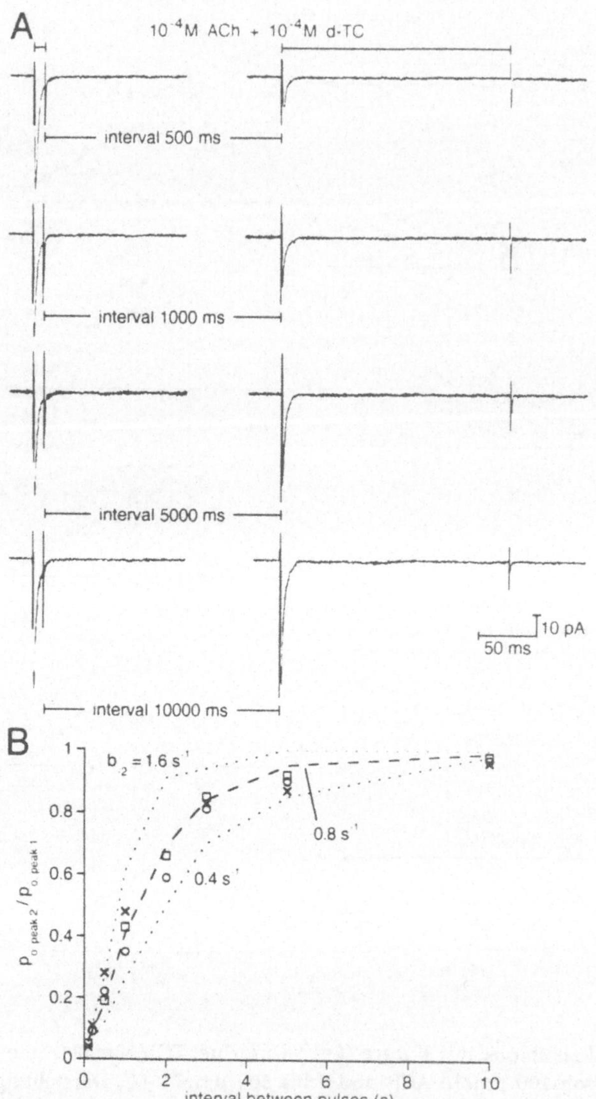

Abb. 14. Erholung aus dem Offenkanalblock durch Kurare. Einem Vorpuls mit 100 μmol/l ACh + TC folgt der durch einen Testpuls ausgelöste Strom, der bei 500 ms Pulsintervall stark verkleinert ist, und dessen Amplitude erst bei > 5 s Pulsintervall den Wert ohne blockenden Vorpuls erreicht. Nach Bufler et al. (1996b)

Wird nun das von einer mit Kurare vergifteten Pfeilspitze getroffene Tier durch Block der offenen Kanäle der Endplatte gelähmt? Nein, für diese Situation, in der Kurare in niedriger Konzentration Minuten einwirkt, und dabei gleichzeitig ACh aus freigesetzten Vesikeln nur höchstens wenige ms anwesend ist, kommt der Offenkanalblock kaum zum Tragen. Experimentell kann man diese Situation nachahmen, indem man die Kanäle dauernd mit niedrigen Konzentrationen von

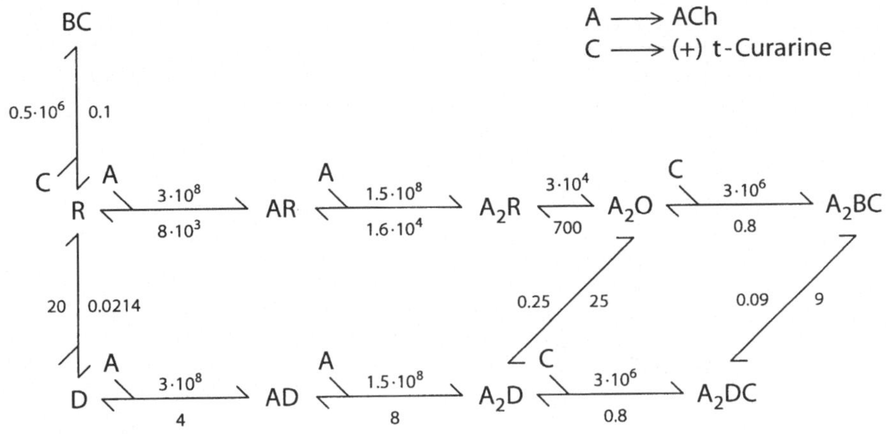

Abb. 15. Reaktionsschema wie in Abb. 5 und 9, mit Offenkanalblock durch Kurare (C) von A_2O zu A_2BC, und kompetitiven Block durch Bindung von C an R zu CB. Nach Bufler et al. (1996b)

Kurare, 0,01–10 µmol/l, überspült. Zusätzliche Pulse von ACh lösen dann mit der Kurare-Konzentration zunehmend verkleinerte Stromantworten aus; die Kurare-Konzentration, bei der der Strom halbiert wird, liegt bei etwa 0,2 µmol/l (Abb. 16). Der Zeitverlauf der Ströme ist bei diesem Langzeiteffekt niedriger Kurare-Konzentrationen nicht verändert. Ein solcher Block, der auch eintritt, wenn vor dem Testpuls kein ACh einen Kanal geöffnet hat, ist ein Block am Rezeptor R. Kurare bindet sich relativ langsam, mit einer Ratenkonstante von $0{,}5 \cdot 10^6\ mol^{-1}\ l\ s^{-1}$ an die ACh-Bindungsstelle des Rezeptors zu dem Blockzustand BC (Schema Abb. 15). Bei 0,2 µmol/l Kurare, die 50 % Block erzielt, entspricht die Ratenkonstante einer Bindungs- bzw. Blockrate von 0,01/s, es dauert also einige 100 Sekunden, bis das Blockgleichgewicht erreicht wird. Aus Experimenten analog zu dem in Abb. 16 ergibt sich eine Abfallszeitkonstante des Blocks nach Entfernen von Kurare von etwa 10 Sekunden, also eine Zerfallsrate von BC zu R + C von 0,1/s. Der Wettbewerbsblock, oder der kompetitive Block, durch Kurare braucht somit viel Zeit aber nur sehr niedrige Kurare-Konzentrationen, und der Blockzustand BC ist noch stabiler als der Offenkanalblock A_2BC.

Ich habe versucht, klarzumachen, daß die heutige Neurophysiologie die Fragen, die Hans Schaefer mit der Entdeckung des Endplattenpotentials und mit der Diskussion der Wirkungsweise von Substanzen, die die neuromuskuläre Übertragung stark beeinflussen, aufgeworfen hat, in einem beträchtlichen Ausmaß beantwortet hat. Die Funktionsweise von Rezeptormolekülen läßt sich durch Reaktionsschemata mit recht gut gesicherten Ratenkonstanten beschreiben. Es bleibt freilich zu verstehen, wie innerhalb der Rezeptor-Kanalmoleküle, deren Amino-

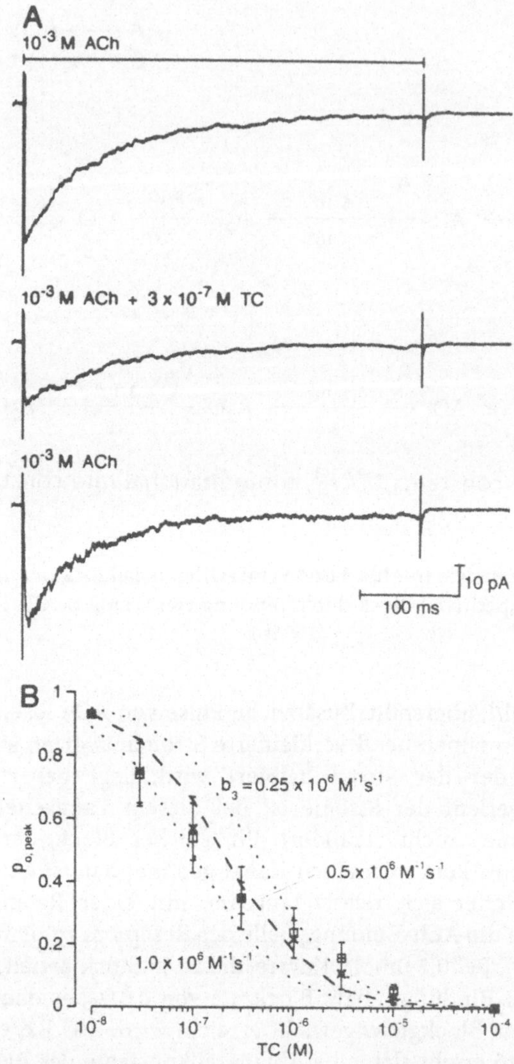

Abb. 16. Kompetitiver Block durch niedrige Kurarekonzentrationen. **A** Durch 1 µmol/l ACh ausgelöste Kanalströme, in der Mitte nach dauernder Einwirkung von 0,3 µmol/l Kurare. **B** Abhängigkeit der Amplitude der von ACh ausgelösten Kanalströme von der dauernd einwirkenden Kurarekonzentration. Aus Bufler et al. (1996b)

säuresequenz und Einpassung in die Zellmembran bekannt sind, die verschiedenen Bindungsreaktionen Kanalöffnungen und -blocks bewirken.

Die „Elektrophysiologie" von Hans Schaefer (1940) war ein Buch, das die Kenntnisse der Zeit zur Neuro- und Muskelphysiologie authentisch und exzellent zusammenfaßte. Zwei Schüler von Prof. Schaefer, Prof. R. F. Schmidt und ich, haben zusammen mit Prof. R. Menzel dieses Jahr ein Buch „Neurowissenschaften" herausgegeben. Wie heute nicht anders möglich, ist es ein Vielautorenbuch, und es versucht ähnlich wie die „Elektrophysiologie" von 1940 das heutige Wissen über die Funktion des Nervensystems zusammenzufassen. Wir widmen ein Exemplar dieser „Neurowissenschaften" dem Gedenken an Prof. Schaefers „Elektrophysiologie".

Literatur

1. Bufler J, Franke C, Parnas H, Dudel J (1996a) Open channel block by Physostigmine and Procaine in embryonic-like nicotinic receptors of mouse muscle. Europ J of Neurosci 8:677–687
2. Bufler J, Wilhelm R, Parnas H, Franke C, Dudel J (1996b) Open channel and competitive block of the embryonic form of the nicotinic receptor of mouse myotubes by (+)-tubocurarine. J Physiol (Lond) 495:83–95
3. Dudel/Menzel/Schmidt (1996) Neurowissenschaft. Springer-Verlag Heidelberg New York
4. Dudel J, Schramm M, Franke C, Ratner E, Parnas H (1997) Block of quantal endplate currents of mouse muscle by physostigmine and procaine. Zur Publikation eingereicht
5. Franke C, Parnas H, Hovav G, Dudel J (1993) A molecular scheme for the reaction between acetylcholine and nicotinic channels. Biophys J 64:339–356
6. Göpfert H, Schaefer H (1938) Über den direkt und indirekt erregten Aktionsstrom und die Funktion der motorischen Endplatte. Pflügers Arch 239:597–619
7. Neher E, Sakmann B, Steinbach JH (1978) The extracellular patch clamp: A method for resolving currents through individual open channels in biological membranes. Pflügers Arch 375:219–228
8. Neher E, Steinbach JH (1978) Local anaesthetics transiently block current through single acetylcholine-receptor channels. J Physiol (Lond) 277:153–176
9. Schaefer H (1940 u. 1942) Elektrophysiologie. Deuticke Verlag, Wien
10. Schmidt/Thews (1995) Physiologie des Menschen. 26. Aufl., Springer-Verlag, Berlin Heidelberg New York

II. Soziologische Perspektiven

Der Werte- und Strukturwandel im Gesundheitswesen – mit medizinsoziologischem Blick auf die Sozialmedizin inmitten der Erlebnisgesellschaft

H. Baier

Vier Thesen werde ich Ihnen vortragen. Mit der *ersten These* will ich den Wertewandel im westlichen Europa entfalten, um sie über den nationalen Raum hinaus in die zivilisatorische Weite dieses Prozesses des Mentalitäts- und Moralwandels zu führen. Die *zweite These* geht diesem postmodernen Werteschub im Gesundheitswesen nach, vor allem mit Blick auf das Krankenhaus und den Verhaltenswandel des Personals und seiner Patienten. Die *dritte These* wird den Strukturwandel der Medizin im Sozial- und Gesundheitsraum Europas zeigen, auf dessen Boden sich mental und moralisch ein neuer Hedonismus ausbreitet. Der arztorientierte und medizineingebundene Patient wird zum Klienten, zum Kunden mit dem Willen zur Selbstbestimmung und dem Streben nach Selbstgenuß. Die *vierte These* schließlich entwirft das Mentalitätsprofil und den Moralkanon des neuen Hedonismus – in den drei Dimensionen: erstens des Staates mit seiner Gewähr der sozialen Sicherheit, ausgreifend schon in ein europäisches Gemeinwesen; zweitens des Marktes als einer Wirtschaftsgemeinschaft des wechselseitigen Nutzens; drittens der Einzelperson mit selbstbestimmter Lebensführung im Streben nach individueller Selbstverwirklichung.

Erste These: Der Wertewandel im westlichen Europa

Der gesellschaftliche Wertewandel im westlichen Europa, überhaupt in den westlichen Zivilisationen, hat die Lebenswelt der Arbeit und Freizeit von den Pflicht- und Arbeitsorientierungen zu den Optionen für Selbstverwirklichung und ‚Natürlichkeit' geführt. Individualisierung und Pluralisierung der Lebensstile bestimmen den Übergang von einer modernen Leistungsgesellschaft zu einer postmodernen Genußkultur. Keinesfalls schließt aber der Individualismus Gemeinschaftsbedürfnisse, der Genuß die Leistung, der Selbstbezug die Verantwortlichkeit für die Lebensumwelt aus. Es entwickelt sich der Sozialtypus des aktiven, kommunikativen, öko-orientierten Hedonisten.

Seit etwa fünfzehn Jahren beobachten Soziologen und Sozialpsychologen, Demoskopen und Marktforscher in den westlichen Ländern Einstellungsveränderungen im Arbeits- und Freizeitverhalten, an den Konsumobjekten und Verbraucherentscheidungen. Früher haben der Markt mit seinen Konsumangeboten und die Menschen mit ihren Konsumbedürfnissen diesen Wertewandel realisiert, später und zögerlicher haben die Wissenschaften vom Markt – die Ökonomie – und die vom Menschen – die Soziologie und Psychologie – auf ihn reagiert. Der wissenschaftliche Anstoß zur Demoskopie, zur Einstellungs- und Verhaltensforschung des Wertewandels kam aus den Vereinigten Staaten.

Ist die erste Nachkriegszeit bestimmt durch Befriedigung von physischen Bedürfnissen der Nahrung, des Wohnens, der Geselligkeit (‚Freßwelle'); gefolgt in den 70er Jahren vom Streben nach mehr Freizeit, mehr Beweglichkeit, mehr Mediengenuß (‚Freizeitwelle'); so sind die 80er Jahre und unsere Jahre geprägt durch ‚integrative Lebenskonzepte' – sehr individuell und stark hedonistisch, möglichst ‚natürlich' und empfindlich umweltbesorgt (‚Öko-Welle').

Solche ganzheitliche Lebensführung mit persönlichem Lebensstil ist keineswegs konsum- und kommunikationsabwehrend oder arbeits- und leistungsfeindlich, wie von Kulturkritikern voreilig erwartet, sondern integriert auch frühere Phasen der Verhaltens‚wellen' der Wohlstandsbevölkerung, freilich auf höheren Konsum- und Aktivitätsebenen. Verfeinerte Ernährungsgewohnheiten und anspruchsvolle Partnerschaften, exotische Reisewünsche und arrangierte Freizeitanimation sind die Erlebnisse dieser Verhaltensformen, denen auf der Handlungsseite leistungsintensive Selbsttätigkeit, zeitsouveräne Arbeitsgestaltung, umweltaktive Lebenspraxis gegenüberstehen.

Die Erforschung des Wertewandels, ob als Heraufkunft des Postmaterialismus bei den Jugendlichen, bei den Frauen, in der middle class aus der Sicht von Ronald Inglehart, oder ob als Ablösung der Pflicht- und Akzeptanzwerte durch Selbstentfaltungs- und Geselligkeitswerte mit ihren Wertesynthesen und Mischtypen beim Speyerer Soziologen Helmut Klages und seiner Forschungsgruppe – diese Umkehrung der Leistungs- und Genußwerte, diese Ausbreitung eines neuen Hedonismus hat sich lange schon angebahnt und bricht jetzt als Epochenwandel durch. Wie Helmut Klages mit seinen Mitforschern gezeigt hat, verschwindet keineswegs das Prinzip ‚Leistung' aus den Lebenseinstellungen und Lebensführungen. Es wird nur nach Sozial- und Herkunftsgruppen, Alter und Geschlecht, Religion und Wohnort neu instrumentiert und koordiniert in neuartigen Mentalitäten und Moralen, die drei Züge gemeinsam haben: Individualisierung durch egozentrischen Selbstbezug, Rationalisierung des Leistungseinsatzes und der Bedürfnisbefriedigung, Pluralisierung der Lebensstile bis zur wechselseitigen Tolerierung der Lebensalternativen. Zur Pluralität der Wertesynthesen gehört eben, daß neben den „ordnungsliebenden Konventionalisten" mit starken Pflicht- und Akzeptanz- sowie schwachen Selbstentfaltungswerten sich „aktive Realisten" mit starker Tendenz zur Selbstverwirklichung wie zur Berufsleistung finden, neben den „perspektivlosen Resignierten", bei denen beide Werteseiten schwach ausgeprägt sind, „nonkonforme Idealisten" mit ausgeprägtem Selbstbezug und doch geselligem Freizeit- oder Sportaktivismus. Unterlaufen wir diese Vierertypik – stärker in den alten, aber anwachsend in den neuen Bundesländern – durch den Typus des „hedonistischen Materialisten" mit der „Bereitschaft zu ordentlicher Leistung ohne besonderen Einsatz" und „konsumfreudigen" mitsamt kommunikativem „Lebensgenuß".

Mit dem Wertewandel zum neuen Hedonismus – im ‚Tiefenblick' des Soziologen – läuft ein Strukturwandel der Gesamtgesellschaft ab, der uns nach der Einebnung der Sozialschichten eine neue Herausdifferenzierung von Lebenslagen und Lebensmilieus vorführt. Am besten hat der Bamberger Soziologe Gerhard Schulze diese Komplexion von Werte- und Sozialstrukturen auf den Begriff der

„Erlebnisgesellschaft" gebracht. Aus methodisch sorgfältig bearbeitetem empirischen Material gibt er „fünf Milieubeschreibungen", die nicht strikt mit der Wertforschung korrespondieren, aber doch mit ihr kompatibel sind.

Es ist das „Niveaumilieu" der über 40jährigen mit höherer Bildung und leitenden Berufspositionen, mit Streben nach Rang und Ordnung, mit der Lebensphilosophie der Perfektion und persönlichen Leistung, mit der Alltagsästhetik eines gepflegten, antiquitätengesättigten und kunstbeflissenen Wohninterieurs – es ist das Publikum der Hochkultur mit der Präferenz des Kunst- und Bildungsgenusses. Dann haben wir ein „Harmoniemilieu" der über 40jährigen mit niedriger Schulbildung und abhängigen Berufstätigkeiten mit der Suche nach Geborgenheit in der Familie; nach plüsch- und kissenwarmer Gemütlichkeit in der Wohnung; nach polizeilicher und sozialer Sicherheit im Staat; mit der Lebensphilosophie eben der gemütlichen Geselligkeit – es ist das Publikum der Volksfeste und der Trivialkultur. Daneben liegt das „Integrationsmilieu" mit dem ehemals kleinbürgerlichen Konnex von Kitsch und Kunst in mittleren und älteren Altersstufen mit mittlerer Bildung; man will „schöner Wohnen" mit rustikalem, antikem Mobiliar, womöglich mit „holzgetäfelter Bauernecke am Kachelofen", auch hier findet sich das Lebensideal der Harmonie, die aber aktiv in Vereinen und Hobbys perfektioniert wird – es sind die flottierenden Reste der Angestellten- und Beamtenkultur. Stärker vom Wertewandel erfaßt ist das „Selbstverwirklichungsmilieu" aus Jüngeren mit mittlerer und höherer Bildung, häufig der Kern von sozialen Protestbewegungen; seine Alltagsästhetik lebt sich aus in neuen Kulturszenen und lauten Musikfesten; seine Lebensphilosophie ist Selbstverwirklichung und expressive Spontaneität, womöglich mit sporadischem bis zum exzessiven Drogenkonsum; seine Wohnkultur ist eine Art Gegenkultur: provisorisch und provozierend, immer etwas schlampig – gegen den kuscheligen Mief des Harmoniemilieus wie gegen die Antiquitäten- und Kunstrenommage des Niveaumilieus. Schließlich finden wir das „Unterhaltungsmilieu" der unter 40jährigen mit geringerer Bildung und großem Beschäftigungsrisiko, also vorwiegend Arbeiterjugendliche; mit dem Genußschema von ‚action' und ‚satisfaction' einer Lebensphilosophie des ichverankerten Narzißmus und den ästhetischen Referenzen der Fan- und Abenteuerbegeisterung – bis zu den Postern mit Stars aus Film und Sport an den Wänden, touristischen und martialischen Trophäen in den Regalen, Stereo- und Video-Anlagen im Dauerbetrieb; schließlich der körperorientierten Sport- und Fitneßaktivitäten, der schnellen Bewegung auf dem Motorrad oder mit Waffen nach stimulierendem Alkoholkonsum. So skizzenhaft diese Milieubeschreibungen auch wirken mögen, so zeigen sich doch den soziokulturellen Basisprozeß der Mentalitätsbeziehungen und verweisen auf Moralverschiebungen, die wir als Wertewandel bezeichnet haben.

Die Ihnen vorgetragenen Befunde von Helmut Klages und Gerhard Schulze hat die Demoskopie bestätigt und in Sozialgruppen auseinandergelegt. Ich beziehe mich vorneweg auf Elisabeth Noelle-Neumann mit ihren Mitarbeitern am Institut für Demoskopie in Allensbach. Zusammengefaßt kann man sagen, daß sich dieser erlebnisorientierte und ‚wertegewandelte' Sozialtypus der postmodernen Kultur mehr bei Jugendlichen als bei den mittleren und älteren Jahrgängen findet; häufiger bei Frauen im jugendlichen und mittleren Alter; deutlicher bei den Mittelschichten als bei den Unterschichten; ausgeprägter bei Protestanten als bei Katholiken. Jedoch breiten sich die Selbstverwirklichungs- und Genußeinstellungen allmählich über alle Alters-, Geschlechts- und Sozialgruppen aus, wobei eine Zangenbewegung der jüngeren und älteren Generation entsteht, die die mittleren Jahrgänge mit traditionellen Pflicht- und Akzeptanzwerten umfassen. Bei den letzten liegt freilich die entscheidende Berufs- und Wirtschaftsleistung, die den Wohlstand in den westeuropäischen Ländern trägt und sie als ‚sustaining capacity' für alle Freizeit- und Ökowellen steigern muß. Die Erlebnisgesellschaft bleibt mit ihrem aktiven Kern eine Leistungsgesellschaft, aber ihr Mentalitätsprofil kreist um eine erlebnisvolle Lebensführung und ihr Moralkanon um eine glückvolle Selbstverwirklichung. Es ist das Sozial- und Werteprofil des neuen Hedonismus.

Zweite These: Das Gesundheitswesen im postmodernen Werteschub

Die Medizin, ihre Berufe und Techniken wie ihre Märkte und Güter werden zunehmend vom postmodernen Wertewandel erfaßt. Die medizinischen Anbieter werden gedrängt, Leistungen zu entwickeln, die auf Vorsorge für Gesundheit und auf Nachsorge nach Behandlung ausgehen – die kurative Medizin tritt zurück. Die medizinischen Nachfrager wollen Gesundheit gesichert und Lebensgenuß ermöglicht haben – physische, psychische und soziale Wohlbefindlichkeit wird zum Ausweis der ‚Lebensqualität'. Von diesem postmodernen Werteschub wird verspätet auch das Krankenhaus erfaßt: auf der einen Seite das Krankenhauspersonal, das seine medizinischen und managerialen Kompetenzen kommunikativ ausleben, und auf der anderen Seite die Krankenhaus-Klientel, die Lebensqualität angeboten haben möchte.

Der Wertewandel vom ‚Pflicht- und Arbeitsmenschen' zu den Optionen für Selbstverwirklichung und Lebensgenuß hat nach den Etappen der vorherrschenden Arbeits- und Berufs-Welt über den alles einsaugenden Freizeit- und Medienkonsum seit einigen Jahren den Gesundheitsbereich erreicht. Neben der konventionellen Medizin haben sich eine Sport- und Körperkultur ausgebreitet, die Gesundheit und Fitneß, körperliche Selbsterfahrung und Selbstbeherrschung bis in extreme Leistungen versprechen. Das ist aber nur die eine, die somatische Seite. Auf der anderen, auf der psychischen und sozialen Seite finden wir das ‚Begehren' nach lustvoller Selbstverwirklichung, eben nach genußvollen Selbst- und gemeinschaftlichen Sinnerlebnissen. Es ist nichts anderes als der Mentalitäts- und Moralitätskern der Erlebnisgesellschaft.

Die neuen sozialen Bewegungen, zu denen auch Gesundheitsbewegungen zur Selbsthilfe und Laienmedzin mit Paramedizinen und Naturheilkunde gehören, zeigen mit ihrem Wertekanon, wie das Ideal der Verschmelzung von Körper, Seele und Gemeinschaft aussieht. Es sind ganzheitliche Lebenskonzepte, die den Menschen als körperliches Trieb- und Muskelwesen, seine Seele als Gefühls- und Gedankenmedium, die Gemeinschaft als kommunikative Sinnerfüllung und ökologische Natureinbettung begreifen, besser: verwirklichen wollen. Damit umschreibe ich das Leitwort der nächsten Jahre: Gesundheit als ‚Lebensqualität'.

Die Medizin wird sich einrichten müssen auf das abgeforderte erste Ziel, nämlich Verlängerung der Lebensjahre, Steigerung der Genußfähigkeiten, Stützung der Berufs- und Freizeittätigkeiten, Schutz der Umweltressourcen. Nichts anderes meint der Vorrang der primären, der sekundären und tertiären Prävention als Vorsorge, Früherkennung der Risiken und Nachsorge in einer lebens- und umweltfreundlichen Menschenwelt. Sogar die Gesundheitsökonomie geht neuerdings von Messungen und Bewertungen solcher ‚Gesundheitsindices' bei ihrer Berechnung der medizinischen Leistungen als Wohlfahrtsfunktion der Wirtschaft, ja der Gesamtgesellschaft aus. Und die Politik hat sich die Entwicklung zunutze gemacht über das Konzept der ‚Gesundheitsförderung'. So sehr man diese auch von der Ausgabenseite der Gesetzlichen Krankenversicherung und der Rehabilitationsmedizin der Rentenkassen heute problematisiert, kein Zweifel läßt jedoch ihre Akzeptanz bei den Versicherten- und Kurklientelen.

Das Krankenhaus wird von diesen neuartigen Anforderungen an Organisation, Personal und Management von zwei Seiten erfaßt. Zum einen verändert sich die Berufseinstellung der Ärzte, der unabhängigen und abhängigen Gesundheitsberufe, vor allem im Pflegebereich, von einem hierarchischen und routinierten Ordnungsvorbild mit einer an der Chefarztautorität und formalen Arbeitsdisziplin, an emotionaler Neutralität und zweckrationalem Expertenwissen orientierten Professionalität zu einer altruistischen Selbstverwirklichung, einer symbiotischen Zuwendung und einem toleranzfähigen Alternativenwissen. Die Krankenhausorganisation ist in Bewegung geraten durch ihr Personal selbst – durch dessen arzt-, tätigkeits- und verwaltungskritischen Einstellungen; es verwandelt sich in ein kommunikatives Miteinander innerhalb eines teils immer außennormierten, teils zunehmend selbstdefinierten Aufgaben- und Verantwortungsfeldes. Dieses ‚lean management' im Hospital transformiert bürokratische Rationalität und kognitive Kompetenz in Kommunikation und Kompassion.

Zum anderen erwarten heute die Patienten nicht allein perfekte Diagnostik und Therapie in Klinik und durch Medizintechnik, traditionell gerade im Krankenhaus, sondern zunehmend auch je individuelle Zuwendung, sehr persönliche Bewältigung, rein subjektive Evidenz in der Krankenhausbehandlung und -führung. Das Verlangen nach Aufklärung und Beratung, von den Medizinjuristen nur auf den rechtsnormativen Kern der informationellen Selbstbestimmung gebracht, drückt diese Individualisierung und Pluralisierung der Verhaltensstile beim niedergelassenen Arzt wie auf der Station eines Spitals aus. Gesundheit als Lebensqualität im Krankenhaus heißt eben, den Patienten, seinen Klienten, mit existentiellen Erwartungen und varianten Bedürfnissen – neben dem medizinwissenschaftlich und medizintechnisch objektivierten Bedarf an stationären Leistungen – ernst, d.h. als heilungsentscheidend und hilfenötig zu nehmen. Der postmoderne Werteschub verändert also das Krankenhaus nicht nur von seinem Helfer-Personal her, sondern auch von seiner heilungs- und hilfesuchenden Klientel. In der Kurmedizin zeigt sich schon an, was künftig auch die Krankenhaus-Hotellerie bestimmen wird: eine Art Erlebnistourismus, weniger anstößig ausgedrückt: Selbsterfahrung und Selbstverwirklichung nicht nur für Gesundheit, sondern auch bei der Bewältigung von Krankheit, ja im Alter und sogar bei Behinderungen.

Kein Zweifel ist, daß die Medizin mit ihrem System der organisierten und routinierten Krankenversorgung für diesen Wandel der Anforderungen und Ansprüche schlecht gerüstet ist. Die niedergelassenen Ärzte und die Krankenhäuser geben der kurativen Medizin nach wie vor den Vorrang, ohne zu sehen, daß die ambulante und stationäre Versorgung eingebettet sein sollte in eine Vorsorge des bedrohten und in einer Nachsorge des beschädigten Lebens. Die Körperschaften der Ärzte, also Kammern und, in Deutschland, die Kassenärztlichen Vereinigungen, die Verwaltungen der Gesetzlichen Krankenversicherung, die Krankenanstalten und Pflegeeinrichtungen konzentrieren sich – nach dem herrschenden Paradigma der naturwissenschaftlichen Medizin und dem leitenden Wertekanon des Sozial- und Arztrechts – immer noch auf körperliche Erkrankungen, Behinderungen und Alterungen.

Der Wertewandel der Medizin wird zeigen, daß der Patient, der Behinderte, der Alte nicht nur Körper ist, sondern eine psychosoziale Ganzheit, die Lebensgenuß durch Gesundheit erwartet und die Sinnerfüllung durch Geselligkeit anstrebt. ‚Lebensqualität' im und durch das Gesundheitswesen ist nur ein anderes Wort für eine neue Medizinische Ökologie, die den Menschen als Naturwesen und die Natur unter menschlicher Verantwortung begreift. Aufgabe der Medizin wird sein, auch im stationären Angebot, den gesundheitssuchenden und krankheitsbetroffenen Menschen zu einer ‚neuen Natürlichkeit' bis zur Hinnahme seines Leidens, seiner Gebrechlichkeit bis hin zum Sterben zu führen.

Dritte These: Der Strukturwandel der Medizin im Sozialraum Europa

Der Wertewandel im Alltag wie in den besonderen Lebenslagen des Gesundheitswesens wird gestützt und bewegt durch einen sozialen Strukturwandel, auch der Medizin. Zwar orientieren sich die Gesundheitspolitiker der europäischen Länder strukturkonservativ noch auf die nationalen Territorien, aber die durchgreifenden Entwicklungen breiten sich kontinental im Sozialraum Europa aus. Seine regionale und soziale Durchdifferenzierung wird an drei Beispielen gezeigt: am Zusammenhang von unterschiedlichen Gesundheitsausgaben und Lebenszufriedenheit; an den europaweiten Qualitätsdifferenzen der stationären Versorgung; an neuartigen Nachfragepotentialen mit neuen Gesundheitsmärkten, z.B. für die Altenbevölkerung. Solche Anstöße und Anforderungen kennzeichnen ein Medizinmanagement der Zukunft, das aus der nationalräumlichen Geschlossenheit ausbricht und sich im Sozialraum Europa einrichtet.

Der Wertewandel im Gesundheitswesen wird gestützt und bewegt durch einen Strukturwandel der medizinischen Märkte und Einrichtungen. Obwohl die Gesundheitspolitiker zum Beispiel Deutschlands oder Frankreichs oder Großbritanniens nach wie vor ansetzen an den staatlichen, gesellschaftlichen, medizinischen Traditionen ihrer Länder, werden diese nationalräumlichen Geschlossenheiten zunehmend aufgelöst, ja gesprengt durch gesamteuropäische Impulse und Evolutionen. So wie der Wertewandel europäische Mentalitäts- und Einstellungsveränderungen anzeigt, so ist auch der Strukturwandel im Gesundheitswesen – von Sizilien bis Helsinki, von Dublin bis Wien – eine kontinentale Verschiebung, freilich mit strukturellen Verwerfungen und Brüchen, mit regionalen Ungleichheiten und sozialen Konflikten.

Nur der Strukturkonservativismus der nationalen politischen Klassen erklärt die eigentümlichen Fehlsteuerungen und falschen Griffe bei den sog. ‚Gesundheitsreformen', die zur Kostendämpfung bei den Leistungsanbietern anpacken – anstatt die neu entstandenen und sozial differenzierten Nachfragepotentiale in den Blick zu nehmen. Oder läßt es sich verstehen – ein anderes Thema –, daß die bisher so reichhaltigen Angebote medizinischer Leistungen klassifiziert, kontrolliert und rationiert werden nach einem Kanon der Apparate- und Labormedizin – anstatt diesen zu öffnen und zu erweitern im Feld alternativer und fortentwickelter Medizinen? Zu schweigen schließlich von den hilflosen Versuchen der Gesundheitsministerien und Krankenkassenverwaltungen, die nationalen Gesundheitsklientele abzugrenzen, gar einzubunkern gegen Versorgungserwartungen und Rechtsansprüche der zugewanderten Ausländer und der Europa durchwanderten EU-Inländer. Bis jetzt gehen die Richter in Luxemburg und in den nationalen obersten Gerichten den Gesundheitspolitikern und -administratoren in Bund und Ländern voran und treffen sich mit den Ärzten, den Gesundheitsberufen und den Gesundheitsmanagern vor Ort; diese spüren den Erwartungsdruck und die Behandlungsbedürfnisse der Gesundheitsklientele selbst. Der Gesundheitsraum Europa wächst von unten zusammen – auf dem Boden einer Erlebnisgesellschaft und unter den Schüben des Wertewandels.

Das Wachstum des Sozialraumes Europas ist jedoch keine homogene Ausbreitung von gleichen Verwaltungsvorschriften, gleichen Rechtsansprüchen, gleichen Schutzleistungen durch zentrale Organisationen, einheitlich gelenktes Management, uniforme Professionen – etwa aus einem Kernland der sozialen Sicherung wie Deutschland –, sondern eine teils organische, teils administrierte Herausdifferenzierung von Heterogenem, geschichtlich, gegenwärtig und zukünftig Verschiedenem zu einem noch kaum beobachtbaren fließenden Gleichgewicht. Es ist ein Europa der verschiedenen Geschwindigkeiten mit unterschiedlichen Intensitäten und Interaktionen, Qualitäten und Quantitäten, Ökonomien und Rechtsnormierungen – auch im Gesundheitswesen.

Als erstes Beispiel nehme ich nur die außerordentlich starken Unterschiede der Sozialschutz- und Gesundheitsausgaben in den europäischen Ländern. So sind die Sozialschutzleistungen je Einwohner am höchsten in den Kernländern der Europäischen Union, also in Frankreich, Deutschland und den Benelux-Staaten, dazu in Skandinavien; im Mittelfeld liegen Großbritannien, Italien und Österreich; im unteren Feld finden wir den Südrand mit Spanien, Portugal und Griechenland und am Westrand Irland. Die gleiche regionale Verteilung gilt für die Gesundheitsausgaben, wobei diese keineswegs korrelieren mit den Gesundheitsindices der Lebenserwartung und der perinatalen Sterblichkeit. Jedoch haben wir eine andere Korrespondenz, die ein Maß der regionalen und, was in einem Lebenslagenprofil erst zu zeigen wäre, der sozialen Differenzierung Europas. Es ist die positive Korrelation von Sozialschutz- und Gesundheitsausgaben auf der einen Seite und des Wohlbefindens oder der subjektiven Lebenszufriedenheit auf der anderen Seite.

Die ‚Gesundheitsentwicklung' im Sozialraum Europa ist demnach keine Frage mehr des quantitativen Ressourceneinsatzes; paradox könnte sich sogar der objektive Gesundheitsindex verschlechtern – zum Beispiel durch fehl-allozierte stationäre Investitionen bei Verfall einer vernetzten ambulanten Versorgung und einer Zerstörung der familiären und nachbarschaftlichen Hilfepotentiale. Wichtiger ist auf die multikulturellen Mentalitäten in einer Gesellschaft und auf die sozial differenzierten Wohlbefindlichkeiten in einer Region zu achten; hier liegen das Qualitätsmaß von Zahl und Art der Gesundheitsausgaben und der Entwicklungsvektor der Angleichung der Gesundheitsversorgung in einem Sozialraum Europa. Realität sind eben die Entwicklungsdifferenzen der Erlebnisgesellschaft, deren Wertewandel sich von der Mitte und dem Norden Europas ausbreitet auf den Westen und Süden, natürlich auch auf den postsozialistischen Osten. Gesundheit als Lebensqualität ist an der Peripherie Europas gewiß bereits ein zukunftsöffnendes Ideal, im Zentrum schon Forderung an das Rechts-, Verwaltungs- und Medizinhandeln – befeuert von den Aspirationen und bestärkt von den Akzeptanzen der Gesundheitsklientele.

Gehen wir zum zweiten Beispiel: zum Kanon der naturwissenschaftlichen und technischen Medizin. So unbestritten die zivilisatorische Leistung, der ‚hard-science'- und ‚high-tech'-Medizin auch ist – sie wird die solide Basis jedes Gesundheitswesens bleiben müssen –, so gebieterisch verlangen heute präventiv- und umweltmedizinische, rehabilitative und altenpflegerische, drogentherapeutische und seuchenmedizinische Erfordernisse eine alternative Sozialmedizin. Auch hier sind die Fortschritte in Forschung und Anwendung rasant, nur darf man eben nicht nur auf klinische und Laborforschung, auf pharmazeutische und medizintechnische Entwicklungen schauen, sondern über die Ländergrenzen hinweg, vor allem in den angelsächsischen und skandinavischen Bereich, und auf andere, interdisziplinäre Therapie-, Praxis- und Managementmodelle.

Mein Exempel ist hier der stationäre Sektor. Europaweit zeigen sich deutliche Unterschiede der Krankenhausbettendichte: von der sehr hohen Dichte der Schweiz und Schwedens über die mittlere Frankreichs, Deutschlands und Österreichs zu den niedrigen des europäischen Südgürtels, also Griechenlands, Spaniens und Portugals. Das Schlußlicht freilich ist der Westausläufer Irland. Die Integration eines Sozialraumes der stationären Versorgung sollte nun freilich nicht laufen über eine massive Investitionspolitik als eine Art innereuropäische Entwicklungspolitik, erst recht nicht über eine statistische Mittelung mit europaobligatorischen Sollziffern der stationären Versorgung, sondern als eine regional eingepaßte Qualitätssicherung der klinischen und ambulanten Dienste.

Das heißt genauer: In den gesundheitsentwickelten Ländern stehen im Vordergrund prä- und poststationäre Diagnostik; tagesklinische Pflege und Betreuung vor allem der Alten-, aber auch der Kinderklientele; Beratung und Lebensführung von chronisch Kranken und Behinderten; Komfortverbesserung der

Krankenhaus-Hotellerie; bis hin zur Angliederung von Sterbehospizen und ambulanter Sterbebegleitung. Für die südliche und westliche, später östliche Peripherie des europäischen Kernraumes haben wir dagegen eine ganz andere Tagesordnung der Krankenhausentwicklung, nämlich – neben den gewiß nötigen Personal-, Apparate- und Technikinvestitionen – die Vernetzung mit der ambulanten Medizin und der familiären Pflege; ökologische und epidemiologische Prävention bis zur Gesundheits- und Umwelterziehung; ja die Akkulturation und Dispersion einer modernen Medizin in die traditionell ländlichen und paternalistisch geprägten, sogar mafios durchsetzten Bevölkerungsschichten.

Aber gerade diese Europäisierung der stationären Dienste wird heute blockiert in Deutschland mit einer Budgetierung, sprich Leistungsabbau durch das staatliche Diktat der Spargesetze und Krankenkassenbeiträge, sowie, noch schlimmer, mit einer Rationierung der Gesundheitsausgaben durch eine Verwaltungskontrolle der Leistungsanbieter. Gegenüber unseren südlichen Nachbarn wird die Spar- und Rationierungspolitik noch verschärft durch eine Transferverweigerung von Personal, Geld und Wissen durch den reichen, aber überschuldeten Norden. Qualitätssicherung entartet zur Quantitätssicherung durch den Kostenprimat; die Parole wäre Qualitätssteigerung durch alternative, vernetzte und integrierte Krankenhausleistungen mit Synergieeffekten und Nachfrageanpassungen.

Die Parole der Gesundheitspolitik heißt immer noch: Kostendämpfung durch ‚Leistungsdrücken' statt Aktivierung neuartiger Nachfragepotentiale. Es ist keine Frage, daß das Gesundheitswesen vor Herausforderungen steht, die eine kassenorganisierte und hochtechnisierte Medizin gar nicht bewältigen kann; und wenn sie dazu genötigt wird, dann nur mit großen Kostenschüben. Ich will nun nicht behandeln die teuren Pharma-Klientele der älteren Frauen und der chronisch Kranken; die fehlgelenkten Kur- und Rehabilitationskonsumenten der urlaubsbedürftigen Erwerbstätigen und der anspruchsorganisierten Behinderten; die Drogenabhängigen mit ihren Subventionsbedürfnissen und die Aids-Infizierten mit ihrem Boykott von seuchenpolizeilichen Maßnahmen. Ich beschränke das – dritte – Beispiel auf die Überalterung der Bevölkerung und die regional freilich sehr differenzierten Altenlastquoten.

In Deutschland hat das Gesundheitsreformgesetz von Norbert Blüm (CDU) und das Gesundheitsstrukturgesetz von Horst Seehofer (CSU) und Rudolf Dreßler (SPD) mit seinen drei Stufen vorgegeben, die vermeintlichen ‚Kostentreiber', nämlich die Leistungsanbieter von den niedergelassenen Ärzten bis zu den Krankenhäusern, von der Pharma-Industrie bis zu den Apotheken, von der Heil- und Hilfsmittelindustrie bis zu den Krankengymnasten, endlich an die Kandare zu nehmen. Der entscheidende Kostendruck wurde aber ausgelöst und wird weiter verstärkt durch eine unumkehrbare Bevölkerungsentwicklung; ich meine die Zunahme der Zahl und der Nachfrage nach Gesundheitsleistungen seitens der Rentner in der Gesetzlichen und Privaten Krankenversicherung. Das Wachstum der Arzneimittel-, der stationären, der pflegerischen, der ambulanten Ausgaben hat hier seinen demographischen Kern.

Im Sozialraum Europa haben wir wiederum eine sehr differenzierte Bevölkerungsentwicklung mit einem paradoxen Ausgabeneffekt: die hochindustrialisierten und sozial hochgesicherten Länder mit singularisierter und hedonistischer Lebensführung haben eine sehr viel höhere Altlastquote als die südlichen und westlichen mit ihren agrarischen und familienkonservativen Strukturen, zumal der Wertewandel sich dort erst anbahnt. Sogar das wiedervereinigte Deutschland hat eine viel günstigere Bevölkerungsbilanz als die alte Bundesrepublik. Wir wissen auch den Grund: Mit steigenden Wohlfahrtsleistungen und zerfallenden primären Unterstützungsnetzen sinkt die Geburtenquote und erhöht sich die Lebenserwartung, also die Altenquote.

Für die hochentwickelten, gleichwohl altenpolitisch herausgeforderten Länder ergibt sich daraus eine erste Herausforderung, nämlich das Angebot medizinischer Leistungen auf dieses neue Nachfragepotential auszurichten. Es sind die Aufgaben, eine ambulante und klinische Geriatrie mit einer sozialen Gerontologie zu entwickeln, die den Vorrang gibt einer geselligen Lebensführung mit natürlichem Altern – statt Pharma-Substituten; der Pflege und Animation – statt chronifizierter Kränklichkeit nach Kassenmedizin; einer alters- und geschlechtsgerechten Diagnostik und Diätetik – statt klinischer Rasterfahndung und Intensivmedizin. Lassen wir doch die Senioren selbst entscheiden, welche medizinische Behandlung und pflegerische Versorgung sie haben wollen. Es wird gewiß nicht die staatsorganisierte und körperschaftskontrollierte Krankenkassenmedizin sein mit ihren Katalogen von Begriffen, Befunden, Behandlungen für den homo statisticus et tabellarius der Sozialversicherung. Der Wertewandel hat nicht nur die weiblichen und männlichen Jugendlichen erfaßt, die Erlebnisgesellschaft verändert nicht nur Arbeit und Freizeit der erwerbstätigen Frauen – der neue Hedonismus ist auch ein Altenphänomen.

Eine Medizin, eine Pflege, ein Management der Zukunft wird diese neuen Märkte beachten müssen, die sich aus dem Struktur- und Wertewandel des Gesundheitswesen entwickeln – mit allen regionalen und sozialen Differenzierungen, mit allen Individualisierungen und Pluralisierungen der Lebensstile. Das ist der Sozialraum Europa, der uns eine neue Weite in seinen breit gefächerten Strukturen gibt und eine neue Dichte der eigenen Persönlichkeit, also Lebensqualität.

Vierte These: Die Moralen des Staates, der Wirtschaft, der Person – im Zeichen des Hedonismus

Unter den Moralschüben des Wertewandels und auf dem Boden der Mentalitätsveränderungen der Erlebnisgesellschaft breitet sich nicht nur ein Pluralismus der gelebten Ethik aus, sondern diese entfaltet sich auch in mehrfachen Dimensionen. Ich wähle für den Wert- und Strukturwandel des Gesundheitswesens die Dimensionen des Staates, der Wirtschaft und der Person aus – im Überschreiten der nationalen Territorien, Ökonomien und Kulturen auf einen europäischen Sozial- und Gesundheitsraum hin. Hier liegen die Bedingungen und Folgen für eine Medizinethik der Postmoderne.

Der demokratische Staat westlichen Typs kennt keine Ethik, die für alle, immer und überall gilt. Er hat eine Verfassung, erläßt Gesetze und führt diese mittels seiner Verwaltung aus. Zwar beruft er sich auf ein ‚ethisches Minimum' (Georg Jellinek) zur Anerkenntnis und Anwendung seiner Normen in Privat-, Straf- und öffentlichem Recht; jedoch schöpft er weder eine Moral noch sanktioniert er Abweichungen von einem Moralkanon. Der Verfassungsstaat schützt die Grund- und Bürgerrechte und zieht damit den Rahmen, innerhalb dessen seine Bürger ihr Leben führen und ihren Tätigkeiten nachgehen.

Der Staat hat sich – mitsamt den Kirchen – dem Wächteramt einer verbindlichen Moral für alle entzogen und dafür die Gesellschaft mit ihren Gestaltungen freigesetzt. Gruppen können ihren Mitgliedern und ihren Einrichtungen Weltanschauungen auferlegen und auf deren Befolgung im Alltag achten. Jedoch haben die Geltung und Verbindlichkeit von solchen normativen Interessen ihre Grenze in den verfassungsgeschützten Lebens- und Entfaltungsrechten der Einzelnen und ihrer Familien, der sozialen Gruppen und Vereinigungen. Die pluralistische Gesellschaft kennt also nur partikulare Programm- und Alltagsmoralen – seien es Interessenverbände der Wirtschaft und Politik, Weltanschauungsverbände wie die Kirchen und ideellen Gemeinschaften, Berufsverbände und -einrichtungen zum Beispiel im Sozial- und Gesundheitswesen.

Durch die Sozialversicherungs- und Arbeitsverwaltungsgesetze seit dem Kaiserreich über die Weimarer Republik sind dem modernen Staat zu den klassischen Staatsaufgaben der inneren und äußeren Sicherheit die Funktionen der sozialen und wirtschaftlichen Wohlfahrt zugewachsen. Die Bundes- und Berliner Republik haben nicht nur die Sozialabgaben und Sozialleistungen ausgeweitet, sondern zunehmend den Sozialstaat arbeits- und sozialrechtlich, also normativ und exekutiv verdichtet. Das System der sozialen Sicherung ist der Begriff einer solchen gemischten, nämlich öffentlichen und privaten Vorkehrung zur Daseinsvorsorge und -fürsorge. Es folgt keiner ‚Ethik des Sozialstaats', sondern Rechtsnormen, Finanzvorschriften und Wirtschaftsnutzen. Zwar gibt es in der Massendemokratie – gemäß Max Weber – den demagogischen Zug, formale Rechts-, Finanz- und Wirtschaftsrationalitäten zu ersetzen durch Vorstellungen von ‚materialer Gerechtigkeit'. Insoweit es sich dabei um ethische oder moralische Prinzipien handelt, sind sie – zum Beispiel Solidarität oder Subsidiarität oder Selbstverwirklichung – Themen von sozialen Gruppen in ihrem Wettbewerb um Macht und Mitglieder, jedoch nicht Prinzipien des Staats.

Der Verzicht auf eine öffentliche Moral seitens des Staates hat ihm – wie politikwissenschaftliche Studien von Manfred G. Schmidt und Jens Alber zeigen – eine Rechts- und Institutionenstabilität gegeben, die sich trotz aller Vertrauensverluste in Qualität und Kontinuität der Politiker und ihrer Parteien, von Polizei und Justiz durchgehalten und sich sogar im Zuge der ‚inneren Wiedervereinigung' bewährt hat. Die Transformation des Sozialstaates in einen europäischen Sozialraum, getragen von welchem überstaatlichen, transnationalen Gebilde der Europäischen Union auch immer, hat gerade dieses Maß von innerer Sicherheit und das Tempo ihrer verläßlichen Gewährung.

Seitens der Bürger – mit einer Umwendung der Perspektive – entsprechen der Gewähr von sozialer Sicherheit deren Erwartungen und Ansprüche auf soziale Sicherung bei den Risiken ihres Lebens, soweit sie diese nicht selbst bewältigen können. Und in der Tat zeigen die demoskopischen, sozialpsychologischen und wertesoziologischen Befunde eine bis heute nicht recht interpretierbare, aber von meinem Ansatz widerspruchsfrei erklärliche Kombination von Pflicht- und Akzeptanzwerten bzw. von Selbstentfaltungs- und Geselligkeitswerten mit staatszugewandten Sekuritätsorientierungen, freilich mit unterschiedlichen Ausprägungen und Musterungen der Werteprofile. Die Moral des Staates ruht auf keinem Gewährleistungsmandat mehr, sondern ist medialer und meinungsbewegter Ausdruck der Intentionen und Aspirationen auf Fremdhilfe in der Risikogesellschaft, zumindest unterstützter Selbsthilfe in den individualisierten und pluralisierten Risikolagen. Nicht soziale Sicherheit aus öffentlicher Autorität, sondern soziale Sicherung nach privater Wahl wird die Maxime eines europäischen Wohlfahrtsstaates sein.

Noch schärfer wird sich die Subjektivierung der Erwartungen und Differenzierung der Ansprüche zeigen in der Europäisierung der Wirtschaft. Gewiß werden die Gesetze des Einsatzes von Ressourcen und Produktionsfaktoren, der Preisbewegungen auf den Märkten und der Gewinnzyklen der Konjunkturen nicht außer Kraft gesetzt. Nach wie vor läuft der globale Wettbewerb der Europäer mit den Nordamerikanern und Ostasiaten, vorneweg noch mit den Japanern, entlang der ökonomischen Parameter von Kapitalinvestitionen und Ideen-Innovationen, von Rohstoff- und Energiereserven, von Arbeitsproduktivität und Lohnstückkosten, von Infrastruktur und Transportkapazitäten. Aber sein Motor ist nicht mehr nationalstaatliche Machtsteigerung oder sozialstaatliche Bedarfsdeckung, wohlfahrtsökonomische Verteilungsgerechtigkeit oder privatunternehmerischer Kapitalprofit, auch nicht manageriales Organisations- und Kompetenzinteresse, sondern die persönliche Bedürfnisbefriedigung, die subjektive Kundenzufriedenheit, die individuelle Chance zur Selbstverwirklichung in Arbeit und Freizeit.

Hatte schon die Theorie des freien Marktes bei Adam Smith einen persönlich normativen Kern des Selbstinteresses; war schon im Lust-Unlust-Kalkül der Utilitaristen seit Jeremy Bentham und John Stuart Mill ein individualpsychologisches Movens angelegt; zeigte sich schon beim Homo oeconomicus des Wiener, Lausanner und englischen Marginalismus mit seinen Nutzen-Kosten-Berechnungen des Wirtschaftsbedarfs die subjektive Bedürfniskomponente, so durchgreift heute der Kundenwunsch und die Konsumentenzufriedenheit den ganzen Produktionsprozeß. Die Wirtschaft transformiert sich von der betriebsorganisatorischen und marktdynamischen Produktionsorientierung zur Produktorientierung, seien es Güter oder Dienstleistungen, Informationen oder Kommunikationen. Der Zusammenbruch des östlichen Marxismus mit seiner an den Produktionsmitteln ausgerichteten Arbeitswertlehre wie der Niedergang der westlichen Wohlfahrtsökonomie, die Produktionsabschwünge durch Staatsinterventionen, sprich: Staatsverschuldung ausgleichen wollte, demonstrieren die Perversionen solcher Angebotsökonomien. Beider Staatsversagen ist die Folge von gescheiterten Ökonomien, die auf gesellschaftliche Produktion bzw. soziale Verteilung gesetzt hatte.

Für die zukunftsfähige, d.h. weltwirtschaftlich wettbewerbsfähige Ökonomie der Europäer sollte das erste Ziel nicht Organisierung und Rationalisierung der Produktion nach Produktivitätskriterien sein, sondern diese sind nur Mittel zur Qualifizierung und Individualisierung ihrer Produkte. Es kommt nicht mehr darauf an, billiger und massenhafter zu produzieren, sondern besser, schneller und beweglicher. Der Kampf gegen die Verschwendung von Rohstoffen und Energien, von Personal und Zeit, von Technik und Organisationsleistungen führt zur Verschlankung der Organisation und Vereinfachung des Managements. Aber die Enthierarchisierung der Betriebe, die Autonomisierung der Arbeitsgruppen, die Leistungsorientierung der Mitarbeiterlöhne sind nicht die Ziele einer ‚lean production' und eines ‚lean management', wie es eine konventionelle Betriebswirtschaftslehre noch vorgibt, sondern alleine Mittel für qualitätsvollere und kundengerechtere Produkte. Eine solche Qualitätsproduktion und ein solches Qualitätsmanagement mit ständiger produktionsorientierter Einsparung und produktorientierter Verbesserung richtet sich nach dem Maßstab aus, der letztlich über die Wettbewerbsfähigkeit der Wirtschaft entscheidet: Es ist der Kunde selbst.

Die Moral des Marktes bleibt der Nutzen, aber seine ‚unsichtbare Hand' lenkt nicht mehr die Schaffung und Verteilung des Reichtums – wie noch die ökonomische Klasse gesehen; verheißt nicht mehr die soziale Wohlfahrt und die Emanzipation der Arbeiterklasse – wie sie der Utilarismus erwartet; leistet nicht mehr die ausgeglichene Gewinn- und Einkommensverteilung – wie sie der Marginalismus berechnet hatte, sondern seine Moral wird formiert durch die sichtbaren Erwartungen und beobachtbaren Anstrengungen der Wirtschaftsbürger. Sein Motor ist das Selbstinteresse und sein Medium die Selbstentfaltung der Bedürfnisse der Person, die in der Arbeitsorganisation individuelle Leistungsverträge eingehen und erfüllen, Dienstleistungen je nach eigenen Fähigkeiten und Fertigkeiten erbringen und nachfragen, Informationen und Kommunikationen leisten und abrufen. Es ist nicht mehr der abstrakte Nutzen der Kapitelprofiteure und der Betriebsorganisatoren, schon gar nicht der politischen Klasse und der Verwaltungseliten; es ist der konkrete Nutzen der individuellen Produzenten und Konsumenten des europäischen Marktes.

Ist die Moral des Staates unter der Erwartung seiner Bürger soziale Sicherung in den Risiken des Lebens, die der Wirtschaft der individuelle Nutzen ihrer Produzenten und Konsumenten, so ist die Moral der Person der subjektive Selbstgenuß im Streben nach gelingender Selbstverwirklichung: nach Glück. Die Ethik des Hedonismus in einer radikal säkularisierten Welt – ohne moralgebietende Transzendenz, ohne gattungsgeschichtlichen Auftrag, ohne handlungsimperative Werte –, eine solche Ethik hat als anthropologischen Boden alleine die Person mit ihren psychophysischen, soziopolitischen und sozialkulturellen ‚In'texten und Kontexten. Die Individualisierung und Pluralisierung der Mentalitäten und Moralen, wie sie sich im Zuge des Wertewandels in den Sozialmilieus der Erlebnisgesellschaft ausbreiten und vervielfältigen, verdichten sich existentiell in den Personen mit ihren selbstgesteuerten Lust-Unlust-Bilanzen, ihren selbstgewollten Gefühls- und Gedankengleichgewichten, die der Hedonismus seit der Antike Autarkie der Persönlichkeit und Ataraxie der Psyche nennt. Wenn die Moderne durch die Demokratisierung der politischen Institutionen bestimmt ist, so die Postmoderne durch die Emanzipation des Menschen zu sich selbst, zu seinem je selbstgewählten Streben nach Glück.

In der Dimension des Staates nehmen wir mit solchem Blick wahr die Verwandlung des Wohlfahrtsstaates zu einer politischen Gemeinschaft der Wohlbefindlichkeit seiner Bürger. In der Dimension der Wirtschaft beobachten wir die Umkehrung der Produktionsorientierung, die unter dem Diktat von Kapital, Arbeit und Standort steht, zur Ausrichtung an den Produkten, die als Güter und Dienstleistungen, Informationen und Kommunikationen lustvoll erzeugt und genußvoll verbraucht werden. Und in der Dimension der Person zieht sich dieser universale Prozeß existentiell zur Maxime und zum Muster: Gesundheit als Lebensqualität.

Die moralführende Maxime und das soziale Muster der Gesundheit als Lebensqualität ist Methode und Thema, Position und Postulat einer Medizinethik unter den Bedingungen einer Erlebnisgesellschaft und den Folgen des Wertewandels. Mit meinen drei Thesen bin ich mit Ihnen diesen Weg gegangen. Wie sich unter den postmodernen Werteschüben die Mentalität und Moral einer selbstbestimmten und selbstgenußvollen ganzheitlichen Lebensführung mit je persönlichem Lebensstil herausbilden, war das Thema meiner ersten These. Maxime und Muster einer Gesundheit als Lebensqualität mit ihren Konsequenzen für die Stellung des Arztes und der Gesundheitsberufe überhaupt in einer von Patientenbedürfnissen und Klientenzufriedenheiten bestimmten Medizin war meine zweite These. Schließlich entfaltete ich Ihnen meine dritte These mit der Forderung an eine europäische Medizin, die – bei aller Rücksicht auf die regionalen und sozialen, Alters- und Geschlechtsdifferenzen – ein Gemeinwesen mitaufbauen müßte, das seinen Bürgern Wohlbefindlichkeit ermöglicht, und einen freien Markt bedienen sollte, der qualitätsvolle Gesundheitsgüter anbietet für die je persönlichen Lebens- und Genußchancen. Der neue Hedonismus des Wertewandels- und Erlebnisgesellschaft ist nicht mehr geprägt durch Leidensabwehr, Schmerzfreiheit, Todesverdrängung, wie es von Aristipp und Epikur bis zu Bentham und Schopenhauer die Philosophen gelehrt haben. Wenn uns Gott kein Heil mehr gibt, so auch kein Unheil; wenn Leiden und Sterben nicht mehr Strafen für geschicktes Dasein und selbstbeschädigtes Leben ist; wenn Gesundheit und Tüchtigkeit nicht mehr Pflicht für die Gemeinschaft heißt, Krankheit und Gebrechen nicht mehr fremdbestimmte Entpflichtung; dann öffnet sich der Weg zur Selbstbewältigung des Leidens, zur Selbstgestaltung des Alters, zur Hinnahme des Sterbens – als Ausdruck meiner Freiheit zum Selbstsein und Selbstgenuß, auch an den Grenzen des Daseins unter den Schatten der Endlichkeit.

Literatur

Alber J, Bernardi-Schenkluhn B (1992) Westeuropäische Gesundheitssysteme im Vergleich. Frankfurt/M New York

Baier H (1987) Benötigen wir eine Ethik der Medizin? In: Bress L (Hrsg) Medizin und Gesellschaft. Berlin Heidelberg New York

Baier H (1988) Ehrlichkeit im Sozialstaat. Gesundheit zwischen Medizin und Manipulation. Zürich Osnabrück

Baier H (1988) Gibt es eine Ethik des Sozialstaates? Über Moral und Interessen im Sozial- und Gesundheitswesen. In: Gäfgen von G (Hrsg) Neokorporatismus und Gesundheitswesen. Baden-Baden

Baier H (1994) Die Arbeits- und Umweltmedizin im Wertewandel der postmodernen Gesellschaft. In: Verhandlungen der Deutschen Gesellschaft für Arbeitsmedizin und Umweltmedizin. 34. Jahrestagung in Wiesbaden 1994. Stuttgart, S 19–41

Baier H (im Druck) Wertewandel in Pflege und Rehabilitation. Vom ärztlichen Paternalismus zur Selbstbestimmung der Patienten. Vortrag auf der 4. Tagung der Gesellschaft für Rehabilitation bei Verdauungs- und Stoffwechselkrankheiten in Bad Bergentheim 1996

Bauch J, Hörnemann G (Hrsg) (1996) Gesundheit im Sozialstaat. Konstanz

Bellebaum A, Barheier K (Hrsg) (1994) Lebensqualität. Opladen

Berger PA, Hradil S (Hrsg) (1990) Lebenslagen, Lebensläufe, Lebensstile, Sonderband 7 der Sozialen Welten. Göttingen

Berger PA, Sopp P (Hrsg) (1995) Sozialstruktur und Lebenslauf. Leverkusen

Bornschier V (1988) Westliche Gesellschaft im Wandel. Frankfurt/M New York

Bundesministerium für Arbeit und Sozialordnung (1995) Euro-Atlas. Soziale Sicherheit im Vergleich. Bonn

Butthof W (1996) Qualitätsmanagement im Krankenhaus. Konstanz

Geißler R (1996[2]) Die Sozialstruktur Deutschlands. Opladen

Gerken L (Hrsg) (1995) Europa zwischen Ordnungswettbewerb und Harmonisierung. Europäische Ordnungspolitik im Zeichen der Subsidiarität. Berlin Heidelberg New York

Höffe O (1996) Wenn die ärztliche Urteilskraft versagt. Ethik in der Medizin: eine Folgelast der Aufklärung. In: Zürcher Zeitung Nr 233, 7. 10. 1996, S 20

Hradil S (Hrsg) (1985) Sozialstruktur im Umbruch. Opladen

Hradil S (1995) Soziale Ungleichheit in Deutschland. Opladen

Inglehart R (1977) The Silent Revolution. Princeton

Inglehart R (1989) Kultureller Umbruch. Wertwandel in der westlichen Welt. Frankfurt New York

Irrgang B (1995) Grundriß der medizinischen Ethik. München Basel

Kahlke W, Reiter-Theil S (Hrsg) (1995) Ethik in der Medizin. Stuttgart

Klages H (1985[2]) Wertorientierungen im Wandel.Frankfurt/M, New York

Klages H et al. (1987) Sozialpsychologie der Wohlfahrtsgesellschaft, Frankfurt/M New York

Klages H et al. (1992) Werte und Wandel. Frankfurt/M New York

Klages H (1993) Traditionsbruch als Herausforderung. Perspektiven der Wertewandelsgesellschaft. Frankfurt/M New York

Kleinhenz G et al. (1993/1996) Soziale Integration in Europa I, II. Berlin

Knapp A (1995) Über den Erwerb und Konsum von materiellen Gütern. Eine Theorieübersicht. In: Forschungsmagazin der Johannes-Gutenberg-Universität Mainz 11, Nr 1, S 22–31

Kommission der EG (1993) Grünbuch über die europäische Sozialpolitik. Luxemburg

Kommission der EG (1994) Europäische Sozialpolitik. Weißbuch. Brüssel Luxemburg

Krämer H (1984) Zum Problem der hedonistischen Ethik. In: Allgemeine Zeitschrift für Philosophie 9

Krämer H (1992/1995) Integrative Ethik. Frankfurt/M

Mäder W (1992) Sozialrecht und Sozialpolitik in der Europäischen Gemeinschaft. Entwicklungen auf dem Weg zur Sozialunion. Brüssel

Mäder W (1994) Integration und Gesundheitspolitik der Europäischen Gemeinschaft. Brüssel

Meier J (Hrsg) (1994) Das moderne Krankenhaus. Managen statt Verwalten. Neuwied Kriftel Berlin

Mielek A (1995) Soziale Ungleichheit, Anfänge und Entwicklung einer „Sozialen Medizin", die sich mit sozialen Ungleichheiten bei Krankheit und Tod beschäftigt. In: Zeitschrift für Allgemeinmedizin 71, H 18, S 1338–1344

Noelle-Neumann E, Piel E (Hrsg) (1983) Eine Generation später. Bundesrepublik Deutschland 1953–1979. München

Noelle-Neumann E, Köcher R (1988^2) Die verletzte Nation. Über den Versuch der Deutschen, ihren Charakter zu ändern. Stuttgart

Noelle-Neumann E, Köcher R (Hrsg) (1993) Allensbacher Jahrbuch der Demoskopie 1984–1992. München

Oppen M (1995) Qualitätsmanagement. Grundverständnisse, Umsetzungsstrategien und ein Erfolgsbericht der Krankenkassen. Berlin

Pfeiffer W, Weiß E (1994^2) Lean Management. Grundlagen der Führung und Organisation lernender Unternehmen. Berlin

Pribram K (1992) Geschichte des ökonomischen Denkens. 2 Bde. Frankfurt/M

Rosenmayr L, Kolland F (Hrsg) (1988) Arbeit-Freizeit-Lebenszeit. Grundlagenforschung zu Übergängen im Lebenszyklus. Opladen

Sachverständigenrat der Konzertierten Aktion im Gesundheitswesen (1992) Jahresgutachten 1992. Ausbau in Deutschland und Aufbruch nach Europa. Baden-Baden

Sachverständigenrat der Konzertierten Aktion im Gesundheitswesen (1994) Sachstandsbericht 1994. Gesundheitsversorgung und Krankenversicherung 2000. Eigenverantwortung, Subsidiarität und Solidarität bei sich ändernden Rahmenbedingungen. Baden-Baden

Schaefer H, Blohmke H (1978^2) Sozialmedizin. Einführung in die Ergebnisse und Probleme der Medizin-Soziologie und Sozialmedizin. Stuttgart

Schaefer H (1981^2) Plädoyer für eine neue Medizin. Warnung und Appell. München

Schaefer H (1983) Medizinische Ethik. Heidelberg

Schaefer H (1993) Gesundheitswissenschaft. Versuch eines wissenschaftlichen Programms und seiner Anwendung. Heidelberg

Schäfers B (1995^6) Gesellschaftlicher Wandel in Deutschland. Stuttgart

Schmid J (Hrsg) (1995) Wohlfahrtsstaaten im Vergleich. Soziale Sicherungssysteme in Europa. Leverkusen

Schmidt MG (1996^2) Sozialpolitik. Historische Entwicklungen und internationaler Vergleich. Opladen

Schneider M et al. (1994) Gesundheitssysteme im internationalen Vergleich. Ausgaben 1993. Augsburg

Schmucker-von Koch J (1994) Grundfragen der medizinischen Anthropologie. In: Kampits P (Hrsg) Medizin-Ethik-Recht. Krems

Schulze G (1992) Die Erlebnisgesellschaft. Frankfurt/M New York

Spellerberg A (1995) Soziale Differenzierung durch Lebensstile. Eine empirische Untersuchung zur Lebensqualität in West- und Ostdeutschland. Berlin

Walz D (1996) Vertrauen in Institutionen in Deutschland zwischen 1991 und 1995. In: ZUMA-Nachrichten 38, Mai

Wildenmann R (Hrsg) (1991) Staatswerdung Europas. Option für eine europäische Union. Baden-Baden

Zapf W (1987) Individualisierung und Sicherheit. Untersuchungen zur Lebensqualität in der Bundesrepublik Deutschland. München

Zapf W (1994) Modernisierung, Wohlfahrtsentwicklung und Transformation. Soziologische Aufsätze 1987 bis 1994. Berlin

Gesundheitsförderung im Betrieb: Berücksichtigung von somatischen und psychosozialen Risikofaktoren bei Programmen zur Prävention der koronaren Herzkrankheit*

F. W. Schmahl, A. Dommke, S. Hildenbrand und P. F. Kahle

In der letzten Zeit werden, vor allem in großen Firmen, zunehmend Konzepte für eine Gesundheitsförderung im Betrieb entwickelt, bei denen - über die traditionellen Aufgaben der Arbeitsmedizin hinaus - neue präventivmedizinische Strategien in den werksärztlichen Aufgabenbereich einbezogen werden. Dazu gehören neben Betriebssport, Erfahrungsberatung und anderen Programmen der Gesundheitserziehung bzw. Gesundheitsbildung Screening-Verfahren für „Risikofaktoren" der Arteriosklerose, insbesondere der koronaren Herzkrankheit (KHK) (31, 39). Diese haben das Ziel, solche Risiken möglichst frühzeitig festzustellen und - soweit möglich - auszuschalten oder zu reduzieren.

Im folgenden Beitrag soll geprüft werden, inwieweit eine Einbeziehung des Risikofaktoren-Konzepts der KHK als besonders wichtiger Manifestationsform der Arteriosklerose in das betriebsärztliche Tätigkeitsspektrum sinnvoll ist. Dabei soll sich die Darstellung auf Gesichtspunkte konzentrieren, die für die Praxis besonders wichtig sind. Anschließend folgen einige allgemeine Bemerkungen zu Zusammenhängen zwischen somatischen und psychosozialen Einflußgrößen sowie ihrer Integration in das Risikofaktorenprofil der KHK.

Zu den durch epidemiologische Studien gesicherten erstrangigen Risikofaktoren der KHK gehören neben Bluthochdruck, Zigarettenrauchen und Diabetes mellitus auch die Hyper- bzw. Dyslipoproteinämien (7, 15, 27, 33, 38). Unter diesen hat eine erhöhte Serumkonzentration der in den Lipoproteinen niedriger Dichte (Low Density Lipoproteins, LDL) transportierten Cholesterin-Fraktion (LDL-C) besondere Bedeutung (16). Für die Praxis ist folgender Hinweis wichtig: Das LDL-C ist die mit einem Anteil von ca. 70 % bei weitem größte Fraktion des Gesamt-Serumcholesterins (Gesamt-C). Stärkere Erhöhungen der Serumspiegel des pathogenetisch wirksamen LDL-C spiegeln sich daher meist auch in Erhöhungen der Konzentrationen von Gesamt-C wider. Die Bestimmung von Lipid-Laborparametern in Arztpraxen, Krankenhäusern und werksärztlichen Abteilungen sollte deshalb nach wie vor Analysen von Gesamt-C einschließen.

Ein gesicherter Risikofaktor ist auch eine erniedrigte Serumkonzentration der in den Lipoproteinen hoher Dichte (High Density Lipoproteins, HDL-C) transportierten Cholesterinfraktion (HDL-C) (10). Im Gegensatz zu den Cholesterinfraktionen LDL-C und HDL-C ist der Stellenwert erhöhter Serumkonzentrationen der Triglyzeride (TG) bzw. der sie transportierenden triglyzeridreichen Lipoproteine im Risikofaktorenprofil der KHK noch nicht abschließend geklärt (3, 5, 18, 25, 26).

---

* Mit freundlicher Förderung von „Wissen und Verantwortung", Verein zur Carl Friedrich von Weizsäcker-Stiftung e.V.

Zu weiteren Risikofaktoren der KHK, deren Bedeutung und pathogenetische Wirksamkeit zum Teil noch Gegenstand der Diskussion sind, gehören genetische Faktoren, männliches Geschlecht (etwa bis zum 45. Lebensjahr), erhöhtes Serumfibrinogen sowie körperliche Inaktivität. Bezüglich des Übergewichts wird bis jetzt diskutiert, ob es als ein Risikofaktor im eigentlichen Sinne oder eher als ein „Risikoindikator" einzuordnen ist (23).

Zu den Risiken der KHK gehören auch Einflußgrößen aus dem psychischen bzw. psychosozialen Bereich wie psychosozialer Streß und der Persönlichkeitstyp A nach der Klassifizierung von Friedmann und Rosenman. Diese Personen sind insbesondere durch einen ausgeprägten Leistungswillen, oft auch durch eine Neigung zu Aggressionen gekennzeichnet (8, 14, 20).

Bezüglich einer kritischen Wertung der Bedeutung und Wirkungsweise verschiedener Risiken der KHK und ihrer Beziehungen untereinander („Hierarchie der Risikofaktoren") sei insbesondere auf Arbeiten von Schaefer verwiesen (21, 22, 23). Die Bedeutung von psychosozialem Streß in seinen verschiedenen Ausprägungsformen wird in Arbeiten von Siegrist und Mitarbeitern eingehend erörtert (28, 29, 30).

Es ist offensichtlich, daß die genannten Risikofaktoren für die werksärztliche Praxis eine unterschiedliche Bedeutung haben. Für den Betriebsarzt ist es wichtig, sich auf die mit Aussicht auf Erfolg beeinflußbaren Größen zu konzentrieren. Blutdruckmessungen, die Suche nach Diabetes mellitus und die Anamnese der Rauchgewohnheiten von Betriebsangehörigen sind bereits fester Bestandteil arbeitsmedizinischer Vorsorgeuntersuchungen. Dagegen ist eine Bestimmung von Risikofaktoren im Bereich des Lipidstoffwechsels aufwendiger und gilt als schwieriger durchzuführen, weil für Untersuchungsprogramme, in denen neben Gesamt-C und seinen Teilfraktionen auch die TG gemessen werden, Blutentnahmen im Nüchternzustand gefordert werden. Diese sind aber im Betrieb u.U. mit störenden Eingriffen in die Arbeitsabläufe verbunden.

Um Aussagen über die Tagesverläufe von Serumlipiden nach Mahlzeitenaufnahme machen zu können, führten wir Untersuchungen an einem einfachen Modell einer standardisierten Testmahlzeit durch. Die Blutfette im Nüchternzustand sowie in stündlichen Abständen nach der Mahlzeit wurden gemessen. Wir wollten prüfen, ob die geforderten Blutentnahmen im Nüchternzustand für die Bestimmung der Blutlipide tatsächlich erforderlich sind. Methode und Ergebnisse unserer Untersuchungen wurden an anderer Stelle publiziert (24).

Das für die betriebsärztliche Praxis wichtigste Ergebnis der von uns durchgeführten Lipidmessungen war das unterschiedliche Verhalten der Serumkonzentrationen von Gesamt-, LDL- sowie HDL-C einerseits und den TG andererseits nach Einnahme der Testmahlzeit. In Übereinstimmung mit anderen Untersuchungen blieben die Serumspiegel von Gesamt-C sowie der Teilfraktion LDL- und HDL-C bei allen Personen annähernd auf dem Niveau der Nüchternwerte. Dies ist ein im Hinblick auf die Entstehung und Prävention arteriosklerosebedingter Gefäßerkrankungen wichtiger Befund, da die Blutlipide nicht nur auf die Gefäßwand einwirken, wenn die Person nüchtern ist, sondern während der gesamten 24 Stunden eines Tages. Völlig anders verhielten sich die TG-Konzentrationen. Auch bei annähernd gleichen Nüchternwerten zeigten ihre postprandialen Verläufe starke Variationen. Bei einem Teil der untersuchten Personen registrierten wir starke Anstiege nach Einnahme der Mahlzeit, bei anderen waren kaum Änderungen gegenüber den Nüchternwerten festzustellen. Im Gegensatz zu den bei Gesamt-, LDL- und HDL-C erhobenen Befunden kann demnach der Verlauf der TG-Konzentrationen während des Tages - also nach dem Verzehr von Mahlzeiten - keineswegs durch die Bestimmung ihrer Nüchternwerte charakterisiert werden.

Aus den methodischen Schwierigkeiten, TG-Analysen in den Untersuchungsgang zu integrieren, und der oben erwähnten Tatache, daß der Stellenwert erhöhter TG-Konzentrationen als Risikofaktor der KHK nicht gesichert ist, folgern wir: Es ist nicht zwingend notwendig, bei KHK-Screening-Programmen in Betrieben TG-Analysen durchzuführen. Entsprechende Untersuchungen können sich bei den Lipidparametern auf Gesamt-, LDL- und HDL-C konzentrieren, deren Stellenwert im Risikofaktorenprofil gesichert ist. Für die Bestimmung von Gesamt-C und den Teilfraktionen LDL- und HDL-C im Rahmen arbeitsmedizinischer Untersuchungen ist es somit nicht notwendig, Blut im Nüchternzustand zu entnehmen. Dieses kann vielmehr zu jeder Tages- und Nachtzeit - selbst während der Nachtschicht - erfolgen. Störungen von betrieblichen Abläufen werden somit vermieden.

Im Sinne einer umfassenden Gesundheitsförderung sei hier darauf hingewiesen, daß Beschäftigten, bei denen die genannten Untersuchungen Hinweise auf eine Krankheit ergeben, dringend geraten werden muß, zur diagnostischen Abklärung und Behandlung den Hausarzt oder ggf. einen Facharzt aufzusuchen.

Im Rahmen dieser Darstellung können nicht alle eingangs aufgeführten Risikofaktoren der KHK hinsichtlich ihres jeweiligen Stellenwertes und der pathophysiologischen Wirkungsmechanismen dargestellt werden. Als eine besonders interessante Tatsache sei erwähnt: Bis etwa zum 45. Lebensjahr ist das männliche Geschlecht ein „Risikofaktor“. Bis zur Menopause haben Frauen ein erheblich kleineres Risiko, eine Arteriosklerose der Koronararterien zu entwickeln als Männer. Die KHK-Mortalitätsraten von Männern und Frauen sind in der Tabelle dargestellt.

Bei Frauen nimmt nach der Menopause das KHK-Risiko deutlich zu. In zahlreichen Untersuchungen wurde festgestellt, daß hormonelle Faktoren, insbesondere Sexualhormone, einen Einfluß auf die Arteriosklerose der Koronararterien haben. Die hormonellen Veränderungen im weiblichen Organismus nach der Menopause, insbesondere die nachlassende Östrogenproduktion, werden als Ursache für den Anstieg des KHK-Risikos der Frauen angesehen (19, 32). Bezüglich

Tabelle. Koronare Herzkrankheit: Mortalitätsraten in Deutschland 1993 pro 100 000 Personen (4)

Alter [Jahre]	15–25	25–45	45–65	65–75	> 75	Gesamt
Männer	0,6	9,6	177,3	807,9	2676,8	211,4
Frauen	0,2	2,1	43,4	320,1	1830,4	206,8

der dafür verantwortlichen pathophysiologischen Mechanismen sind noch viele Fragen offen. Für die gesundheitliche Betreuung der weiblichen Beschäftigten ist es wichtig, daß der Betriebsarzt über ihre erheblich zunehmende Gefährdung mit fortschreitendem Alter informiert ist. Das steigende KHK-Risiko nach der Menopause sollte bei der Planung und Durchführung von betrieblichen Screening-Programmen und Präventionsmaßnahmen berücksichtigt werden.

Wie eingangs erwähnt, konzentriert sich unsere Darstellung auf Risikofaktoren in der Genese der Arteriosklerose der Koronararterien. Dabei ist folgender Hinweis wichtig: Die Ergebnisse von epidemiologischen Studien zu Risikofaktoren der KHK können nicht verallgemeinernd auf arteriosklerotische Erkrankungen anderer Organe übertragen werden. Dafür seien kurzgefaßt zwei Beispiele angeführt:

1. Für die Lokalisation der Arteriosklerose in den unteren Extremitäten, der peripheren arteriellen Verschlußkrankheit, hat das Zigarettenrauchen eine besonders große Bedeutung und steht im Risikofaktorenprofil an erster Stelle.
2. Ein bezüglich der Manifestation der Arteriosklerose besonders wichtiges Organ ist das Gehirn. Im Gegensatz zu den Koronararterien hat die Hypertonie in der Genese der Arteriosklerose von intrazerebralen arteriellen Gefäßen einen herausragenden Stellenwert. Hyperlipoproteinämien und Dyslipoproteinämien haben dagegen praktisch keine Bedeutung.

Die Tätigkeit des Werksarztes geht selbstverständlich über die Auffindung von Risiken der KHK und anderer Erkrankungen hinaus. Wenn durch arbeitsmedizinische Untersuchungen Gefährdungspotentiale festgestellt werden, z.B. häufiges Zigarettenrauchen, so ist es die betriebsärztliche Aufgabe, geeignete präventivmedizinische Konzepte zu ihrer Ausschaltung bzw. möglichst weitgehenden Reduzierung zu entwickeln.

In der vorliegenden Arbeit soll die Umsetzung wissenschaftlicher Erkenntnisse im Bereich der Risiken der KHK in präventivmedizinische Maßnahmen nur an einem Beispiel kurz dargestellt werden.

In vielen Publikationen und Vorträgen zum Thema „Gesundheitsförderung im Betrieb" wird in meist allgemein und unverbindlich gehaltenen Formulierungen gefordert, daß im Sinne eines „guten Betriebsklimas" psychosozialer Streß möglichst weitgehend vermieden werden soll. Im folgenden soll an einem Beispiel gezeigt werden, daß es konkrete Ansatzpunkte gibt, mit definierten Maßnahmen Streßbelastungen zu reduzieren.

Bankangestellte, die in Aufgabenbereichen wie Aktien-, Devisen- oder Warenterminhandel tätig sind und zahlreiche rasche Entscheidungen zu treffen haben, sind oft einer erheblichen Streßbelastung ausgesetzt. Wenn in solchen Arbeitsfeldern Mitarbeiter tätig sind, die bereits eine klinisch manifeste KHK haben, liegt bei ihnen ein erhöhtes Risiko vor, Herzrhythmusstörungen, Angina-pectoris-Anfälle oder einen Herzinfarkt zu erleiden. Wir haben bei einer deutschen Bank durch Beratungen geholfen, solche Beschäftigte, die oft sehr motiviert sind und sich stark mit ihrer Tätigkeit bei ihrer Bank identifizieren, dadurch länger in einem Beschäftigungsverhältnis halten zu können, indem sie zu anderen verantwortlichen Positionen, die aber mit einer geringeren Streßbelastung verbunden waren, innerhalb der Bankorganisation umgesetzt wurden.

Wie aus den bisherigen Ausführungen hervorgeht, müssen bei der Untersuchung von Risiken der KHK Faktoren berücksichtigt werden, die üblicherweise zum einen einer „somatisch-naturwissenschaftlich" orientierten Medizin und zum anderen einem „psychosozialen", überwiegend mit psychologischen und soziologischen Methoden arbeitenden Bereich der Medizin zugeordnet werden. Dazu sollen, wie eingangs erwähnt, ergänzend zu den bisherigen auf die werksärztliche Praxis bezogenen Ausführungen einige allgemeine Bemerkungen gemacht werden.

In medizinischen Publikationen begegnet man auch heute immer wieder einer Gegenüberstellung einer „naturwissenschaftlichen" und einer „psychosozialen" Medizin. Einer solchen Polarisierung liegt eine Verkürzung der Auffassung von „Natur" zugrunde, gegenüber ihrer umfassenden Bedeutung, wie wir sie besonders eindrucksvoll in den naturwissenschaftlichen Schriften und auch in der Lyrik von Goethe finden (9, s. auch 36). „Naturwissenschaft" soll Wissenschaft von der Natur sein, und der Mensch - mit Körper und Seele - ist ja auch ein Teil der Natur!

Die Formulierung eines Gegensatzes: „Naturwissenschaftlich-somatisch" orientierte Medizin einerseits und „psychosoziale" Medizin andererseits wird immer noch stark von dem Descartesschen Dualismus einer „res extensa" und einer „res cogitans" bestimmt. Nach René Descartes (1596–1650) ist jeder Körper, auch unser Leib, „ausgedehnte" Substanz (res extensa), die menschliche Seele dagegen „denkende" Substanz (res cogitans) (6). Die Descartessche Philosophie hat in den letzten drei Jahrhunderten sehr starken Einfluß auf das wissenschaftliche Denken gehabt und wesentlich dazu beigetragen, daß bis in unsere Zeit hinein eine dualistische Auffassung von Seele und Leib, von Subjekt und Objekt weit verbreitet ist.

Für die heutige Wissenschaft ist es aber entscheidend, daß durch die moderne Physik, für welche die Quantentheorie zentrale Bedeutung hat, ein neues Nachdenken über die Beziehung von Subjekt und Objekt, von Seele und Leib, erzwungen wird. Nils Bohr sah schon 1930, daß in der Physik der Atome und subatomaren Strukturen eine strikte Trennung von Subjekt und Objekt nicht aufrecht erhalten werden kann (1, 2).

Da bereits in der stark durch die Atomphysik bestimmten modernen Naturwissenschaft der Dualismus von „res cogitans" und „res extensa", von Subjekt und Objekt, nicht aufrecht zu halten ist, sollten wir uns bewußt sein, daß unser Körper - auch unser Gehirn - letztlich aus Atomen und subatomaren Strukturen bestehen. Wir haben deshalb auch in der Medizin Anlaß, die Beziehungen von Subjekt und Objekt, Seele und Leib neu zu durchdenken. Wir sollten uns von der Konstruktion eines Pseudo-Gegensatzes einer „naturwissenschaftlichen", auf den Körper bezogenen „somatischen Medizin" und einer auf seelische Vorgänge und soziale Zusammenhänge bezogenen „psychosozialen Medizin" lösen und den Mut zu einem befreienden neuen Nachdenken haben. Für eine in die Tiefe dringende Beschäftigung mit der Thematik „Subjekt und Objekt", „Psyche und Soma" sei vor allem auf Veröffentlichungen von C. F. von Weizsäcker hingewiesen (34, 35, 36, 37).

Wie sehr die moderne Naturwissenschaft zu einer Befreiung des Denkens führen kann, wird auch aus einer Gegenüberstellung charakteristischer Zitate aus der sogenannten klassischen und der modernen Naturwissenschaft zur Frage der vollständigen Determiniertheit aller Vorgänge deutlich:

Zunächst ein Zitat von Max Planck als herausragendem Repräsentanten der „klassischen Physik", also der Physik bis zu ihrer Revolutionierung durch Heisenberg, Bohr, Dirac u.a.: In seinem Vortrag „Kausalgesetz und Willensfreiheit" vor der Preußischen Akademie der Wissenschaften in Berlin erklärte Max Planck 1923: „..., daß die Annahme einer ausnahmslosen Kausalität, eines vollkommenen Determinismus die Voraussetzung und die Vorbedingung für die wissenschaftliche Erkenntnis bildet." (17)

Max Planck war entsprechend der vorherrschenden Lehrmeinung der klassischen Naturwissenschaft der Auffassung: Alle psychischen Prozesse sind unmittelbar und in strenger Kausalbeziehung mit physikalischen bzw. chemischen Prozessen im Gehirn verbunden. Deshalb sind auch sie eindeutig determiniert. Er sagt im gleichen Vortrag: „Deshalb ist aber doch auch der geistig höchststehende Mensch in allen seinen Betätigungen dem Kausalgesetz unterworfen ..." und erklärt: „So müssen wir unweigerlich zugeben, daß selbst der Geist eines jeden unserer allergrößten Meister, der Geist eines Kant, eines Goethe, eines Beethoven, sogar in den Augenblicken seiner höchsten Gedankenflüge und seiner tiefsten, innerlichsten Seelenregungen dem Zwang der Kausalität unterworfen war ..."

Aus diesen Auffassungen von Max Planck würde im Zusammenhang mit der Thematik unseres Beitrages folgen: Wenn ich den „guten Vorsatz" fasse, morgen gesundheitsbewußt zu leben, oder wenn ich andere Menschen im Sinne eines gesundheitsbewußten Verhaltens zu beeinflussen versuche, so muß mir bewußt sein: In Wirklichkeit sind auch die geistig-seelischen Vorgänge im Gehirn, mein Verhalten und das anderer Personen vollständig determiniert. Wir müssen uns – nach Max Planck – nur deshalb Überlegungen über die Gestaltung des morgigen Tages machen, weil wir die Vorgänge, welche die Vielzahl aller biophysikalischer bzw. biochemischer Prozesse im Gehirn charakterisieren, nicht im einzelnen kennen.

Eine Überwindung dieser von der klassischen Physik ausgehenden Auffassungen wurde durch die *moderne* Physik ermöglicht. Die durch die Quantentheorie eingeleitete Revolution der Naturwissenschaft führte zu einer entscheidenden Befreiung des Denkens: Bohr, Heisenberg und andere Physiker der „Kopenhagener Schule" gelangten bereits Ende der 20er Jahre zu der Auffassung, daß die Vorstellung von einer vollständigen Determiniertheit aller Vorgänge aufzugeben ist (1, 2). Der radikale Wandel in den Grundauffassungen der Naturwissenschaft sei beispielhaft durch ein Zitat von Werner Heisenberg charakterisiert, der in einem zusammenfassenden Vortrag zu diesem Thema sagte, in der modernen Physik „... kann nicht mehr von einer eindeutigen Determiniertheit der Vorgänge gesprochen werden" (11, s. auch 12, 13).

Wenn die moderne Physik dazu zwingt, die eindeutige Determiniertheit aller Prozesse in Frage zu stellen, so besteht keine Notwendigkeit, entsprechend den oben dargelegten Schlußfolgerungen von Max Planck an der Determiniertheit aller geistig-seelischen Vorgänge festzuhalten.

Schlußbemerkung

Wie erwähnt, sollte die Tatsache, daß in der wesentlich durch die Quantentheorie bestimmten modernen Naturwissenschaft eine strikte Trennung von Subjekt und Objekt nicht aufrecht erhalten werden kann, Anlaß geben, auch in der Medizin die starren und unfruchtbaren Gegensatzkonstruktionen Subjekt : Objekt, Psyche : Soma zu überwinden.

Dies hat für die werksärztliche Tätigkeit große Bedeutung. Das Beispiel der Einbeziehung des Risikofaktorenkonzepts der koronaren Herzkrankheit in den Aufgabenbereich der Betriebsärzte zeigt, daß eine ganzheitliche, Psyche und Soma berücksichtigende Betrachtung des Menschen erforderlich ist. Das gilt auch für den ärztlichen Beruf insgesamt. Dem Arzt begegnen Patienten bzw. zu betreuende Werksangehörige als Menschen mit klinischem Befund und den mit naturwissenschaftlichen Methoden analysierten Laborparametern, aber auch mit ihren sozialen Bezügen und häufig mit psychosozialen Problemen. Deshalb erfordern die Tätigkeit des Werksarztes und der Arztberuf allgemein ein Konzept der Einheit der Natur und des ihr zugehörigen Menschen, das Psyche und Soma als Einheit sieht, als eine notwendige Voraussetzung für die Erfüllung der ärztlichen Aufgaben.

Literatur

1. Bohr N (1964) Atomphysik und menschliche Erkenntnis I: Aufsätze und Vorträge aus den Jahren 1933–1955. In: Westphal W, Rotta H (Hrsg) Aus der Reihe „Die Wissenschaft". Friedr Vieweg & Sohn, Braunschweig, Bd 112, 2. Aufl
2. Bohr N (1966) Atomphysik und menschliche Erkenntnis II: Aufsätze und Vorträge aus den Jahren 1958–1962. In: Westphal W, Rotta H (Hrsg) Aus der Reihe „Die Wissenschaft". Friedr Vieweg & Sohn, Braunschweig, Bd 123
3. Braun D, Hanke H, Brehme U, Gramlich A, Schmahl FW (1994) Reproduzierbarkeit eines oralen Fettbelastungstests. Perfusion 7:280–286
4. Bundesminister für Gesundheit (Hrsg) (1995) Daten des Gesundheitswesens, Bd 51, Schriftenreihe des Bundesministeriums für Gesundheit. Nomos Verlagsgesellschaft, Baden-Baden, S 121–169
5. Castelli WP (1990) The triglyceride issue: A view from Framingham. In: Schmahl FW (Hrsg) Probleme und Perspektiven der Präventiv- und Sozialmedizin. Problems and perspectives of preventive and social medicine. Schattauer, Stuttgart New York, S 123–135
6. Descartes R (1637) Discours de la méthode pour bien conduire sa raison, et chercher la verité dans les sciences. Ian Maire, Leyden; neu (1960, französisch/deutsch) Discours de la méthode pour bien conduire sa raison, et chercher la verité dans les sciences / Von der Methode des richtigen Vernunftgebrauchs und der wissenschaftlichen Forschung. Felix Meiner, Hamburg

7. Dewailly PH, Mellin D, Moulin S, Rouget JP, Sezille G, Jaillard J (1983) Intérêt de l'analyse des lipoprotéines après infarctus du myocarde. Presse med 12:1807–1810
8. Friedmann M (1978) Type A behavior: its possible relationship to pathogenic processes responsible for coronary heart disease. In: Dembroski TM, Weiss SM, Shields JL, Haynes SG, Feinlaub M (eds) Coronary Prone Behavior. Springer, New York
9. Goethe JW von (1989) „Goethes Werke", Hamburger Ausgabe. CH Beck, München, Bd 13 und 14 (Naturwissenschaftliche Schriften I und II), 10. Aufl
10. Cordon T, Castelli WP, Hjortland MC, Kannel WB, Dawber TR (1977) High density lipoprotein as a protective factor against coronary heart disease. The Framingham study. Am J Med 62:707–714
11. Heisenberg W (1943) Kurzfassung seines Vortrags, 1044. Sitzung der „Mittwochs-Gesellschaft", 30.6.1943, Berlin. In: Scholder K (Hrsg) Die Mittwochs-Gesellschaft. Protokolle aus dem geistigen Deutschland. Siedler, Berlin, 2. Aufl (1982), S 332–333
12. Heisenberg W (1958) Physics and Philosophy. In: Nanda Ansien R (ed) The World Perspective Series. Harper & Brothers, New York; deutsch: (1990) Physik und Philosophie. S. Hirzel, Stuttgart, 5. Aufl
13. Heisenberg W (1969) Der Teil und das Ganze. Gespräche im Umkreis der Atomphysik. R. Piper & Co., München
14. Jenkins CD, Lee DJ (1990) Answered and unanswered questions regarding Type A behavior, sustained disturbing emotions, and myocardial infarction: their implications for research in preventive medicine. In: Schmahl FW (Hrsg) Probleme und Perspektiven der Präventiv- und Sozialmedizin. Problems and perspectives of preventive and social medicine. Schattauer, Stuttgart New York, S 79–98
15. Kameda K, Matsuzawa Y, Kubo M, Ishikawa K, Maejima I, Yamamura T, Yamamoto A, Tarui S (1984) Increased frequency of lipoprotein disorders similar to type II hyperlipoproteinemia in survivors of myocardial infarction in Japan. Atherosclerosis 51: 241–249
16. Kukita H, Imamura Y, Hamada M, Joh T, Kokubu T (1982) Plasma lipids and lipoproteins in Japanese male patients with coronary artery disease and in their relatives. Atherosclerosis 42:21–29
17. Planck M (1949) Kausalgesetz und Willensfreiheit. In: Vorträge und Erinnerungen. Wege zur physikalischen Erkenntnis. S. Hirzel, Stuttgart, 5. Aufl, S 139–168
18. Richter WO (1994) Triglyceride als Risikofaktor für die koronare Herzkrankheit. In: Huth K (Hrsg) Lipidmetabolismus aktuell. LinguaMed, Neu-Isenburg, S 31–39
19. Riedel M, Rafflenbeul W (1992) Östrogene und kardiovaskuläre Erkrankungen in der Postmenopause. Dtsch med Wschr 117:1205–1211
20. Rosenman RH, Brand RJ, Jenkins CD, Friedman M, Straus R, Wurm M (1975) Coronary heart disease in the Western Collaborative Group Study: final follow-up experience of 8 years. JAMA 233:872–877
21. Schaefer H (1976) Die Hierarchie der Risikofaktoren. Medizin, Mensch, Gesellschaft 1: 141–146
22. Schaefer H (1992) Modelle in der Medizin. Springer, Berlin Heidelberg New York
23. Schaefer H (1996) Schwache Wirkungen als Cofaktoren bei der Entstehung von Krankheiten. Springer, Berlin Heidelberg New York
24. Schmahl FW, Kahle PF (1996) Screening for risk factors of arteriosclerosis in occupational medicine with special consideration of serum lipids: implications of health policy. Int J Occup Med Environ Health 9:93–101

25. Schmahl FW, Prickler P, Tschirdewahn B, Pötter E, Heckers H (1982) Zur Aussagekraft von Nüchtern- und postprandialen Werten bei der Beurteilung von Serumlipiden im Rahmen von „Risikofaktoren-Analysen". Verh Dtsch Ges Angiol 11:408–411
26. Schmahl FW, Prickler P, Pötter E, Tschirdewahn B, Heckers H (1983) Are fasting serum triglyceride concentrations sufficient for determining the risk factor status of hypertriglyceridaemia for atherosclerotic vascular diseases? VASA 12:353–356
27. Seidel D (1994) Epidemiologie kardiovaskulärer Risikofaktoren. In: Huth K (Hrsg) Lipidmetabolismus Aktuell. LinguaMed, Neu Isenburg, S 11–18
28. Siegrist J (1995) Epidemiologische und medizinsoziologische Aspekte des hohen Blutdrucks. Herz 20:302–308
29. Siegrist J, Matschinger H, Cremer P, Seidel D (1988) Atherogenic risk in men suffering from occupational stress. Atherosclerosis 69:211–218
30. Siegrist J, Peter R (1996) Threat to occupational status control and cardiovascular risk. Israel J Med Sci 32:179–184
31. Strassburger KU, Zober A (1988) Prävention - traditionelle Aufgabe der Arbeitsmedizin (Beispiel BASF). Arbeitsmed Sozialmed Präventivmed 23:251–254
32. Van der Schouw YT, van der Graaf Y, Steyerberg EW, Eijkemans MJC, Banga JD (1996) Age at menopause as a risk factor for cardiovascular mortality. Lancet 347:714–718
33. Wagner G (Hrsg) (1976) Hypertonie - BASF-Studie III. Schattauer, Stuttgart New York
34. Weizsäcker CF von (1971) Die Einheit der Natur. Carl Hanser, München, 3. Aufl
35. Weizsäcker CF von (1977) Der Garten des Menschlichen. Beiträge zur geschichtlichen Anthropologie. Carl Hanser, München, 9. Aufl
36. Weizsäcker CF von (1989) Einige Begriffe aus Goethes Naturwissenschaft. Nachwort zu „Goethes Werke", Hamburger Ausgabe. CH Beck, München, Bd 13 (Naturwissenschaftliche Schriften I), 10. Aufl, S 539–555
37. Weizsäcker CF von (1997) Psyche und Soma: Philosophie, Physik, anthropologische Medizin. In: Schmahl FW, Brehme U, Hanke H, Krueger H, Rettenmeier AW (Hrsg) Gefährdung des Menschen in der heutigen Arbeitswelt: Beispiele aus Ländern mit unterschiedlicher industrieller Entwicklung und kultureller Tradition. Erich Schmidt, Berlin, S 215–238
38. Wilhelmsen L, Wedel H, Tribblin G (1973) Multivariate analysis of risk factors for coronary heart disease. Circulation 48:950–958
39. Zober A, Germann C (1992) Zur Prävalenz der Hypercholesterinämie und weiterer koronaren Risikofaktoren bei Mitarbeitern eines deutschen Großunternehmens. Dt Ärztebl 89C:1443–1447

III. Klinische Reflexionen

Klinische und epidemiologische Aspekte der Kreislaufregulation

A. W. v Eiff

Zusammenfassung: Der Barozeptorenreflex führt nur in Ruhe zu ziemlich konstanten Blutdruckwerten. Der Gelegenheitsblutdruck ist oft ein Belastungsblutdruck. Das Dominanzprinzip der cerebralen Regulationen ermöglicht die Ausschaltung des Barozeptorenreflexes, der nicht nur über die Medulla oblongata, sondern auch über gleichartig reagierende hypothalamische Zentren gesteuert wird. Bei Belastungen reagiert der Mensch, je nach psychischer Verarbeitung des Reizes, mit den evolutiv angelegten Reaktionen der Verteidigung oder der Niederlage, d.h. mit einer Aktivierung des Sympathicus oder eine Aktivierung des Hypothalamus-Hypophysen-Vorderlappen-Hormon-Systems.

Epidemiologische Untersuchungen und Therapiestudien erfordern homogene Blutdruckgruppen; dies bedeutet Berücksichtigung der geschlechtsspezifischen Blutdruckregulation, einer hereditären Hypertoniebelastung, von Altersgruppen und vom Untersucher. Von prognostischer Bedeutung ist die Reagibilität der sympathischen hypothalamischen Zentren, die im Streßversuch und pharmakologisch getestet werden kann. Der Blutdruck unter Alltagsbedingungen ist ein Prädiktor für die Entwicklung des Gelegenheitsblutdrucks in der Pubertät. Hypertone Regulationsstörungen können temporär sein mit einem besseren Erholungseffekt bei Frauen; werden sie verstärkt, können sie über eine verstärkte Aktivierung der hypothalamischen Zentren periphere Regulationsmechanismen und Gefäßschäden verursachen, die den Hochdruck verselbständigen. Primär aber ist die sog. essentielle Hypertonie eine neurogene Hypertonie. Frauen im geschlechtsreifen Alter sind, insbesondere während einer Schwangerschaft, durch einen protektiven Östrogenmechanismus gegen neurogene Blutdrucksteigerungen geschützt.

Physiologische Aspekte

Anatomie und Physiologie des autonomen Nervensystems machen die klinische Bedeutung der Kreislaufregulation verständlich (41, 11). Beim Menschen weist der Blutdruck unter strengen Ruhebedingungen, bei einer erheblichen intraindividuellen Variation, ziemlich konstante individuelle Werte auf, mit Abweichungen von ± 3 mm Hg systolisch und ± 2 mm Hg diastolisch. Der akute Regler, der den Blutdruck gegen einen akuten Abfall schützt, wird vom *Barozeptorensystem* gebildet. Die Barozeptoren sprechen auf Blutdruck- und Blutvolumenänderungen an; es sind Meßfühler im Carotis-Sinus mit Proportional- und Differentialquotienten-Empfindlichkeit; d.h. es wird von den Barozeptoren nicht nur die Änderung der Blutdruckhöhe, sondern auch die zeitliche Druckänderung differenzierend berücksichtigt (42). Die afferenten Fasern der Rezeptoren im Carotis-Sinus verlaufen im Sinusnerven. Bereits an einer einzelnen der etwa 700 Fasern eines Sinusnerven kann man die unterschiedlichen Aktivitäten während der Systole und während der Diastole studieren (39). Anstieg der elektrischen Aktivität in den afferenten Fasern führt zu einer Aktivierung der Depressor-Region im Nucleus solitarii (1). Diese Region triggert Hemm-Mechanismen, einmal direkt über den Vagus, wodurch Impulse übermittelt werden, die eine Bradykardie im Schrittmacher hervorrufen, und indirekt über eine Hemmung der RVLM-Region. Über dieses pressorische Areal werden die Tonisierung der Arteriolen, die Inotropie des Herzmuskels, die Herzfrequenz und die Entspeicherung der großen Gefäße des Niederdrucksystems geregelt. Beim Menschen kann man die Barozeptoren mittels einer Unterdruckkammer (2) oder mittels eines elektronisch gesteuerten Carotis-Sinus-Stimulators (14) reizen. Der bulbäre neuronale Regler wird auch von Zentren beeinflußt, die eine bestimmte Rhythmik besitzen: Traube-Hering-Wellen und Sigmund-Mayer-Wellen. Eine schwache circadiane Rhythmik besitzt, bei Ausschaltung aller Zeitgeber, unter den Kreislaufgrößen nur der systolische Blutdruck (7).

Da das Zentrum in der RVLM-Region keine Information erhält, wie der je für die die Dränage der Gewebe notwendige *Erfordernisdruck* beschaffen sein muß, mit dem Ziel der Ernährung der Gewebe und des Abtransports der Kataboliten, regelt die Peripherie die Durchblutung selbst mittels des Baylis-Effekts, einer reaktiven Kontraktion der Gefäßwand nach anfänglicher passiver Dilatation, und durch die Konzentration der Kataboliten, die eine starke Vasodilatation hervorrufen.

Die Anpassung an die Bedürfnisse des Alltags wird durch den *supramedullären Steuerungsapparat des Kreislaufs* ermöglicht. Der hierbei erfolgende Blutdruckanstieg kommt durch die Blockade des Baroreflexes zustande. Diese Blockade ist möglich, weil im Gehirn die Hierarchie der Zentren die Beeinflussung der anatomisch und funktionell subordinierten Zentren erlaubt (7). Dies gilt zunächst für die hypothalamischen Kreislaufzentren, die analog den bulbären Zentren funktionieren und die ihrerseits unter dem hemmenden oder erregenden Einfluß limbischer und kortikaler Strukturen stehen. Verstärkte Aktivierung des hypothalamischen Pressorzentrums kann nicht nur zu einer verstärkten Aktivierung des peripheren Sympathicus, sondern zuerst auch zu einer Aktivierung des Nebennierenmarks führen (33).

Hypothalamische Aktivitätsänderungen scheinen auch unabhängig vom Sinus-Caroticus-Reflex vorzukommen (31). Das pressorische Zentrum im Hypothalamus ist wahrscheinlich für die Aufrechterhaltung des mittleren Blutdrucks wichtig. Die zu dieser These führenden Kellerschen Ablationsversuche am Hund (36) sind für den Kliniker deshalb von besonderem Interesse, weil z.T. Operationstechniken angewandt wurden, wie sie auch in der Neurochirurgie beim Menschen benutzt wurden, um schwere Schmerzzustände zu beseitigen.

Der supramedulläre Mechanismus wird nicht nur bei physischer Aktivität, sondern auch durch emotionale Faktoren getriggert. Unter dem Aspekt der Evolution ist dies verständlich (34). Wenn ein Tier bedroht wird, nimmt es entweder die Haltung der Verteidigung mit Angriff und Flucht an oder es akzeptiert seine Niederlage. Entsprechend gibt es zwei vom Hypothalamus ausgehende Reaktionsweisen: eine Aktivierung des Sympathicus und eine Aktivierung des Hypothalamus-Hypophysen-Vorderlappen-Systems. Für die Aktivierung der hypothalamischen Zentren sind Impulse des limbischen Systems verantwortlich, nämlich für die Aktivierung des Sympathicus der Mandelkern und für die Aktivierung des hormonalen Systems die Hippocampus-Septum-Region (33). Beim Menschen gibt es analoge emotionale Reaktionen, wobei auch analoge neuronale Reaktionen erwartet werden können. Denn die Aktivitätssteigerungen des Sympathicus in der Verteidigungssituation mit Anstieg des Blutdrucks, der Herzfrequenz, des Muskeltonus, des Adrenalis und des Noradrenalins findet man auch in den Analoga der Verteidigungssituation beim Menschen, bei Zorn, Ärger, Furcht und sthenischen Affekten, wie Demonstration der Kraft, des Tatendrangs und eines starken Willens zur Leistung (20). Andererseits fanden sich bei Kindern in der Bedrohungssituation eines Tieffluggebiets erhöhte Cortisonspiegel wie in der Niederlagesituation der Tiere (35).

Beim psychisch gesunden Menschen ist unter strengen Ruhebedingungen ein erhöhtes Elektromyointegral, Maß des elektromyographisch erfaßten Muskeltonus (6), ein besonders empfindlicher Indikator einer verstärkten Aktivität des hypothalamischen Sympathicuszentrums. Die simultane Messung des Muskeltonus oder einer anderen autonomen Funktion bei Blutdruckmessungen ist sinnvoll, wenn exakte Werte gefordert werden, wie in epidemiologischen Untersuchungen und in Therapiestudien. Denn der gemessene *Gelegenheitsblutdruck* ist meistens ein Belastungsblutdruck, bei dem nur die Intensität des physischen oder psychischen Reizes nicht bekannt ist. Wissenschaftliche Untersuchungen erfordern aber homogene Gruppen. Viele widersprüchliche Ergebnisse in der Literatur sind auf ungenügende Bestimmungen der Ruhewerte und damit auf die Bildung inhomogener Blutdruckgruppen zurückzuführen (8).

Für die klinische Diagnostik im Hinblick auf die Prognose eines erhöhten Blutdrucks ist vor allem die *Reagibilität des Sympathicuszentrums im posterioren Hypothalamus wichtig.* Sie kann durch die Messung der Blutdruckreaktionen im Rechentest und durch die Herzperiodenbestimmung erfaßt werden (18), aber auch pharmakologisch mit dem Mecholyltest bestimmt werden (32), bei dem die Sympathicusaktivität bei gesunden Erwachsenen eine Normalverteilung zeigt und Personen über 45 Jahren nicht mehr Hyperreaktoren sind (18). Der Nachweis einer gesteigerten Sympathicusaktivität erfordert prophylaktische Maßnahmen.

Die Analyse von Blutdruckreaktionen ergibt quantitative und qualitative Unterschiede zwischen Männern und Frauen in dem Sinn, daß Männer häufiger und stärker mit dem systolischen Blutdruck reagieren als Frauen (12), so daß durch die *geschlechtsdifferente Blutdruckregulation* die Gefäße der Männer stärker belastet sind. Durch einen protektiven Östrogenmechanismus sind die Blutdruckreaktionen bei der geschlechtsreifen Frau abgeschwächt (15), besonders während der Schwangerschaft (19). Eine Hypertonie in der Schwangerschaft ist daher mit größter Wahrscheinlichkeit sekundärer Natur. Frauen, die Ovulationshemmer nehmen und rauchen, und Frauen nach der Menopause haben dieselbe oder sogar ungünstigere Blutdruckreaktionen wie Männer. Bei Männern werden die Blutdruckreaktionen mit zunehmenden Dezennien verstärkt, bei Frauen erst im 4. Dezennium (5). Von der Pubertät an bis zum Beginn des 2. Lebensjahrzehnts beruht die geschlechtsdifferente Blutdruckregulation in erster Linie auf der blutdrucksteigernden Wirkung des Testosterons bei den männlichen Personen (24). In Therapiestudien muß auch noch der Einfluß des Untersuchers beachtet werden (16).

Pathophysiologische Aspekte

Längerdauernde erhöhte Blutdruckwerte können, müssen aber nicht der Beginn einer primären Hypertonie sein. Ein Beispiel für eine zeitlich begrenzte hypertone Regulationsstörung ist der Blutdruckanstieg in den Monaten vor einem Examen, wobei die Normalisierung des Blutdrucks nach dem Examen bei den weiblichen Personen wesentlich ausgeprägter ist (10). Ein Beispiel für einen pathologischen Verlauf sind Beobachtungen an Fluglotsen, bei denen sich mit 5,6mal größerer Häufigkeit eine Hypertonie entwickelte als bei nicht professionellen Piloten (4).

Das Verhalten eines Kollektivs führt zu der Frage von Prädiktoren der Blutdruckentwicklung. Der ganztägig gemessene Blutdruck unter Alltagsbedingungen konnte als ein Prädiktor für die Entwicklung des Gelegenheitsblutdrucks im Verlauf der Pubertät bewiesen werden. Außerdem ist die Reaktivität von Blutdruck und Herzfrequenz von Kindern mit hereditärer Hypertoniebelastung verstärkt (27). Auch bei jungen normotonen Erwachsenen mit familiärer Hypertoniebelastung sind die Belastungsreaktionen des systolischen und diastolischen Blutdrucks und der Herzfrequenz verstärkt (38). Da die Blutdruckreaktivität reproduzierbar ist, läßt sie sich prognostisch verwerten (40). Grenzwerthypertoniker haben eine verstärkte Reaktivität des systolischen Blutdrucks und der Herzfrequenz, Hypertoniker eine verstärkte Reaktivität des systolischen und diastolischen Blutdrucks (23). Bei einer verstärkten Blutdruckreagibilität älterer Hypertoniker kann nur mit dem Mecholyltest entschieden werden, ob die Blutdruckreaktion Symptom eines Hyperreaktors, also einer verstärkten zentralen Sympathicusaktivität (32), oder Folge einer arteriosklerotischen Gefäßstarre ist (5).

Zu den exogenen Faktoren, die zumindestens zu einer hypertonen Regulationsstörung führen können, gehört der Lärm (13). Was im Laborexperiment leicht nachweisbar ist, ist unter Alltagsbedingungen bei vielseitigen Reizen wesentlich schwieriger zu beweisen. Bis heute bleibt die Fluglärmstudie der Deutschen Forschungsgemeinschaft an Einwohnern des Münchner Flughafens, an der 6 Sektionen von 6 Universitäten beteiligt waren, beispielhaft für die Lösung eines solchen Problems (17). Es fand sich ein tendentieller Einfluß des Fluglärms auf den Blutdruck, der aber statistisch nicht gesichert werden konnte, wegen eines abweichenden Verhaltens der Bewohner des am schwächsten belärmten Cluster Sets und wegen wahrscheinlicher Adaptationsprozesse. Die Ergebnisse der Untersuchungen über den Einfluß von Straßenlärm auf den Blutdruck haben wegen des geringeren methodischen Aufwands nicht dieselbe Aussagekraft, erlauben aber die Hypothese, daß Straßenlärm andere Reaktionen als Fluglärm auslöst. In stärker belärmten Gebieten wurden signifikant mehr Menschen wegen Hypertonie behandelt (21), und Blutdruckveränderungen treten wahrscheinlich nur bei den Personen auf, bei denen sich die psychische Verarbeitung von Lärm im Verlauf der Lärmerfahrung verändert (26).

Exogene und endogene Faktoren, wie Lärm und Persönlichkeit, gehören zu den Cofaktoren, die die Pathogenese der primären Hypertonie beeinflussen. Diese ist primär durch eine angeborene zentrale sympathische Hyperaktivität charakterisiert, was aus der erhöhten Muskelaktivität der Hypertoniker unter strengen Ruhebedingungen geschlossen werden kann (9).

Die Frage, ob der physiologische protektive Östrogeneffekt zu therapeutischen Konsequenzen führt, die über eine Östrogentherapie in der Menopause hinausgehen, also auch für den Mann zur Verhinderung von Hypertonie und deren Folgen nutzbar gemacht werden können, wurde bisher nur im Tierexperiment geprüft. In Untersuchungen an Ratten mit spontaner Hypertonie konnte bei den männlichen Ratten durch Östrogentherapie die Entwicklung eines Hochdrucks verhindert und eine signifikante Lebensverlängerung erzielt werden (25).

Die Hypothalamustheorie der essentiellen Hypertonie

Auf Grund der physiologischen und pathophysiologischen Untersuchungsergebnisse wurde die Hypothalamustheorie der primären Hypertonie aufgestellt (12). Die primäre Hypertonie beruht auf einer angeborenen Hyperaktivität des hypothalamischen Sympathicuszentrums. Erfolgen hypertone Regulationsstörungen bei einer nicht hereditär belasteten Person, wird der erhöhte Blutdruck nach Beendigung der belastenden Situation wieder auf Normalwerte heruntergeregelt. Nichtrauchende Frauen im geschlechtsreifen Alter sind durch einen protektiven Östrogenmechanismus vor überhöhten Blutdruckreaktionen geschützt. Besteht eine erbliche Hypertoniebelastung, dann kommt es zu einem Summationseffekt der zentralen sympathischen Hyperaktivität. Hierbei können periphere Mechanismen in Gang gesetzt werden, die den Hochdruck verselbständigen, nämlich Aktivierung der Plasmakatacholamine (33), Gefäßveränderungen durch den Hochdruck (30), Zunahme der Reninfreisetzung mit Freisetzung von Angiotensin I und Umwandlung in Angiotensin II mit Anregung der Aldosteronsekretion, wobei Angiotensin II durch seine Wirkung auf das Gehirn zu einem zentralen Summationseffekt beitragen kann (3, 29) und fragliche Effekte von cAMP auf Herz und Reninfreisetzung (3, 29). Bei einer massiven verstärkten Aktivierung des zentralen Sympathicus kann sich eine maligne Verlaufsform des Hochdrucks entwickeln. Unter diesen Aspekten sollte die essentielle Hypertonie treffender neurogene Hypertonie genannt werden (22, 28), weil der Zusatz essentiell auf Unkenntnis der pathogenetischen Mechanismen hinweist (Literatur in: Abstracts, Symposium on Neurogenic Hypertension. Pittsburgh 1981). Die Hypertonietherapie kann in dieser Hypothese als kausal angesehen werden, da sie an den verschiedenen Punkten des Regulationssystems angreift.

Literatur

1. Bard P (1960) Anatomical organisation of the central nervous system in relation to control of the heart and blood vessels. Physiol Rev Suppl 4:3
2. Bevegard BS, Shepard JT (1966) Circulatory effects of stimulating the carotid arterial stretch receptors in man at rest and during exercise. J Clin Invest 45:132
3. Bickerton R, Buckley JK (1961) Evidence for a central mechanism in angiotensin induced hypertension. Proc Soc Biol Med 106:834
4. Cobbs S, Rose RM (1973) Hypertension, peptic ulcer, and diabetes in air traffic controllers. JAMA 244:489
5. Czernik A (1976) Körperliche Reaktionen Gesunder auf Lärm. In: Eiff v AW (Hrsg) Seelische und körperliche Störungen durch Streß. Fischer, Stuttgart, S 178
6. Eiff v AW, Meyer-Eppler W (1956) Elektromyointegrator, ein Gerät zur quantitativen Auswertung von Muskelaktionsströmen. Klin Wschr 34:484
7. Eiff v AW (1956) Grundumsatz und Psyche. Springer, Heidelberg
8. Eiff v AW (1966) Zur Methodik von Blutdruckmessungen. Verh dtsch Ges Kreisl Forsch 32:407
9. Eiff v AW, Janssen P, Jesdinsky HK, Jörgens H (1967) Psychophysiologie des Blutdrucks. In: Eiff v AW (ed) Essentielle Hypertonie. Thieme, Stuttgart, S 26 (japanische Ausgabe 1971)
10. Eiff v AW (1967) Experimentelle Analyse einer vegetativen Regulationsstörung. Verh dtsch Ges Inn Med 73:42
11. Eiff v AW (1968) Das vegetative Nervensystem. In: Heilmeyer L (Hrsg) Lehrbuch der Speziellen Pathologischen Physiologie. Fischer, Stuttgart (rumänische Ausgabe 1968, polnische Ausgabe 1973)
12. Eiff v AW (1970) The role of the autonomic nervous system in the etiology and pathogenesis of essentiel hypertension. Jap Circulat J 34:147
13. Eiff v AW (1971) Mensch und Lärm. Sonderheft der Deutschen Forschungsgemeinschaft: Jahresversammlung, S 28
14. Eiff v AW, Czernik A (1970) Der Effekt einer elektrischen Carotis-Sinus-Stimulation auf autonome Funktionen während emotionaler Belastung. Klin Wschr 48:60
15. Eiff v AW, Plotz EJ, Beck KJ, Czernik A (1971) The effect of estrogens and progestins on blood pressure regulation of normotensive women. Am J Obstet Gynecol 109:887
16. Eiff v AW, Frotscher U, Hopp K (1971) Die Bedeutung des Untersuchers und der Technik des Blindversuchs im kurzdauernden pharmakologischen Experiment am Menschen. Klin Wschr 49:1133
17. Eiff v AW, Czernik A, Horbach L, Jörgens H, Wenig HG (1974) DFG Forschungsbericht: Fluglärmwirkungen. Boppard. Bd I, S 349, Bd II, S 149
18. Eiff v AW (1976) Die Diagnose des Streß. In: Eiff v AW (Hrsg) Seelische und körperliche Störungen durch Streß. Fischer, Stuttgart, S 194
19. Eiff v AW, Piekarski C (1977) Stress reactions of normotensives and hypertensives and the influence of sex hormones on blood pressure regulation. In: de Jong W, Provoost AP, Shapiro AP (eds) Hypertension and brain mechanism: Progress in Brain research 47:238. Elsevier, Amsterdam

20. Eiff v AW (1980) Die Bedrohung der Gesundheit durch Stressoren der sozialen Umwelt. In: Eiff v AW: Streß. Thieme, Stuttgart New York, S 10
21. Eiff v AW, Neus H (1980) Verkehrslärm und Hypertonie-Risiko. MMW 122:894
22. Eiff v AW (1981) Neurogenic hypertension. In: Symposium on Neurogenic Hypertension. Pittsburgh 1981. Publ. by Boehringer Ingelheim International
23. Eiff v AW, Schulte W, Heusch G (1979) Classification of homogeneous blood pressure groups and the specific hemodynamic pattern of borderline hypertension. In: Yamori Y, Lovenberg W, Freis ED (eds) Perspectives in cardiovascular research. Prophylactic approach to hypertensive diseases. Raven Press 4:315
24. Eiff v AW, Gogolin E, Neus H (1984) One year follow-up of cardiovascular reactivity in children: Abstracts: 10. Scientific meeting of the International Society of Hypertension. Interlaken
25. Eiff v AW, Lutz HM, Gries J, Kretzschmar R (1985) The protective mechanisn of estrogen on high blood pressure. Basic Research in Cardiology 80:191
26. Eiff v AW, Otten H, Schulte W (1987) Blutdruckverhalten bei Geräuscheinwirkung im Alltag. In: Umweltbundesamt. Lärmbekämpfung. Forschungsbericht 86-10501114
27. Eiff v AW, Otten H, Gogolin E, Rüddel H, Jakobs U (1989) Der Blutdruck unter Alltagsbedingungen als Prädiktor der Blutdruckentwicklung in der Pubertät. Der Kassenarzt 30:50
28. Eiff v AW (1990) The importance of hypothalamic centers for the pathogenesis of essential hypertension. Activ nerv super 32:184
29. Ferrario CM, Gildenberg PL, McCubbin JW (1972) Cardiovascular effects of angiotensin mediated by the central nervous system. Circ Res 30:257
30. Folkow B (1971) The haemodynamic consequences of adaptive structural changes of the resistance of vessels in hypertension. Clin Sci 41:1
31. Frazier DT, Taquine C, Boyarsky LL, Wilson MF (1965) Hypothalamic unit response to increases in arterial blood pressure. Proc Soc Exp Biol Med 120:450
32. Gellhorn E (1964) Sympathetic reactivity in hypertension. Acta Neuroveg 26:35
33. Gellhorn E, Loofbourrow (1963) Emotions and emotional disorders. Hoeber Medical Division. Harper & Row, New York Evanston London
34. Henry JP, Stephens PM (1977) Stress health and the social environment, Springer, New York Heidelberg Berlin
35. Ising H, Curio J, Otten H, Rebentisch E. Schulte W (Hrsg) (1991) Gesundheitliche Wirkungen des Tieffluglärms. Umweltbundesamt. Lärmbekämpfung. Forschungsbericht 91-10501116
36. Keller AD (1960) Ablation and stimulation of the hypothalamus: Circulatory effects. Physiol Rev Suppl 4:116
37. Kuchel O, Buu NT, Hamet P, Guthric GP, Cuche JL, Boucher R, Genest J (1977) Catecholamines, cyclic AMP and renin in two constrasting forms of essentiell hypertension. Contrib Nephrol 8:27
38. Neus H, Eiff v AW (1985) Selected topics in the methodology of stress. Testing: Time course, gender and adaptation. In: Steptoe A, Rüddel H, Heus H (eds) Clinical and methodological issue in cardiovascular psychophysiology. Springer, Berlin Heidelberg New York Tokyo, p 78
39. Page IH, McCubbin JW (1967) One facet of neural regulation. New Engl J Med 276:335
40. Rüddel H, Neus H, Langewitz W, Eiff v AW (1985) Mental stress testing in the physician's office and in the field. In: Steptoe A, Rüddel H, Neus H (eds) Clinical and methodological issues in cardiovascular psychophysiology. Springer, Berlin Heidelberg New York Tokyo, p 66

41. Schaefer H, Niemczyk H (1967) Kurzer Abriß der Kreislaufregelung. In: Eiff v AW (Hrsg) Essentielle Hypertonie. Thieme, Stuttgart, S 1 (japanische Ausgabe 1971)
42. Stegemann J, Müller-Bütow H (1966) Zur regeltheoretischen Analyse des Blutkreislaufs. I. Die zentrale Verrechnung der Signale aus den einzelnen Pressorezeptorenfeldern. Pflüger Arch Ges Phsiol 287:247

Salutogenese und Pathogenese

K. D. Bock

Salutogenese

Salutogenese statt Pathogenese, Gesundheitswissenschaften statt Medizinische Wissenschaft, Gesundheitskassen statt Krankenkassen – hinter diesen Begriffspaaren steht der Gedanke, daß Gesundheit etwas anderes ist als das, wofür wir Ärzte sie naiverweise halten, nämlich die Abwesenheit von Krankheit. Diesem Gedanken folgend, werden in deutlicher Abgrenzung von der Medizin vielerlei Konsequenzen gezogen: Neue Behandlungs- und Präventionskonzepte, eine neue Art von „Public Health", mit eigenen Studiengängen und besonderen Curricula, für die ein Medizinstudium nicht mehr Voraussetzung ist.

In diesem Zusammenhang spielt der von dem Medizinsoziologen ANTONOVSKY (1) eingeführte Begriff der „Salutogenese" eine zentrale Rolle. Im Gegensatz zum dichotomen „pathogenetischen Paradigma" der Schulmedizin, nach welchem der Mensch entweder gesund oder krank sei, befinde er sich auf einem Kontinuum zwischen krank und gesund, denn niemand sei völlig gesund oder völlig krank. Das salutogenetische Krankheitsmodell befasse sich daher nicht mit Patienten, die mit einer Diagnose versehen seien, sondern mit Personen, die sich an irgendeinem Punkt des Gesundheitskontinuums befinden. Die Ortsbestimmung führe dann zur „Geschichte" der Person. Die Annahme einer Homöostase als Normalzustand sei falsch. Vielmehr seien Heterostase, Ungleichgewicht, Leid und Tod der menschlichen Existenz inhärent. Es komme daher auf Widerstands- oder heilsame Faktoren an, die helfen, mit Stressoren umzugehen, nämlich auf soziale Unterstützung, kulturelle Stabilität, Geld etc. Sie würden ein „Kohärenzgefühl" als globale Orientierung bewirken, zusammengesetzt aus Verstehbarkeit, Machbarkeitsgefühl und Bedeutsamkeitsgefühl.

Nach dem „salutogenetischen Paradigma" liege das Rätsel nicht darin, warum Menschen krank würden, sondern vielmehr darin, warum einige Menschen weniger als andere leiden. Gesundung müsse durch Stärkung der Selbstheilungskräfte erzielt werden. – Ähnlichkeiten mit der Naturheilkunde sind nicht zu übersehen.

Im „pathogenetischen Paradigma" (ANTONOVSKY) der wissenschaftlichen Medizin werden dagegen Gesunde und Kranke unterschieden. Krankheiten haben Ursachen, durch die pathogenetische Kausalketten in Gang gesetzt werden, welche die klinischen Manifestationen und den Verlauf der Krankheit bestimmen. Jede der im nosologischen System zusammengefaßten mehreren tausend Krankheiten trägt einen Namen, die Diagnose. Damit verbunden ist eine Theorie dieser Krankheit, die überindividuell gültige Aussagen über Ätiologie und Pathogenese, Phänomenologie, Verlauf (Prognose) und Therapie enthält.

Aus diesem Konzept werden *Präventionsstrategien* abgeleitet. Sie sollen folgende Bedingungen erfüllen:

1. Die *Krankheit*, die verhütet werden soll, muß eindeutig *definiert* sein.
2. Ihre *Ursachen* oder wesentliche Teilursachen müssen bekannt sein.
3. Die Ursachen müssen ohne nennenswerte nachteilige Folgen *eliminiert* werden können (die eigentliche Prävention).
4. Durch *Interventionsstudien* ist zu prüfen, ob die Krankheit verhindert oder seltener wird.
5. Schließlich sind *Nutzen, Schaden und Kosten* zu evaluieren.

Alle Präventionsmaßnahmen, die sich bisher als eindeutig wirksam erwiesen haben, z.B. Schutzimpfungen oder Verhütung von Berufskrankheiten, erfüllen zumindest die Bedingungen 1.–4., viele derzeit empfohlenen tun dies nicht.

Vorab möchte ich noch einige Anmerkungen zur *Vagheit* von Bezeichnungen machen. Vage sind Bezeichnungen von Gegenständen, Eigenschaften oder Vorgängen, deren Abgrenzung unscharf ist. Es gibt einen Grenzbereich, eine *Penumbra* (Halbschatten), in dem zweifelhaft ist, ob die Bezeichnung noch zutrifft oder nicht mehr zutrifft. Vagheit ist nicht zu verwechseln mit Relativität oder Mehrdeutigkeit. Vagheit ist sehr häufig, unsere Umgangs- und Wissenschaftssprache ist reich an vagen Bezeichnungen. Sie betreffen keineswegs nur komplexe Gegenstände wie Gesundheit und Krankheit oder Kind und Erwachsener, sondern auch einfache der anorganischen Welt. Wir wissen, was rot und gelb ist, aber in einem Farbspektrum gibt es eine Zone, in der unsicher ist, ob sie noch rot oder schon gelb ist. Wann ist ein Blutdruck- oder Blutzuckerwert noch normal oder schon erhöht? Wieviele Körner müssen es mindestens sein, damit man es Sandhaufen nennen kann? Wir versuchen in der Praxis, das Problem durch „Schärfungen" zu lösen: Entweder wird ein Grenzwert festgelegt, z.B. eine Wellenlänge, die rot und gelb trennt, oder wir grenzen die Penumbra durch 2 Werte ein, wobei jeder Grenzwert natürlich wieder eine eigene Penumbra hat. Die Vagheit haben wir damit zwar nicht aus der Welt geschafft, wohl aber einen pragmatischen Umgang damit ermöglicht.

Definitionsversuche von vagen Bezeichnungen sollten deshalb nicht unter Hinweis auf unscharfe Abgrenzung unterbleiben, aber man sollte auch nicht über Definitionen streiten, sondern sich auf eine pragmatische Lösung verständigen.

ANTONOVSKY macht mit seinem Kontinuum zwischen Gesundheit und Krankheit die *Penumbra zum eigentlichen Gebiet der Gesundheitswissenschaft.* Der Gedanke taucht schon bei GALEN als *ne-utrum* auf und ist auf den ersten Blick nicht unattraktiv. Der zweite zeigt, daß nichts gewonnen ist. Für die vielen Patienten, die sich an dem einen Ende des Kontinuums zusammendrängen, weil sie eindeutig krank sind, müßte weiterhin die klassische Nosologie gelten. Für die Fälle in der Penumbra wäre eine eigene Krankheitslehre zu entwickeln, was aussichtslos erscheint, oder man müßte sie, wie es bisher geschieht, als Grenz- oder Frühfälle der vorhandenen Nosologie zuordnen. Oft sind diese Fälle die Anfangsstadien von Krankheiten und als solche ein interessantes Forschungsobjekt.

An einigen *Beispielen* soll die Anwendung des salutogenetischen und des pathogenetischen Paradigmas in der Praxis demonstriert werden.

Bei einer *Wunde* kommt es zur Kontinuitätstrennung von Geweben. Die Heilung erfolgt durch Blutgerinnung, Fibrinverklebungen, Einsprossen von Bindegewebe, Bildung eines Kallus usw. Nichts ist bekannt, was diesen Heilungsprozeß aktiv fördern, beschleunigen oder verbessern könnte, wohl aber vieles, was ihn stört und hemmt: Wundinfektion, Einblutungen, klaffende Wundränder, Verschiebungen der Wundflächen. Aus der Pathogenese der Wundheilungsstörungen wird die Therapie abgeleitet: Wundtoilette, Desinfektion, Naht, Schutz- oder Gipsverband, Tetanusimpfung etc. D.h. *durch Ausschaltung pathogener Noxen* wird die Heilung, die Salutogenese *ermöglicht*, nicht aktiv herbeigeführt.

Bei einer *Infektionskrankheit* werden Pyrogene freigesetzt, die den Sollwert der Körpertemperatur heraufsetzen und dadurch Fieber erzeugen. Seit über 100 Jahren ist bekannt (LIEBERMEISTER), daß dies kein Versagen der Homöostase der Wärmeregulation ist; vielmehr wird die Kerntemperatur auf erhöhtem Niveau normal geregelt, ebenso wie der erhöhte Blutdruck des Hypertonikers. Wenn ANTONOVSKY meint, Heterostase sei der Normalzustand, so verwechselt er möglicherweise die durch Störfaktoren hervorgerufenen ständigen Auslenkungen der Regelgröße mit einer Heterostase. Deren sofortige Rückführung auf den Sollwert ist das eigentliche Wesen der Homöostase. Erst ihr Zusammenbruch, z.B. durch Zerstörung des Zentrums oder Versagen der Stellglieder, ist Heterostase. Sie ist mit dem Leben nicht vereinbar.

Ist *Fieber* ein salutogener Faktor, vielleicht durch Beschleunigung der chemischen Immunreaktionen? Wir wissen es nicht, sondern nur, daß es bei langer Dauer oder extremer Höhe auch pathogen sein kann. Früher wurden unbeeinflußbare Krankheiten durch künstlich erzeugtes Fieber zu behandeln versucht, z.B. die Colitis ulcerosa oder sogar die maligne Hypertonie. Die Erfolge solcherart „salutogenetischer" Therapie waren zweifelhaft bis negativ, sie wurde sofort verlassen, als es wirksamere Verfahren gab. Noch heute werden von manchen Ärzten Temperaturreize in Form von feuchten oder trockenen, heißen oder kalten Wickeln oder Schwitzprozeduren angewandt. Sie gelten als altbewährt, richtiger müßte es heißen, daß sie seit langem angewendet werden. Ob sie nützen oder schaden – der Mensch hält viel aus – oder nichts von beidem – niemand weiß es.

Die auf dem pathogenetischen Paradigma beruhende Chemo- und Antibiotikatherapie *ermöglicht* durch Schädigung der Erreger die *spontane* Salutogenese. Die von Alternativmedizinern häufig angewandte *unspezifische Stimulierung der Immunabwehr* durch Pflanzenextrakte gilt als salutogenetische Therapie (8), aber sie wäre dies nur, wenn die allein entscheidende Frage positiv beantwortet werden würde, ob damit Infektionskrankheiten verhindert werden oder leichter verlaufen – was bis heute nicht erwiesen ist.

Unsere *aktiven Schutzimpfungen* dagegen stimulieren *spezifisch* die Immunabwehr durch Nachahmung der natürlichen Pathogenese. Die „Selbstheilungskräfte" werden aktiviert, und insofern ist es eine salutogenetische Form der Prävention. Auch die *passive Immunisierung* könnte man als eine solche bezeichnen; allerdings werden dabei die „Selbstheilungskräfte" in Form von Antikörpern, die ein anderer Organismus gebildet hat, von außen zugeführt. Aber allein die Tatsache, daß alle diese Verfahren seit über hundert Jahren in Gebrauch sind, lange bevor das Wort „Salutogenese" das Licht der Welt erblickte, zeigt, daß es nicht einmal ein neues heuristisches Prinzip enthält.

Insgesamt ergibt sich, daß die Dichotomie Gesundheit/Krankheit durch das ANTONOVSKYsche Kontinuum nicht zu ersetzen ist und dieses keinen neuen theoretischen Ansatz für ärztliches Handeln liefert. Die Analyse erfolgreicher Therapien und Präventionsstrategien zeigt weiterhin, daß nahezu alle auf das „pathogenetische Paradigma" zurückgehen, nämlich auf die Analyse der Ursachen. Die hieraus abgeleiteten Verfahren *ermöglichen* eine Salutogenese, *erzeugen* sie aber nicht. Man muß wohl zweifeln, ob es prinzipiell überhaupt möglich ist, die Erhaltung oder Wiedererlangung von Gesundheit, eine Heilung, über den ungestörten Spontanablauf dieser Prozesse hinaus zu verändern oder zu verbessen, ob es also auch unterschiedliche Qualitäten einer Heilung gibt. Das behaupten die Vertreter der Naturheilkunde und die Homöopathen – ich kenne keinen Beleg für solche Behauptung.

ANTONOVSKY empfiehlt als „salutary factors", die helfen sollen, mit den ubiquitären Stressoren umzugehen: Soziale Unterstützung, kulturelle Stabilität, Geld etc. – Faktoren, die ein *Kohärenzgefühl* bewirken sollen, das sich aus den Komponenten Verstehbarkeit, Machbarkeit und Bedeutsamkeit zusammensetzt. Es seien psychische und soziale Faktoren, die zu stärken seien. Aber da sind wir wieder beim „pathogenetischen Paradigma": Stressoren sind Krankheits*ursachen,* ebenso wie angeblich das Fehlen des Kohärenzgefühls oder die Abwesenheit „gesundheitsprotektiver" Faktoren wie z.B. ausreichende körperliche Bewegung. Die logische Situation ist nicht anders als bei einem Hormon- oder Vitaminmangel.

Gesundheit und Krankheit

Gesundheit und *Krankheit* sind praktische, aber abstrakte Begriffe, die nur sinnvoll gedacht und verwendet werden können in Verbindung mit einem Lebewesen, einem Menschen, einem Tier, einer Pflanze. Daß ein Lebewesen krank ist, läßt sich „objektiv" feststellen von einem anderen, z.B. von einem Arzt, kann aber auch unabhängig davon mindestens beim Menschen allein ein subjektives Empfinden sein: Das Gefühl, krank zu sein.

(Objektive) Krankheit und (subjektives) Krankheitsgefühl können in folgenden Kombinationen auftreten:

A. Krankheit mit Krankheitsgefühl – ein häufiger Fall.
B. Krankheit ohne Krankheitsgefühl – z.B. ein Tumor oder eine latente Infektion, die kein Krankheitsgefühl auslösen, oder eine psychische Krankheit, bei der sich der Betroffene nicht krank fühlt.
C. Krankheitsgefühl ohne Krankheit. Prototyp ist hier die schwere Hypochondrie und andere Befindlichkeitsstörungen. Von einem definierten Schweregrad ab gelten sie als Krankheiten und sind dann unter A. einzuordnen.

Ich verzichte darauf, die vielen seit der Antike formulierten *Krankheitsdefinitionen* aufzulisten. Bei vielen fehlt die Einbeziehung psychischer Krankheiten. Der Philosoph GETHMANN (6) hat kürzlich Krankheiten als „vom Menschen erlebte und durch Menschen verstehbare Störungen der Lebensfunktionen" definiert. Damit kann man leben - falls man sich einigt, welche Lebensfunktionen gemeint sind und bei welchen ihrer Störungen Krankheit vorliegt. Woran erkennt der Arzt, oft sogar der Laie manchmal schon auf den ersten Blick, daß ein Mensch krank ist? Wir erkennen das an Symptomen, die Störungen der Lebensfunktionen anzeigen, z.B. Bewußtseinstrübung, Kachexie, Lähmung, Atemnot und zahlreiche andere. Ihre mögliche Vielfalt ist bei den Krankheitsbildern unseres nosologischen Systems beschrieben. Dort ist jede Krankheit durch ihre Symptome abgegrenzt gegenüber Nicht-Krankheit (natürlich mit Penumbra), d.h. es gibt mehrere tausend einzelne Krankheitsdefinitionen. Man kann daher auch sagen: Krankheit liegt vor, wenn Störungen der Lebensfunktionen bestehen, die im nosologischen System beschrieben sind. Diese Definition ist nicht tautologisch, denn das Definiens hat einen höheren Gehalt als das Definiendum, und sie ist situations- und kontextinvarient, d.h. sie ist verallgemeinerbar.

Ungleich schwieriger ist eine positive *Definition von Gesundheit.* Während wir oft schon beim ersten Anblick sagen können: „Dieser Mensch ist krank", wagt wohl kaum jemand auf den boßen Augenschein hin zu sagen: „Dieser Mensch ist gesund" - wir sagen eher „Er sieht gesund aus" oder „Er scheint gesund zu sein" oder „Er sieht nicht krank aus". Die fast poetische Formulierung „Gesundheit ist das Schweigen der Organe" genügt zwar nicht ganz, denn diese können „schweigen", obwohl jemand krank ist (siehe oben: Fall B). Aber die Formulierung weist darauf hin, daß Gesundheit die Abwesenheit, das Fehlen der „Organsprache", das Fehlen von (Krankheits-)Gefühl, sozusagen ein „Nicht-Gefühl" ist, einschließlich des Nicht-Wahrnehmens des Funktionierens unserer geistigen und seelischen Tätigkeit. Mit der obigen Einschränkung (Fall B) wäre demnach „das ungestörte Walten aller Funktionen" (HANS SCHAEFER) (11) eine brauchbare Definition. Die Störungen des Schweigens, des Waltens der Funktionen, sind die Krankheiten, die im Gegensatz zur Gesundheit gut zu beschreiben sind.

Gesundheit sei jedoch mehr als die Abwesenheit von Krankheit - das ist die These der neuen Gesundheitswissenschaft. Sie stützt sich auf das Diktum der WHO: „Gesundheit ist der Zustand vollkommenen körperlichen, geistigen und sozialen Wohlbefindens und nicht allein das Fehlen von Krankheiten und Gebrechen". HANS SCHAEFER hat schon 1982 darauf hingewiesen, daß es sich um eine politische und zudem utopische Definition (10) handelt. Abgesehen davon, daß hiernach die Mehrzahl der Menschen nicht gesund wäre, kann jemand auch bei vollständigem Wohlbefinden krank sein (s. oben: Fall B). Wohlbefinden kann sich von einer Minute zur anderen einstellen oder verschwinden, ohne daß wir uns deshalb mehr oder weniger gesund, geschweige denn krank fühlen. Auch fühlt sich mancher erst richtig wohl mit einer Zigarre, mit Wein oder Bier, mit einem fetten Schnitzel, im Streß in Beruf oder Hobby oder wenn er sich nicht körperlich betätigen muß. Die heutige Verhaltensprävention will ihm solche gesundheitsschädliche Lebensweise, die doch für sein „Kohärenzgefühl" so wesentlich ist, aber gerade aberziehen. Im Gegensatz zur großen, aber begrenzten Zahl definierter Krankheiten gibt es so viele Arten von Wohlbefinden, wie es Menschen gibt; gleiches gilt für die Lebensqualität. Wohlbefinden, beruhend auf individueller Selbsteinschätzung, ist nicht kontext- und situationsinvariant. Damit lassen sich auch die Kosten für die Erhaltung oder Wiederherstellung solcherart definierter Gesundheit nicht vergesellschaften (6). Wenn Wohlbefinden aber nicht konstitutiv für die Definition von Gesundheit sein kann, dann bleibt es dabei: Gesundheit ist das Freisein von Störungen der Lebensfunktionen, die Abwesenheit von Krankheit.

„New Public Health"

Bisher wurde *Public Health* bei uns gleichgesetzt mit dem „öffentlichen Gesundheitsdienst": Die Gesundheitsämter und -behörden und viele andere Institutionen, zuständig für Seuchenprävention, Hygiene in allen ihren Formen, Überwachung von Lebensmittelbetrieben, des Arzneimittelwesens usw. Dieser öffentliche Gesundheitsdienst hat seit über 100 Jahren unspektakulär und fast unbemerkt vorzüglich funktioniert. Wir verdanken ihm, daß wir überall Leitungswasser trinken, Lebensmittel ohne Schadstoffe und Krankheitserreger verzehren können, und daß, bis auf eine, alle großen Seuchen unter Kontrolle sind. Dies beruht, ebenso wie die ebenso meist ignorierten Erfolge der Arbeitsmedizin bei der Prävention von Berufskrankheiten, *allein* auf dem pathogenetischen Paradigma, der Anwendung von Erkenntnissen der Krankheitslehre der wissenschaftlichen Medizin.

Wenn McKeown (7) und andere Sozialmediziner meinen, der Rückgang der Sterblichkeit seit Mitte des vorigen Jahrhunderts bis heute habe wenig mit den Erfolgen der kurativen Medizin zu tun, so mag er zu einem guten Teil recht haben – obwohl bei mir der Augenschein in 50jähriger ärztlicher Tätigkeit einigen Zweifel daran hat aufkommen lassen. Geradezu naiv erscheint es aber, wenn der Soziologe Harvey Brenner von der Johns Hopkins University den Rückgang der Infektionskrankheiten seit Mitte des vorigen bis Mitte des jetzigen Jahrhunderts auf die bessere Ernährung (womit er den Wegfall von Vitamin- und Eiweißmangel meint), bessere Hygiene („sanitary engineering") und bessere Wohnverhältnisse zurückführt (2). Bei letzteren sollen verbesserte Stadtplanung und Reduzierung der Wohndichte zu einer drastischen Abnahme übertragbarer Krankheiten geführt haben – obwohl ich meine, daß inzwischen weit häufigere, weit engere Kontakte zwischen viel zahlreicheren Menschen stattfinden als früher in kleineren Bevölkerungen (Berufsverkehr in öffentlichen Verkehrsmitteln, Massenveranstaltungen, Mietskasernen etc.).

Hygiene und „sanitary engineering", insbesondere Wasserversorgung und Abwasserbeseitigung, haben zweifellos zum Rückgang einzelner, keineswegs aller Infektionskrankheiten beigetragen. Es ist allerdings hygienisch belanglos, daß Trinkwasser farb-, geruch- und geschmacklos ist. Für die Verhütung von Krankheit kommt es allein auf die Abwesenheit von Krankheitserregern und Schadstoffen an. Was ein Schadstoff ist, welche Erreger Krankheiten verursachen, weiß man allein aus der klinischen Krankheitslehre. Ähnlich ist es mit der Ernährung: Auch hier wissen wir, was zuviel, was zuwenig, was essentiell ist, nur aus der klinischen Krankheitslehre.

Mitentscheidend, in vielen Fällen allein entscheidend für den Rückgang der Infektionskrankheiten vor allem in der ersten Hälfte dieses Jahrhunderts waren die von BRENNER überhaupt nicht erwähnten intensiven seuchenhygienischen Maßnahmen: Identifizierung und Ausschaltung von Infektionsquellen, Umgebungs- und Reihenuntersuchungen, gezielte individuelle Hygiene etc. sowie die Schutzimpfungen. Für den Rückgang von Pocken, Typhus, Fleckfieber, Cholera, Ruhr, Scharlach, Diphtherie und vor allem der Tuberkulose waren diese Maßnahmen vermutlich weitaus wichtiger als die Wohnverhältnisse oder Eiweiß- und Vitaminmangel. Im übrigen gilt: Pauschale Erfolgszuschreibungen gehen fehl. Jede Krankheit bedarf einer speziellen Prävention (siehe oben).

Im Gegensatz zu dem bisherigen Verständnis von Public Health als öffentlicher Gesundheitsdienst versteht sich die *New Public Health* als „Wissenschaft und Praxis der Krankheitsverhütung, Lebensverlängerung und der Förderung physischen und psychischen Wohlbefindens durch gemeinde- oder bevölkerungsbezogene Maßnahmen" (4, 12). Soweit die bisherigen Aufgaben des öffentlichen Gesundheitsdienstes übernommen und durch die Arbeitsmedizin, die Epidemiologie, die Umweltmedizin und vor allem die Gesundheitsökonomie erweitert werden, ist das nur zu begrüßen. Wenn aber darüber hinaus die Förderung umfassenden Wohlbefindens angestrebt wird, und zwar durch Frieden, soziale Gerechtigkeit, ausreichende Ernährung, Wohnung, Bildungsmöglichkeiten und Einkommen, so ist das sicher eine für Entwicklungsländer erstrebenswerte politische Zielsetzung. Bei uns sind alle diese Ziele mehr oder weniger erreicht, und wir haben immer noch Kranke, wenn auch mit anderen Krankheiten.

Die neue Public Health will die bisherige individuelle, krankheitsbezogene Verhaltensprävention ergänzen oder ersetzen durch *Verhältnisprävention* (4), d.h. durch eine „Änderung der Verhältnisse, die nicht so sind, daß ein gesundes Leben geführt werden kann". Die individuelle Verhaltensprävention erzeuge Schuldgefühle, und das ist das Gegenteil von dem, was Public Health anstrebt (4). Freilich kann sich der Einzelne dem bevormundenden Element, das der Gesundheitserziehung innewohnt, wenigstens noch entziehen, während die neuen Gesundheitsförderer nach sämtlichen Aspekten des Lebens greifen (9). Die Frage ist nicht mehr „Was macht uns krank?", sondern „Was tut Euch gut?".

„Freizeitarbeit", so war kürzlich einem Fernsehbeitrag zu entnehmen, ist nicht etwa Schwarzarbeit oder Hobbyarbeit, sondern die Tätigkeit einer Sozialarbeiterin, durch die sie den Bürgern die richtige Gestaltung ihrer Freizeit beibringen wollte. Die bevormundende, missioniarische Rundum-Betreuungs-Mentalität erinnert an das schwedische Volksheim. Die möglichen Erfolge der Maßnahmen zur Erzeugung von Kohärenzgefühl oder zur allgemeinen Hebung von Wohlbefinden und Lebensqualität lassen sich wegen ihrer Kontext- und Situationsabhängigkeit auch mit Fragebögen und Indices, wenn überhaupt, so nur höchst unsicher evaluieren und damit auch nicht sicher beurteilen – im Gegensatz etwa zu Erfolgskriterien wie Lebensdauer oder Erkrankungshäufigkeit.

Nachdem eine angeblich wissenschaftlich begründete und humane Menschheitsbeglückungsideologie nach großen Opfern gescheitert ist, steht uns eine neue ins Haus. Sie wird im günstigsten Fall sehr viel Geld kosten und Arbeitsplätze schaffen. Ob durch die neuen Ideen die Gesundheit der Bürger auch nur marginal verbessert wird, ist zu bezweifeln.

Die in der Literatur über die Salutogenese und die neue Public Health öfter anzutreffende bemerkenswerte Unkenntnis oder Fehleinschätzung ihrer medizinischen Grundlagen, der pathogenetischen Zusammenhänge, der Methoden der bisherigen erfolgreichen Präventivmedizin hängt vermutlich damit zusammen, daß sie überwiegend von Soziologen und Psychologen stammt, von denen die wenigsten Medizin studiert, geschweige denn je praktisch ärztlich gearbeitet haben. Das hat auch zu einer erheblichen Überschätzung der Bedeutung sozialer und psychischer Krankheitsursachen geführt. Die fast krampfhafte Distanzierung von der Medizin mit eigenen Studiengängen oder gar Fakultäten läßt den Verdacht aufkommen, daß die Verleugnung der Mutterwissenschaft nicht nur inhaltliche Gründe hat, sondern im Hintergrund der Aufbau einer neuen Zunft steht. Wer den Anspruch erhebt, Gesundheitswissenschaft zu betreiben und damit – über die Politik – in das Leben anderer Menschen einzugreifen, sollte verpflichtet sein, über Sozialwissenschaft und Psychologie hinaus sich über Gesundheit kundig zu machen. Das geschieht zu einem wichtigen Teil im vorklinischen Abschnitt des Medizinstudiums, der sich wissenschaftlich ausschließlich mit dem gesunden Menschen befaßt. Aber auch das reicht für einen Gesundheitswissenschaftler nicht – er muß die Gefahren für die Gesundheit kennen, ihre Störungen, d.h. die Krankheiten, um ihnen vorzubeugen. Das wird im klinischen Teil des Medizinstudiums behandelt. Ohne diese Grundlagen ist Gesundheitswissenschaft keine Wissenschaft.

Wohin eine allein sozialpädagogisch orientierte Prävention führt, zeigt die Beobachtung der größten Herausforderung unserer Zeit an Public Health, die *Aids-Pandemie.* Die Behandlung heilt nicht, eine Impfung ist auf absehbare Zeit nicht verfügbar. Zur Betreuung der Kranken werden alle Anstrengungen unternommen, trotzdem sterben alle nach langem Leiden. Alles käme daher auf eine effektive Prävention an, um dieses Elend zu vermeiden. Obwohl bei uns, im Mutterland der Wissenschaft der Seuchenbekämpfung, ein vorzügliches, gesetzlich verankertes und auch grundgesetzlich abgesichertes Instrumentarium zur Prävention und Bekämpfung von Seuchen vorhanden ist und sonst auch genutzt wird, hat man es bei Aids nicht angewandt. 1986/87 sind Soziologen und Psychologen aus den USA in Europa herumgereist und haben die Gesundheitspolitiker überredet, daß die einzig wirksame präventive Maßnahme die Aufklärung sei, also eine sozialpädagogische Maßnahme; die klassischen Verfahren wurden verteufelt. Alle sind darauf eingegangen, obwohl sich schon damals zeigte, daß die Erfolge höchst bescheiden waren. Das Ergebnis kann nun besichtigt werden: Aus den wenigen Fällen von 1986 sind inzwischen viele Millionen geworden, bei uns sind es 10 000 Fälle, die Hälfte verstorben, 70 000–100 000 sind infiziert, täglich infizieren sich

10–15 Menschen neu. Genau wissen wir das freilich nicht, weil wir ja noch nicht einmal eine brauchbare Seuchenstatistik haben. Die Seuche ist außer Kontrolle, das hat inzwischen sogar die WHO begriffen und zieht die Folgerung: Weiter so!

Bemerkenswert ist an dieser Entwicklung zweierlei: Zum ersten Male wurden bei der Bekämpfung einer tödlichen Seuche alle wissenschaftlichen Erkenntnisse und das vorhandene Instrumentarium ignoriert und statt dessen politisch ein von juristischen, psychologischen, soziologischen Gesichtspunkten bestimmtes Präventions-Konzept durchgesetzt. Zum anderen hat die Public Health bis heute keine Notiz von diesem wichtigsten von ihr zu bewältigenden *Präventionsproblem* genommen. Von den 64 Projekten des Berliner, des Norddeutschen und des Nordrhein-Westfälischen Forschungsverbundes „Public Health" befaßt sich keines mit Aids (12).

Zusammenfassung

Nach dem Konzept der *Salutogenese* von ANTONOVSKY ist der Mensch nicht krank oder gesund, sondern befindet sich auf einem Kontinuum zwischen den Polen Gesundheit und Krankheit bzw. Tod, während die wissenschaftliche Medizin Gesundheit und Krankheit unterscheidet, trotz eines unscharfen Grenzbereichs (Penumbra). Nur die Penumbra betrachtet ANTONOVSKY, und es bleibt unklar, wie eine ärztliche Praxis, die sich nur mit Grenzfällen befaßt, ohne Rückgriff auf die übliche Nosologie betrieben werden könnte. Die „salutogenetische" Orientierung soll – im Gegensatz zur „pathogenetischen" – zur „Geschichte" der Person führen, wodurch auch die heilsamen Ressourcen aufzufinden seien.

Die Analyse anerkannt wirksamer Präventionsverfahren, Behandlungsmethoden und Heilungsprozessen zeigt dagegen, daß sie nahezu alle auf der *Eliminierung* pathogener Faktoren beruhen, die Heilung oder Gesundheit verhindern. Dadurch wird Heilung *ermöglicht*, ohne sie aktiv zu *bewirken*. Es ist generell sehr fraglich, ob es gelingen kann, die unter dem Selektionsdruck der Evolution entstandenen und optimierten Funktionen zur Abwehr oder zur Heilung von Krankheit durch aktives Eingreifen weiter zu verbessern, statt sie wie durch herkömmliche Therapie nur störungsfrei zu gewährleisten.

Die Behauptung, nicht Homöostase, sondern *Heterostase* sei der Normalzustand, verkennt, daß letztere nicht auf die Dauer mit dem Leben vereinbar ist. Der salutogenetische *Therapie- und Präventionsvorschlag* besteht in der Erzeugung eines „Kohärenzgefühls". Das sei eine globale Orientierung, zusammengesetzt aus den Gefühlen der Verstehbarkeit, der Machbarkeit und der Bedeutsamkeit.

Insgesamt handelt es sich um ein wirklichkeitsfernes soziologische Konstrukt, das weder theoretisch noch praktisch erfolgversprechende neue Ansätze für gesundheitsfördernde präventive oder therapeutische Maßnahmen liefert. Im übrigen weisen fast alle vorgeschlagenen salutogenetischen (z.B. Kohärenzgefühl) sowie sonstige gesundheitsprotektiven oder -fördernden Faktoren die gleiche logische Struktur auf wie das pathogenetische Konzept der wissenschaftlichen Medizin: Ihr Fehlen gilt als Ursache von Krankheit oder mangelndem Wohlbefinden

– nicht anders als ein Hormon- oder Vitaminmangel. Nur ist deren pathogene Bedeutung weitaus besser belegt.

Die Vorstellungen ANTONOVSKYs finden sich teilweise wieder in dem, was heute – in deutlicher Distanzierung von der Medizin – als *Gesundheitswissenschaft oder New Public Health* betrieben wird. Gesundheit wird dabei nicht nur als Abwesenheit von Krankheit verstanden, sondern umfaßt in Anlehnung an eine politisch-utopische Definition der WHO außerdem vollkommenes Wohlbefinden. Dieses bzw. eine hohe Lebensqualität herbeizuführen, ist das Ziel der neuen Public Health. Hierzu wird die bisherige *krankheitsbezogene Verhaltensprävention* durch eine allgemeine *Verhältnisprävention* ersetzt oder ergänzt. Die Verhältnisse seien derart zu verändern, daß Gesundheit im Sinne von Wohlbefinden bzw. einer hohen Lebensqualität ermöglicht wird. Die hierzu vorgeschlagenen Maßnahmen sind teils politischer und sozialer Art, teils handelt es sich um herkömmliche Prävention wie die verschiedenen Formen der Hygiene, Arbeitsmedizin, Umwelttoxikologie und sonstigen, die alle auf der klinischen Krankheitslehre beruhen. Während Lebensdauer und Krankheitshäufigkeiten als Erfolgskriterien gemessen werden können, sind das auf individueller Selbsteinschätzung beruhende Wohlbefinden oder die Lebensqualität in so hohem Maße individuell bestimmt, daß sie sich nicht situations- und kontextinvariant definieren und erfassen lassen. Damit ist die Erfolgskontrolle wie auch die Vergesellschaftung der Kosten von Maßnahmen zur Erzeugung von allgemeinem Wohlbefinden äußerst fragwürdig.

Krankheit läßt sich allgemein, überindividuell definieren als Störung der Lebensfunktionen, die sich in großer, aber gut beschreibbarer Vielfalt manifestieren kann. *Gesundheit* dagegen ist verborgen (GADAMER, 5), eine positive Definition ist nicht möglich. Sie ist das „Schweigen der Organe" einschließlich des unmerklichen Tätigseins von Geist und Seele. Wir werden ihrer – objektiv und subjektiv – erst gewahr, wenn sie abhanden kommt. Das geschieht durch Krankheit, und so sollten wir es bei der negativen Definition von Gesundheit als Abwesenheit von Krankheit belassen.

Literatur

1. Antonovsky A (1993) Gesundheitsforschung versus Krankheitsforschung. In (3) S 3–14
2. Brenner MH (1994) The Role of Engineering and Planning in Public Health. In (12) S 103–105
3. Franke A, Broda M (Hrsg) (1993) Psychosomatische Gesundheit – Versuch einer Abkehr vom Pathogenese-Konzept. dgtv-Verlag, Tübingen
4. Fülgraff G (1994) Gesundheit als individuelle moralische Verpflichtung? Leviathan-Zschr f Sozialwissenschaft 22:593–604
5. Gadamer H-G (1994) Über die Verborgenheit der Gesundheit. Suhrkamp Verlag, Frankfurt/Main, 3. Aufl
6. Gethmann CF (1996) Heilen: Können und Wissen. Zu den wissenschaftlichen Grundlagen der wissenschaftlichen Medizin. In: Beckmann JP (Hrsg) Fragen und Probleme einer medizinischen Ethik. Walter de Gruyter, Berlin New York, S 68–93
7. McKeown TM (1982) Die Bedeutung der Medizin. Suhrkamp, Frankfurt/Main

8. Nagel GA (1995) Alternative Strategien in der medikamentösen Tumortherapie. Onkologie 18:68–74
9. Reye I (1993) Risikofaktor Gesundheit. In (3) S 79–107
10. Schaefer H (1982) Der Gesundheitsbegriff der WHO. Fortschr Med 100:1736
11. Schaefer H (1993) Gesundheitswissenschaft. Verlag für Medizin Fischer, Heidelberg
12. Forschung aktuell 11 (1994) Nr 45–47. TU Berlin. Sonderheft: Gesundheitswissenschaften

Standardisierung in der Medizin

P. Schölmerich

Einleitung

Standards oder besser Leitlinien sind Anhaltspunkte für ein rationales Handeln in der ärztlichen Praxis. Sie beruhen auf Grundlagen, die in der wissenschaftlichen Forschung und klinischen Erfahrung gesammelt werden, und haben das Ziel, „das Vernünftige (möglichst sparsam) zu tun" (Raspe) (18). Unter dem Stichwort der Evidence based medicine (6) sind in vielen Ländern gleichgerichtete Bemühungen festzustellen (2, 6, 7), die unter dem Siegel der Qualitätsverbesserung oder zumindest eine Qualitätssicherung auch in der Bundesrepublik bei zunehmendem Kostendruck eine große Resonanz erfahren haben. In diesem Zusammenhang lassen sich Leitlinien als möglicher Maßstab für ein rationales Handeln ansehen (4, 10, 12, 17).

Diagnostischer Standard

Diagnostische Standards beziehen sich auf definierte Krankheiten, für die die internationale Klassifizierung die Basis darstellt. Es ist eine elementare Aufgabe ärztlicher Gremien, bei den nosologischen Entitäten diagnostische Standards festzulegen, deren Beachtung eine ausreichende Ergebnisqualität der Diagnostik möglich machen soll. Ein klassisches Beispiel dafür ist die endokrinologische Stufendiagnostik bei der Hyperthyreose, die in den Bericht des Sachverständigenrates für die konzertierte Aktion 1994 (22) Eingang gefunden hat. Diagnostische Standards werden neuerdings auch in der gastroenterologischen und kardiologischen Literatur nachgewiesen und in einem in Erscheinung begriffenen Standardwerk für der gesamten Bereich internistischer Erkrankungen in fortlaufender Ergänzung dokumentiert (5). Dabei wird in der Regel eine Aufzählung klinischer Daten vorgenommen, die durch die Ergebnisse technischer Untersuchungen und Laborbefunde ergänzt wird und in der Gesamtbewertung einen diagnostischen Standard bei umschriebenen definierten Krankheitsbildern ermöglicht. Ziel ist eine Effizienzsteigerung im diagnostischen Prozeß zur Begründung einer rationalen Therapie. Zusätzliche Bewertungsgesichtspunkte sind solche gesundheitsökonomischer Natur. Dabei ist unter diesen Aspekten besonders bei den technischen Verfahren zu beachten, daß die Methode mit einer möglichst günstigen Kosten/Nutzen-Relation angewandt wird (1, 9), was nicht bedeutet, daß immer das Verfahren mit dem geringsten unmittelbaren Kostenaufwand benutzt werden sollte. Neue Verfahren mit höherer Effektivität sollten nicht additiv zu bisher standardisierten Methoden eingesetzt werden. Das kostenaufwendigste Verfahren kann u.U. wegen seiner hohen Effektivität in der Evaluierung den günstigsten Zugang zu einem diagnostischen Problem bedeuten (15, 16, 28).

Therapeutischer Standard

Im therapeutischen Bereich liegen umfangreiche Erfahrungen mit der Standardisierung im Rahmen der Arzneimittelprüfung vor. Sie ist in gesetzlichen und berufsrechtlichen Regelungen festgelegt und umfaßt sowohl die Strukturqualität solcher Prüfungen, also die Voraussetzungen zur Berechtigung, eine Arzneimittelprüfung vorzunehmen, wie auch die Prozeßqualität, d.h. die Verfahren in der praktischen Durchführung einschließlich ethischer und juristischer Implikationen.

Als Standard in der Arzneimittelprüfung gilt dabei der kontrollierte klinische Versuch, der nach informierter Zustimmung des Probanden unter Beachtung eines umfangreichen Regelwerks klinischer Prüfungen zur Durchführung kommt. Das am häufigsten angewandte Verfahren zur Bildung eines Standards im therapeutischen Bereich ist die Auswertung therapeutischer Erfahrungen in sogenannten Konsensuskonferenzen (11, 20), in denen Experten im Austausch ihrer Erfahrungen, der Auswertung von Literaturrecherchen und unter Zugrundelegung pathophysiologischer Konzepte zu einem Konsens hinsichtlich der Empfehlungen gelangen, der dem Stand des aktuellen Wissens entspricht. Sie stellen damit die Basis für ein rationales ärztliches Handeln dar. In der Anwendung beim Kranken stellt ein solcher Standard allerdings nur eine, wenn auch wichtige, Grundlage der therapeutischen Entscheidungen dar, die in ihrer praktischen Übertragung auf das konkrete ärztliche Handeln gegenüber dem Patienten den Charakter eines Angebotes an den Hilfe erwartenden Kranken besitzt. Im Einzelfall sind Abweichungen vom Standard je nach dem Wertbild, das der Kranke für sein Dasein entwickelt hat, notwendig und vertretbar, sofern sie nicht gegen elementare Grundsätze eines rationalen Handelns verstoßen (22, 23).

Das methodische Repertoire für die Bildung von Standards ist in den letzten Jahren erheblich erweitert worden. Es umfaßt insbesondere auch Meta-Analysen kontrollierter klinischer Prüfungen, Multi-Center-Untersuchungen, und die Ergebnisse von Langzeitstudien, die wiederum eine sorgfältige Dokumentation bei ihrer Auswertung voraussetzen (8). Die epidemiologischen und statistischen Methoden haben einer erhebliche Differenzierung erfahren.

Weitere Verfahren sind iterative Rückkoppelungsmethoden nach der Delphitechnik, die in einem kritischen Entwicklungsprozeß unter Experten zu entsprechenden Empfehlungen gelangen.

Verfahren der Qualitätssicherung

Standards sind Referenzsysteme im Rahmen einer Qualitätsbewertung, die in den letzten Jahren eine besondere Beachtung gefunden hat. In den Fachgesellschaften ebenso wie in den berufsständischen Organisationen, in Kliniken wie in der Praxis sind Bemühungen erkennbar, eine Qualitätsbewertung und als Konsequenz solcher Untersuchung, wenn notwendig, eine Qualitätsverbesserung zu erreichen (13, 17, 20, 21).

Im stationären Bereich sind Qualitätszirkel zur Verbesserung der Prozeß- und Ergebnisqualität in Modelluntersuchungen oder als bereits etablierte Verfahren berichtet worden (24). Sie haben eine Optimierung des Prozeßablaufes, z.B. in der Kooperation verschiedener Disziplinen im Krankenhaus und durch Benutzung neuer Informationstechniken, zum Ziel und können zu einer gesteigerten Motivation aller Beteiligten durch die unmittelbar erkennbar bessere Ergebnisqualität führen. Die Verbesserung der Prozeßqualität stellt eine deutliche Rationalisierungsreserve dar.

In der ambulanten Praxis sind Qualitätszirkel beteiligter Ärzte in einer Region von Nutzen, die in unmittelbarem Erfahrungsaustausch zur Festlegung eines geeigneten Behandlungsrahmens gelangen können (10). In diesem Bereich ist allerdings eine strenge Standardisierung in der Regel angesichts der Komplexität in der Praxis auftretender Krankheitsbilder kaum erreichbar. Vor allem bei der Vielzahl von Befindlichkeitsstörungen aus psychosozialer Verursachung ist ein Verfahrensstandard sowohl diagnostischer wie therapeutischer Art nur im Rahmen eines größeren Ermessensspielraums vorstellbar. Die Qualitätszirkel haben hier aber die Bedeutung, das Problembewußtsein in bezug auf die Indikationen zu diagnostischen und therapeutischen Verfahren zu erweitern.

Standards unter Kosten-/Nutzen-Kriterien

Die Bemühungen um eine Begrenzung der Ausgabensteigerungen im Gesundheitswesen haben in den letzten Jahren zu immer neuen gesetzlichen Regelungen geführt. Hierbei spielen Standards unter dem Gesichtspunkt der Wirtschaftlichkeit gesundheitlicher Maßnahmen eine wichtige Rolle. Die Leistungsträger, also die Institutionen der Gesetzlichen Krankenversicherung, sind veranlaßt, bei einem angestrebten therapeutischen Ziel Verfahren mit einer positiven Kosten/Nutzen-Relation bevorzugt in den Rahmen ihrer Leistungspflicht aufzunehmen. Diese bezieht sich sowohl auf den ambulanten wie auf den stationären Bereich. Für den ambulanten Sektor ist die kassenärztliche Bundesvereinigung in Verbindung mit den Spitzenverbänden der GKV um eine rational gesteuerte Mittelverwendung mit einem Maximum an Effizienz bemüht. Die Budgetierung in der kassenärztlichen Versorgung macht solche Bemühungen besonders dringlich (30).

Im stationären Bereich machen die neu eingeführten Fallpauschalen und Sonderentgelte im Abrechnungssystem, das zwischen den Kassen und den Krankenhäusern ausgehandelt wird, eine Standardisierung von Leistungen notwendig. Sie setzen eine Qualitätsbewertung der Leistungen voraus, die sich im chirurgischen Sektor z.B. auf einen Vergeich der Ergebnisqualität bei ambulanten und stationären Operationen bezieht (19). In jüngster Zeit spielt in diesem Zusammenhang auch die vergleichende Bewertung endoskopischer und nicht endoskopischer Operationsverfahren, vor allem in der Abdominalchirurgie, eine besondere Rolle (20, 21, 24).

Verbindlichkeit von Standards

Die unterschiedliche Akzeptanz von Standards geht z.T. auf eine Unsicherheit in bezug auf die Verbindlichkeit solcher Richtlinien zurück (5). Es gibt Standards, denen ein hohes Maß an Verbindlichkeit zukommt, z.B. solche für einen adäquaten hygienischen Standard in Krankenhäusern oder auch in Institutionen, die zur Vornahme ambulanter Operationen oder endoskopischer Verfahren berechtigt sind. In diesem Bereich sind sowohl gesetzliche wie berufsrechtliche Standardisierungen erfolgt (28). Ein ähnlicher Gesichtspunkt gilt für den Umgang mit der Therapie unter Anwendung von Blut- und Plasmaprodukten, für die eine Kommission von Experten Richtlinien formuliert hat, die den Status einer gesetzlichen Regelung angenommen haben. Sie sind sanktionsbewehrt. Das Gleiche gilt für den Standard von Arzneimittelprüfungen, die sowohl gesetzliche wie berufsständische Sanktionen bei Abweichungen von festgelegten Standards möglich macht. Einen geringeren Grad von Verbindlichkeit haben diagnostische und therapeutische Empfehlungen, die einen größeren Ermessensspielraum, vor allem in der Praxis, bedeuten. In dieser Schnittstelle zwischen Standardisierung und Therapiefreiheit liegen die meisten Einwendungen aus der Praxis begründet. Sowohl im Sozialgesetzbuch wie auch im Bericht des Sachverständigenrates 1994 und 1995 ist in diesem Zusammenhang ausdrücklich darauf hingewiesen worden, daß Abweichungen von einem empfohlenen Standard aufgrund eigener Erfahrungen möglich sind, daß sie aber im Zweifelsfall einer besonderen Begründung bedürfen. Im therapeutischen Bereich sind in einigen Indikationsgebieten in den letzten Jahren Verfahren mit gesteigerter Wirksamkeit, zugleich aber auch mit hoher Aggressivität entwickelt worden, die zu einer Standardisierung geführt haben. Die Einhaltung solcher Standards, wie etwa in der Onkologie, bedarf einer engen Kooperation zwischen Klinik und Praxis, die durch Tumorzentren möglich ist (23). Der Sachverständigenrat hat 1995 auch für die Betreuung von Diabeteskranken ein Modell kooperativer Zusammenarbeit verschiedener ärztlicher und sozialmedizinischer Institutionen vorgeschlagen (23).

Standards und juristische Bewertung

Es besteht sowohl in der Klinik als auch in der Praxis die Sorge, daß ein festgelegter Standard bei Abweichungen im Handlungsbedarf, vor allem, wenn im Einzelfall das erwartete Ergebnis nicht zustandegekommen ist, Haftungsansprüche auslöst. Das gilt sowohl für diagnostische Verfahren, bei denen die Unterlassung von weitergehenden Untersuchungen zu Haftungsansprüchen führen kann, wenn im späteren Verlauf einer Erkrankung Symptome auftreten, die im Rahmen einer stark erweiterten Primärdiagnostik schon zu einem früheren Zeitpunkt hätten erfaßt werden können. Die Sorge, mit Haftungsansprüchen konfrontiert zu werden, hat vielfach zu einer Defensivmedizin geführt. Hierbei kommt es mehr unter dem Gesichtspunkt, eventuelle Ansprüche zu vermeiden, zu einer Vornahme zusätzlicher Untersuchungen, die nicht selten in keinem Verhältnis zu dem tatsächlichen Nutzen dieser Verfahren stehen. Die Gerichte beziehen sich in ihren Entscheidungen in der Regel auf Sachverständigengutachten, wobei allerdings die Schwierigkeit besteht, daß angesichts des schnellen Fortschritts in der Entwicklung immer neuer Verfahren in der Medizin nicht in jedem Fall der neueste Stand der Wissenschaft zur Grundlage gemacht wird. In diesem Zusammenhang spielt der Begriff des Restrisikos eine große Rolle, unter dem man die diagnostische Unsicherheit versteht, die bei der unvermeidbaren Begrenzung von diagnostischen Maßnahmen bestehen bleibt und damit ein Risiko im weiteren Krankheitsverlauf darstellt. In diesem Bereich liegt ein erheblicher Bedarf an praktikablen juristischen Lösungsansätzen vor (14, 15). Zugleich besteht die Notwendigkeit, für die Anerkennung eines sochen Restrisikos, das im diagnostischen wie im therapeutischen Bereich bestehen kann, eine gesellschaftliche Akzeptanz zu erreichen, die sich auch mit gesundheitsökonomischen Gesichtspunkten begründen läßt.

Standards in der Rationierungsdebatte

Die Diskussion über Standards und Qualitätssicherung ist durch den überproportionalen Kostenanstieg im Gesundheitswesen in starkem Maße angeregt worden. Es gibt kein Gebiet in der Medizin, in dem nicht von Qualitätserhaltung, -steigerung und -sicherung die Rede ist. Mit zunehmender Überalterung der Bevölkerung, vor allem der relativen Zunahme des Bevölkerungsanteils oberhalb von 70 Jahren, mit fortschreitender Technisierung der Medizin und wachsenden Ansprüchen der Versicherten besteht auch eine Tendenz zu weiteren Erhöhungen des Anteils am Bruttosozialprodukt, der für Gesundheitsleistungen aufgewandt wird. Unter diesem Gesichtspunkt hat die Suche nach Wirtschaftlichkeitsreserven ein besonderes Gewicht (19). Das Sozialgesetzbuch V legt fest, daß die Behandlung ausreichend, zweckmäßig, wirtschaftlich sein soll und das Maß des Notwendigen nicht zu überschreiten hat. Diese allgemein gehaltene Formulierung läßt einen weiten Spielraum individueller Einschätzung bei Patienten ebenso wie bei Leistungserbringern zu. Appelle an die sparsame Verwendung von Ressourcen haben ebensowenig wie Regreßforderungen beim Überschreiten eines Durchschnittswertes an Aufwendungen innerhalb einer Fachgruppe zu einer Begrenzung der Aufwendungen geführt. Diese Orientierung am Fachgruppendurchschnitt enthält keine Qualitätsgewichtung des Leistungsangebotes, so daß sie allenfalls im Einzelfällen übersteigerte Aufwendungen reduzieren oder kompensieren kann, nicht aber im Gesamtsystem zu einer Kostenminderung führt. Das fehlende Steuerungselement in der Selbstverwaltung führte zu fiskalischen Restriktionen, die in Form von Budgetierung in der ambulanten Praxis und als fallbezogene Honorierung im stationären Bereich eine tatsächliche Leistungseinschränkung bedeuten (4, 9, 15, 19, 28). Diese mehr oder weniger erkennbare Rationierung bedroht die grundlegenden Prinzipien des auf Solidarität angelegten Versorgungssystems im Gesundheitswesen. Sie zwingt zudem dazu, die praktischen Entscheidungen einer Rationierung in der unmittelbaren Interaktion zwischen Arzt und Patient vorzunehmen, wenngleich die Vorgaben weit oberhalb dieser Ebene des Gesundheitswesens von gesetzgebenden Instanzen gefällt werden, die sich am Prinzip der Erhaltung der Beitragssatzstabilität unter Berücksichtigung der Grundlohnsumme orientieren.

Unter diesem Aspekt hat eine Standardisierung von Gesundheitsleistungen neben dem Ziel der Effizienzsteigerung auch den Sinn, einen möglichst rationalen Einsatz von Ressourcen zu gewährleisten, d.h. eine Rationalisierung vorzunehmen. Tatsächlich sind die damit möglichen Wirtschaftlichkeitsreserven erheblich. Sie beziehen sich sowohl auf diagnostische Verfahren, deren Mengenausweitung häufig in keinem Verhältnis zur Effizienzsteigerung steht. Noch deutlicher läßt sich im therapeutischen Bereich eine Rationalisierungsreserve nachweisen, wenn die Anwendung zahlreicher Medikamente ohne gesicherten Nachweis der Wirksamkeit oder Außenseitermethoden ohne adäquate Evaluierung aus dem Katalog der Leistungspflicht der Krankenkassen ausgeschlossen werden (3, 4). Bei manchen Verfahren mit unsicherer Wirksamkeit steht den Leistungsträgern allerdings keine Korrekturmöglichkeit zur Verfügung, wenn der Gesetzgeber Begrenzungen unmöglich macht oder wie bei der Arzneimittelzulassung für besondere Therapierichtungen Regelungen vornimmt, die von den Prinzipien der standardisierten Arzneimittelprüfung abweichen (3, 4, 16, 18).

Der neu eingeführte Wettbewerb unter den Kassen als Folge der Freiheit in der Wahl einer Kasse birgt gleichfalls die Gefahr, daß aus Wettbewerbsgründen von seiten der Kassen Angebote erfolgen, die das Gebot des Ausreichenden der Sozialgesetzgebung weit überschreiten. Die erkennbare Rationierung im Gesundheitswesen hat ethische und juristische Implikationen (4, 15). Unter ethischen Gesichtspunkten sind die Prinzipien der Verteilungsgerechtigkeit, etwa im Bereich der Transplantationsmedizin, vordergründig besonders bedeutsam. Hier stellen sich schwierige Fragen wie die Bedeutung der medizinischen Dringlichkeit, der Wartezeit, der Prognose, der Einschätzung des familiären Status etc. als Zuteilungskriterien für eine Organübertragung. Diese Probleme bedürfen gleichfalls einer Klärung mit dem Ziel einer gesellschaftlichen Akzeptanz.

Grenzen der Standardisierung

Es ist bereits darauf hingewiesen worden, daß eine Standardisierung sich keineswegs für alle Handlungsansätze in Diagnostik, Indikation und Therapie eignet. Die Krankheiten müssen definierbar sein, d.h. es müssen ein pathophysiologisches Konzept und eine überschaubare Symptomatik vorliegen, Voraussetzungen, die in der Praxis nicht immer gegeben sind. Der diagnostische und therapeutische Standard vermag auch nicht in jedem Fall eine konkrete Handlungsanweisung ohne Rücksicht auf die individuellen Besonderheiten des Kranken zu vermitteln. Der Standard gibt lediglich einen statistisch gesicherten Anhaltspunkt für eine rationale Entscheidung. Ihm kommt auch nicht der Charakter einer Rechtsnorm zu (4), sondern unter juristischen Gesichtspunkten allenfalls der eines Anhaltspunktes für das, was im Haftungsrecht als herrschende Meinung angesehen wird. Die tradierten Regeln ärztlicher Sorgfaltspflicht, das Prinzip des nil nocere, die allgemeinen Verhaltensnormen zwischen Ärzten und Patienten haben ihren Stellenwert nicht verändert. Sie werden allerdings ergänzt durch Empfehlungen, die angesichts der Komplexität vieler Fragestellungen im ärztlichen Handlungsbereich einen normierenden Charakter haben und zugleich damit eine Schutzfunktion für den Kranken besitzen, der einen Anspruch auf eine rational gesicherte Behandlungsform besitzt. Die Schutzfunktion erstreckt sich auch auf den Arzt, dem der Standard einen begründbaren Handlungsrahmen bietet, dessen Befolgung neben der Beachtung der allgemeinen Regeln ärztlichen Handelns einen Schutz vor zivil- oder strafrechtlichen Sanktionen darstellt.

Offen bleibt die Frage, in welchem Umfang Standards zur Kostendämpfung beitragen. Standards können im Vergleich mit bisherigen Handlungsweisen in Diagnostik und Therapie auch eine Ausweitung der Leistungen bewirken und über eine effizientere Diagnostik den Kreis der Behandlungsbedürftigen erweitern, so daß tatsächlich eine Leistungsausweitung zustandekommt, allerdings mit dem durchaus erwünschten Effekt einer Effizienzsteigerung im Einzelfall.

Auch für Prävention und Rehabilitation, von denen größere Einsparpotentiale erwartet werden, gilt, daß ohne eine sorgfältige Evaluierung von Struktur-, Prozeß- und Ergebnisqualität keine Aussage über mögliche Wirtschaftlichkeitsreserven in diesem Bereich vorgenommen werden kann. Im Bericht der Sachverständigenkommission 1994 wird unter diesem Aspekt darauf hingewiesen, daß in diesem Bereich ein erheblicher Forschungsbedarf besteht, auf den von seiten der Sozialmediziner seit langem hingewiesen wird (26, 27).

Schlußbemerkungen

Standards oder Leitlinien konkretisieren im Idealfall den bisher schon immer als für das ärztliche Handeln verpflichtend angesehenen Begriff des medizinisch Angemessenen und Notwendigen. Ihnen kommt damit auch eine wichtige Funktion in der Realisierung einer gleichmäßigen und bedarfsorientierten Versorgung im Gesundheitswesen zu. Sie bedeuten zugleich eine Steigerung der Transparenz ärztlicher Maßnahmen mit der Aussicht auf eine höhere Akzeptanz auch von ökonomischen Steuerungselementen in der Öffentlichkeit. Die Therapiefreiheit des Arztes bewegt sich allerdings in der Regel im Rahmen eines durch Leitlinien begrenzten Ermessensspielraums. Die Berücksichtigung solcher Leitlinien kann zur Erhaltung eines auf Solidarität und Subsidiarität gegründeten Systems der

Gesundheitsversorgung einen wesentlichen Beitrag leisten, der vor eingreifender Rationierung zu bewahren hilft.

Literatur

1. Andreae C-A, Theurl E, Schölmerich P, Mutschler E, Fuchs C, Zippelius R (1989) Ökonomische Grenzen der Medizin. Steiner Verlag, Wiesbaden Stuttgart
2. Bero L (1995) The Cochrane Collaboration. Preparing, maintaining and disseminating systemic reviews of the effects of health Care. JAMA 274:1935–1938
3. Bock KD (1993) Wissenschaftliche und alternative Medizin. Springer-Verlag, Berlin Heidelberg
4. Buchborn E (1993) Ärztlicher Standard – Begriff, Entwicklung, Anwendung. MedR 11:328
5. Classen et al. (Hrsg) (1996) Rationelle Diagnostik und Therapie in der Inneren Medizin. Urban u. Schwarzenberg, München Wien Baltimore
6. Eccles M, Clapp Z, Grimshaw J et al. (1996) North of England evidence based guidelines development project: methods of guideline development. BMJ 312:760–762
7. Field M, Lohr K (eds) (1992) Guidelines for Medical Practice: from Development to use. Institut of Medicine, National Academy Press, Washington
8. Frischbier H-J, Hoeffken W, Robra B-P unter Mitarbeit von Dierks M-L (1994) Mammographie in der Früherkennung. Qualitätssicherung und Akzeptanz; Ergebnisse der Deutschen Mammographie-Studie. Enke, Stuttgart
9. Fuchs C (1992) Probleme der Makro- und Mikroallokation. In: Mohr J, Schubert C (Hrsg) Ethik der Gesundheitsökonomie. Springer-Verlag, Berlin Heidelberg New York, pp 67–77
10. Hauser R, Ollenschläger G (1996) Arbeitsgemeinschaft und Zentralstelle – Netzwerk für Qualitätssicherung der Medizin. DÄB 93:C1146–1148
11. Klazinga NS (1994) Compliance with practice guidelines: clinical autonomy revisited. Health Policy 28:51–66
12. Klinkhammer G (1995) Leitlinien zur Qualitätssicherung diskutiert. DÄB 92:19–20
13. Kümmerle F (1995) Standard und Standardisierung in der Chirurgie. Mitt dtsch Ges f Chir 1:28
14. Laufs A (1993) Standards, Kostendruck und Haftpflichtrecht. In: Nagel E, Fuchs C (Hrsg) Soziale Gerechtigkeit im Gesundheitswesen. Springer-Verlag, Berlin Heidelberg
15. Nagel E, Fuchs C (Hrsg) Soziale Gerechtigkeit im Gesundheitswesen. Springer-Verlag, Berlin Heidelberg
16. Oberender P (1995) Pharmaökonomie: Notwendigkeit, Möglichkeiten und Grenzen pharmaökonomischer Studien. In: Oberender P (Hrsg) Kosten-Nutzen-Analysen in der Pharmaökonomie. Möglichkeiten und Grenzfälle. Socio medico Verlag, Gräfelfing, S 9–29
17. Qualitätssicherung der ärztlichen Berufsausübung (1993) Dtsch Ärztebl 90:1087
18. Raspe HH (1995) Ethische Aspekte der Indikation. In: Toellner R, Wiesing U (Hrsg) Wissen, Handeln, Ethik. Strukturen ärztlichen Handelns und ihre ethische Relevanz. Gustav Fischer, Stuttgart, S 21–36
19. Rebscher H (1995) Ordnungspolitische Bewertung von Kosten-Nutzen-Analysen aus der Sicht der gesetzlichen Krankenversicherung. In: Oberender P (Hrsg) Kosten-Nutzen-Analysen in der Pharmaökonomie. Möglichkeiten und Grenzfälle. Socio medico Verlag, Gräfelfing, S 101–121

20. Richtlinien der Bundesärztekammer zur Qualitätssicherung ambulanter Operationen (1994) Dtsch Ärztebl 91:1630
21. Richtlinien der Bundesärztekammer zur Qualitätssicherung endoskopischer Eingriffe (1994) Dtsch Ärztebl 91:1630
22. Sachverständigenrat für die Konzertierte Aktion im Gesundheitswesen (1994) Gesundheitsversorgung und Krankenversicherung 2000. Eigenverantwortung, Subsidiarität und Solidarität bei sich ändernden Rahmenbedingungen. Sachstandsbericht 1994. Nomos, Baden-Baden
23. Sachverständigenrat für die Konzertierte Aktion im Gesundheitswesen (1995) Sondergutachten 1995. Gesundheitsversorgung und Krankenhauswesen. Mehr Ergebnisorientierung, mehr Qualität und mehr Wirtschaftlichkeit. Baden-Baden
24. Scheibe O (1994) Qualitätssicherung Chirurgie im Land Baden-Württemberg. Klinikarzt 5/23:206
25. Schaefer H (1983) Medizinische Ethik. Verlag für Medizin Dr. Ewald Fischer, Heidelberg
26. Schaefer H, Schipperges H, Wagner G (1987) Präventive Medizin. Springer-Verlag, Berlin Heidelberg
27. Schipperges H (1982) Der Arzt von morgen. Severin u. Siedler, Berlin
28. Schölmerich P (Hrsg) (1995) Fortschritte in der Medizin und Erwartungen der Gesellschaft. Gustav Fischer Verlag, Stuttgart Jena New York
29. Schölmerich P, Thews G (Hrsg) (1990) Lebensqualität als Bewertungskriterium in der Medizin. Gustav Fischer Verlag, Stuttgart New York
30. Schulenburg Graf von der JM, Schöffski O (1993) Kosten-Nutzen-Analysen im Gesundheitswesen. In: Nagel E, Fuchs C (Hrsg) Soziale Gerechtigkeit im Gesundheitswesen. Ökonomische, ethische, rechtliche Fragen am Beispiel der Transplantationsmedizin. Springer-Verlag, Berlin, S 168–182

IV. Theologischer Ausblick

Aufriß einer therapeutischen Theologie

E. Biser

Das Konzept

Beim Konzept einer therapeutischen Theologie handelt es sich nicht etwa um eine theologische Sonderform wie bei der dialektischen oder politischen Theologie, sondern um den Versuch, die Theologie in die ihr angemessene – und angestammte – Grundgestalt zurückzuführen.[1] Denn das Christentum ist, an dem zum Vergleich mit ihm besonders herausfordernden Buddhismus gemessen, keine asketische, sondern eine therapeutische Religion.

Den durchschlagenden Beweis für die Richtigkeit dieser These erbrachte die Diskussion um die Hoheitstitel Jesu, die nach *Ferdinand Hahn* zu dem Ergebnis führte, daß der historische Jesus keinen der ihm vom Neuen Testament zugelegten Titel in Anspruch nahm, so daß er sich weder als Messias noch als Menschen- und Gottessohn bezeichnete, die sich aber den Titel entgehen ließ, mit dem er sich tatsächlich einführte und mit dem er auch in der alten Kirche mit dem Gebetswort „hilf, Christus, du bist unser einziger Arzt!" angerufen wurde.[2] Das bestätigt sein Ausspruch:

Nicht die Gesunden brauchen den Arzt, sondern die Kranken;
ich bin nicht gekommen, die Gerechten zu berufen,
sondern die Sünder (Mk. 2, 17)

Das Wort bedarf freilich einer zweifachen Erläuterung. Was den Vordersatz betrifft, so ist damit keineswegs eine Gruppe von Heilsbedürftigen, denen Jesus seine helfende Zuwendung zusichert, von dejenigen unterschieden, die als „Gesunde" seiner Hilfe nicht bedürfen; vielmehr unterscheidet Jesus damit unter den in seinen Augen allesamt Kranken die besonders schwierige Gruppe jener, die sich ihrer Krankheit nicht bewußt und deshalb seiner Zuwendung doppelt bedürftig sind, weil bei ihnen, zusätzlich zu ihren Leiden, eine Bewußtseinssperre überwunden werden muß. Was aber die „Sünder" anlangt, zu denen sich Jesus gesandt weiß, so geben die um seinen „Tisch der Sünder" Versammelten darüber Auskunft, daß es sich bei ihnen gerade nicht um Versager im moralischen Sinn, sondern um gesellschaftlich Geächtete und Ausgestoßene handelt.[3] Sie zieht Jesus in seine besondere Nähe und dies mit der Folge, daß er in der Sicht der Etablierten als eine Bedrohung der eingespielten Gesellschaftsordnung erscheint: für die Gesellschaft ihrerseits Anlaß, ihn aus ihrem Herrschaftsbereich auszustoßen und „außerhalb des Lagers" (Hebr. 13, 13) umzubringen.

Aber kann denn Glaube, so ist nun grundsätzlich zu fragen, tatsächlich heilen? Nicht minder grundsätzlich klingt die wiederholt im Evangelium gegebene Antwort: *„dein Glaube hat dich gesund gemacht"*. Jesus nimmt also in diesen ältesten Wendungen die geglückte Heilung keineswegs für sich selbst in Anspruch. Vielmehr schreibt er sie dem wie eine selbständige Entität agierenden Glauben zu. Damit ist aber aufs deutlichste unterstrichen, daß er tatsächlich zu heilen vermag.[4]

Die Diastase

Wenn man von derart obskuren Praktiken wie dem „Gesundbeten" und der „Geistheilung" absieht, klingt das fast wie ein Märchen aus alter, längst vergangener Zeit. Was sich inzwischen ereignete, ist die Geschichte einer schon in neutestamentlicher Zeit einsetzenden Diastase, die den Verfall des priesterlichen Arztbildes nach sich zog und schließlich dazu führte, daß die Heilungskompetenz des Christentums völlig an die wissenschaftliche Medizin überging. Das spiegelte sich nicht nur im Erscheinungsbild der Theologie, sondern hatte in dieser auch eine entscheidende Ursache. Die bestand in der Entwicklung der Theologie zu ihrer wissenschaftlichen Systemgestalt.

So war es ihr von innen, zumal aber von außen her auferlegt. Von innen her unterstand sie der Nötigung, den Glauben auf verstehbare Weise auszulegen, weil er von seiner – mit der Gottesoffenbarung gegebenen – Mitte her verstanden sein will. Von außen her wirkte der Zwang, sich gegenüber Einwänden und Angriffen rechtfertigen zu müssen, im gleichen Sinne auf sie ein. Als Markstein dieser Entwicklung erweist sich schon innerhalb des Evangeliums die – nach Ausweis der Kunstgeschichte von der alten Kirche besonders beachtete – Perikope von der Heilung der Gelähmten (Mk. 2, 1–12), die ursprünglich als eine bewegende Glaubensgeschichte erzählt wurde, in ihrer überlieferten Endgestalt jedoch argumentativ überarbeitet ist, so daß Jesus durch seine Wundertat die von der Urgemeinde praktizierte, von ihrer jüdischen Umwelt jedoch verworfene Sündenvergebung zu rechtfertigen scheint.[5]

Wurden bei der apologetischen Selbstrechtfertigung die philosophischen Kategorien nur defensiv eingesetzt, so schon bald, und das vor allem in der alexandrinischen Theologie, in konstruktivem Interesse. In Rückblick darauf spricht *Augustin* davon, daß die Theologen in Erinnerung an die von den Juden beim Auszug aus Ägypten „entliehenen" silbernen und goldenen Gefäße die Denkformen der platonischen und aristotelischen Philosophie übernommen hätten, um mit ihrer Hilfe die Botschaft des Evangeliums in eine szientifische und damit in den wissenschaftlichen Diskurs einzubringende Form zu fassen.

Im weiteren Verlauf entzweite sich die Kooperation dann freilich zu Konfrontation, so besonders bei dem großangelegten Versuch, das in Spanien an den Islam verlorene Territorium für den Christenglauben zurückzugewinnen. Denn dabei stießen die Missionare auf einen averroistisch interpretierten Aristotelismus, dessen elaborierter Begrifflichkeit sie so lange nichts Gleichwertiges entgegenzusetzen hatten, bis ihnen *Thomas von Aquin* in seiner – auf die spanischen „Heiden" zielenden – Summa contra gentiles die umfassende Argumentationshilfe vorlegte.[6] In dieser Konfrontation blieb die gegenseitige Angewiesenheit von Theologie und Philosophie unbestritten. Das änderte sich, als *René Descartes* das Tischtuch zwischen beiden Instanzen zerschnitt, indem er die Sache der Philosophie von den beiden Pflöcken Tradition und Autorität abkoppelte und mit dem Grundsatz „Cogito sum" ausschließlich auf sich selbst stellte. Das führte bei Kant, durchaus konsequent, zur Anzweiflung der traditionellen Verhältnisbestimmung. Denn in seiner Schrift über den Streit der Fakultäten erhebt sich die Frage, ob die als ancilla theologiae geltende Philosophie tatsächlich ihrer Herrin die Schleppe nachträgt oder nicht vielmehr die Fackel voranträgt und damit die Spitzenposition übernimmt.[7]

Die Reaktion der durch die Glaubensspaltung entzweiten Theologien war ausgesprochen panisch. Während sich die protestantische in ihrer Verzweiflung in die Arme des Hegelschen Systems warf, zog sich die katholische auf die Position einer „Philosophia perennis" neuscholastischen Zuschnitts zurück. Während diese ihren Rückzug mit dem Verlust der Gegenwartskontakte büßen mußte, entdeckte jene zu spät, daß sie, wie Karl Löwith in seiner scharfsinnigen Analyse zeigte, einem im Grunde atheistischen System aufgesessen war.[8]

Wenn man das bedenkt und mit Horst Baier hinzunimmt, daß zwischen Platon und Aristoteles durch Epikur, den Kronzeugen einer postmodern-hedonistischen Mentalität, aus dem Felde geschlagen wurde, wird die Orientierungskrise deutlich, der die Gegenwartstheologie verfiel. Und diese belastet sie um so mehr, als ihr im Zug der Enthellenisierungsdebatte deutlich wurde, wie wenig die hellenistischen Denkformen, trotz der scheinbaren Übereinstimmung des heraklitischen mit dem johanneischen Logos, der Denkweise des Evangeliums entsprachen.[9]

Verlorene Dimensionen

Mit der Szientifizierung der Theologie ging aber nicht nur die therapeutische Dimension verloren, sondern ebenso auch die ästhetische und soziale. Was jene anlangt, so dachte Jesus vorzugsweise in Bildern. Für die Vermittlung des für seine Botschaft zentralen Reich-Gottes-Gedankens schuf er, der nicht nur als eine Gestalt der Religions- und Glaubensgeschichte, sondern ebenso auch der Geistes- und Sprachgeschichte zu gelten hat, sogar eine eigene aus Bildmotiven gefügte Zeichenwelt in Gestalt seiner Gleichnisse. Dem folgte auf weiten Strecken auch der theologische Gedanke. Das platonische Modell des Aufstiegs zur Ideenschau blieb ebenso für *Gregor von Nyssa* (Der Aufstieg des Moses) wie für *Augustin* in seiner Ostia-Vision und noch für Bonaventuras „Itinerarium mentis in Deum" bestimmend, zumal er diese Schrift gleichzeitig an der Kreuzesvision seines Ordensvaters Franz von Assisi orientierte. Nicht umsonst umfängt der Schöpfer in Michelangelos Erschaffung des Adams mit seiner Linken eine Gruppe von puttenähnlichen Gestalten: Verkörperungen der Ideen, nach denen dieser Bildtradition zufolge die Kreaturen von Gott entworfen und verwirklicht wurden.

Dann aber, auf der Höhe des Mittelalters, setzte sich die These durch, daß mit Bildern nicht argumentiert und daß aus Bildern demgemäß auch keine Lehren abgeleitet werden können: theologia symbolica non est argumentativa. Damit begann ein innertheologischer Ikonoklasmus, der zur systematischen Verdrängung der Bildmotive durch Begriffe führte. Und mit den Bildern wurde die ästhetische Dimension insgesamt abgestoßen. Doch der Gewinn gestaltete sich zum Verhängnis. Denn auch für die Theologie gilt: Begriffe ohne Anschauung sind blind. Die Systemtheologie erblindete; sie verlor vor allem an Zeitsichtigkeit – ein Verlust, der sich angesichts der mit mächtigen Lettern an die Wand der Epoche geschriebenen Zeichen der Zeit als besonders abträglich herausstellen sollte.

Als Hindernis auf dem Weg zur wissenschaftlichen Vollgestalt wurde schließlich auch die soziale Dimension empfunden, obwohl *Johann Adam Möhler* in seinem Jugendwerk „Die Einheit in der Kirche" darauf bestanden hatte, daß nicht schon der einzelne, sondern erst die schon im Epheserbrief (4, 13) beschworene Glaubensgemeinschaft der vielen als das vollgültige Subjekt der Gotteserkenntnis gelten könne.[10] Dennoch kam es zu einer subjektivistischen Verengung des theologischen Gedankens, die schließlich dazu führte, daß die theologischen Entwürfe nicht mehr so sehr nach den jeweiligen Richtungen – dialektisch, liberal, neuscholastisch, hermeneutisch – als vielmehr nach ihren Schöpfern – Barth, Bultmann, Guardini, Rahner – bezeichnet und damit auf individuelle Denkleistungen zurückgeführt wurden.[11]

Die Selbstkorrektur

Wie die Erwähnung Möhlers zeigt, regten sich aber auch Gegenkräfte, die auf eine Revision der aufgezeigten Entwicklung hinarbeiteten. Tatsächlich kam um die Jahrhundertwende ein Prozeß in Gang, der im Zug einer umfassenden Selbstkorrektur auf die Wiederholung der abgestoßenen Dimensionen hinarbeitet und der nun in rückläufiger Abfolge skizziert sei. Daß dabei mit der Rückgewinnung des Sozialbereichs der Anfang gemacht werden muß, ergibt sich nicht zuletzt auch daraus, daß ihr im Feld der wissenschaftlichen Medizin eine analoge Entwicklung entspricht. Während der Hauptstrang der Gegenwartstheologie noch immer von Entwürfen bestimmt ist, die ihr Gepräge dem unverwechselbaren Gesicht ihres Schöpfers verdanken und in dieser Herkunft aus einer individuellen Denkweise ihr „Gütesiegel" haben, setzte sich *Hans Schaefer* im Feld der wissenschaftlichen Medizin mit seinem Konzept einer Sozialmedizin für die Einbeziehung der Sozialfaktoren in den medizinischen Forschungs- und Aktionshorizont ein. Im Feld der Theologie war es die von *Jürgen Moltmann* und *Johann Baptist Metz* entwickelte politische Theologie, die vor allem in ihrer Fortbildung zur lateinamerikanischen Befreiungstheologie auf die Einbeziehung der Gemeinschaft in den Begriff des Glaubenssubjekts ausging und dadurch auf die längst überfällig gewordene „Entprivatisierung" des theologischen Denkens hinarbeitete.[12]

Was die Wiedereinholung der ästhetischen Dimension anlangt, so ist zunächst auch hier ein retarchierendes Moment zu verzeichnen, sofern *Odo Marquard* der These von der Wiedergeburt der Bilder mit der Gegenthese von der Anästhetisierung der heutigen Lebenswelt widersprach. Um so mehr ist im Hinblick darauf an den von einer anhaltenden Lebenstragik überschatteten *Martin Deufinger* zu erinnern, der als erster gegenüber einer zunehmend „abstrakt" gewordenen Theologie (Müller-Schwefe) auf den Wert der künstlerischen Glaubenszeugnisse abhob.[13] In seine Spur trat Hans Urs von Balthasar mit einer unter dem Titel „Herrlichkeit" erschienenen mehrbändigen theologischen Ästhetik, wenngleich im Unterschied zu Deutingers umfassenderem Ansatz mit einer auf die Literatur eingeengten Perspektive.[14] Inzwischen sprechen deutliche Anzeichen dafür, daß der Eigenwert des künstlerischen Glaubenszeugnisses, der der alten Kirche noch klar vor Augen gestanden haben muß, wiederentdeckt und mit der Erkenntnis begründet werden muß, daß der große Künstler über einen eigenen intuitiv-invasiven Zugriff auf das religiöse Mysterium verfügt, so daß seinem Werk ein eigener, von Theologie und Verkündigung zu berücksichtigender Aussagewert zukommt. Nachdrücklicher hätte die These der Anästhetisierung schwerlich falsifiziert werden können.

Demgegenüber muß die Funktion der auf die Wiedergewinnung der Heilkraft ausgerichteten therapeutischen Theologie zunächst negativ bestimmt werden. Keinesfalls kann es ihr darum zu tun sein, das an die wissenschaftliche Medizin abgetretene Territorium zurückzugewinnen und sich auf die Seite der Gesundbeter und Geistheiler zu schlagen. Das bringt der zwischen Bedauern, Bewunderung und Ironie oszillierende Satz zum Ausdruck: „Die Wunder Jesu sind in die Hände der Ärzte gefallen."

Bewunderndes Bedauern und bedauernde Bewunderung mischen sich in diesem Satz, weil der Theologie mit der großen Diastase etwas verlorenging, was zu den Prärogativen der Lebensleistung Jesu zählt. Das im Blick auf derartig spektakuläre Leistungen wie der Transplantationstechnik von „Wundern" gesprochen werden kann, hängt nicht zuletzt mit der von Sigmund Freud in seinem Essay „Das Unbehagen in der Kultur" entwickelten These zusammen, daß sich die moderne Hochtechnik von der Seite des um Daseinserleichterung bemühten Menschen auf die des träumenden geschlagen und sich auf die Realisierung dessen konzentriert habe, wovon die Menschheit seit Jahrtausenden träumte: von dem in den Atomreaktoren gebändigten „himmlischen Feuer", von der in der Mondlandung gelungenen Sternenreise und von dem in der Transplantationstechnik verwirklichten „kalten Herzen" (Hauff); denn in all diesen Fällen wurden Utopien realisiert, ähnlich der in den Wundern Jesu vorweggenommenen Utopie des Gottesreiches.[15]

Demgegenüber bezieht sich der ironische Unterton des Satzes auf die für beide Teile fatalen Rückwirkungen der Diastase, die, pyhsiologisch ausgedrückt, zu einer jeweiligen „Verkrampfung" führten: der Theologie in Form einer sich aus dem nachwirkenden Aristotelismus erklärenden vergegenständlichenden Denkweise, die die Mysterien zu satzhaft umschriebenen Objekten des Glaubens gerinnen ließ. Aber auch der Medizin, die auf durchaus vergleichbare Weise den Patienten zum „Fall" denaturieren mußte, um ihre diagnostischen und therapeutischen Instrumentarien erfolgreich auf ihn ansetzen zu können. So aber geriet der untersuchende und behandelnde Mediziner in die Position des „verwundeten Arztes", der sich nach Paracelsus den Patienten „einbilden" und so in eine Leidensgemeinschaft mit ihm treten muß, um ihn heilen zu können. In der Selbstdarstellung Jesu als „Arzt“ entspricht dem der Selbsteinwand, den er in der Kontroverse mit den Synagogenbesuchern von Nazaret in den Appell faßt: „Arzt, heile dich selbst!“ (Lk. 4, 23).[16]

Wer dieser Verwundung auf den Grund geht, sieht den Arzt in eine komplizenhaften Konfrontation mit dem Tod, der ihm wie in dem Grimmschen Märchen „Gevatter Tod“ durchaus Erfolge einräumt, die ihn in einem Rückzugsgefecht mit dem Arzt erscheinen lassen, der sich dafür aber zu gegebener Zeit auch zu rächen weiß. Eben dies ist die exakte Beschreibung der gegenwärtigen Kampflage. Zwar gelang es der wissenschaftlichen Medizin nicht nur, die statistische Sterbemarke bis ins achte Lebensjahrzehnt hinauszuschieben, sondern, erstaunlicher noch, fast alle akuten Krankheiten, darunter so verheerende wie Aussatz, Cholera und Tuberkulose fast vollständig zum Stillstand zu bringen. Indessen kam der aus der Lebenswelt verdrängte Tod durch die Hintertür wieder in diese herein. Und dies zunächst in Form einer Krankheit, für die es nicht einmal einen Namen gab, so daß sie bis zur Stunde mit dem Kunstwort Aids angesprochen werden muß. Ungleich gravierender schlägt jedoch die Tatsache zu Buch, daß im selben Maß, wie die akuten Krankheiten beseitigt wurden, die Zahl der chronisch Kranken, denen mit den Mitteln der Wissenschaft nicht zu helfen ist, in beängstigendem Umfang wuchs. Doch die chronisch Kranken sind nach Einschätzung der gegenwärtigen Leistungs-, Konsum- und Genußgesellschaft die lebendig Toten, da sie weder als Leistungsträger noch als Konsumenten in Betracht kommen und zudem durch ihr Leiden genußunfähig geworden sind. Tote sind sie, schlimmer noch, auch infolge ihrer Selbsteinschätzung. Denn ihnen fehlt mit der gesellschaftlichen Beanspruchung der elementare Anstoß zur Sinnfindung: das Gefühl, gebraucht zu werden und für andere unentbehrlich oder doch wenigstens bedeutsam zu sein. Sich selbst in der wachsenden Einsamkeit ihrer Krankheit überlassen zu sein, vernichtet den Rest ihres Selbstwertgefühls, so daß sie sich als überflüssig, wenn nicht gar als Belastung für andere vorkommen, als Menschen also, die besser gar nicht mehr da wären.

Die Therapie

Hier setzt die positive Bestimmung dessen ein, was eine therapeutische Theologie vermag: Sinn in der Wüste der vermeintlichen Sinnlosigkeit zu vermitteln. Auch für die Verdeutlichung dieser Aufgabe bietet sich – wie das Michelangelo-Fresko für die Verdeutlichung der schöpferischen Gottesideen – ein Kunstwerk an: das Kreuzigungsbild des Isenheimer Altars. Denn aus der auf den Gekreuzigten hinweisenden Geste des im blutroten Gewand seines Martyriums erscheinenden Täufers spricht eine Botschaft, die kaum sinnfälliger gemacht werden könnte und in ihrer einfachsten Fassung lautet: Leiden hat Sinn. Wenn der Sinnverlust, wie der Blick auf die Not des chronisch Kranken zeigte, letztlich von der Todesdrohung ausgeht, ist damit das Verhältnis des Christentums und seiner theologischen Interpretation zum Tod erfragt. Darauf aber lautet die Antwort: Das Christentum ist die einzige Religion, die es in seiner Auferstehungsbotschaft mit dem Tod aufgenommen hat. Dann aber liegt es nah, daß sich das Prinzip dieser Todüberwindung dort zeigen muß, wo die Sinnhaftigkeit des Leidens dem Fingerzeig des Isenheimer Altars zufolge aufscheint: am Kreuz. Wie die Todesdrohung in die Wüste der Sinnlosigkeit verstößt, so leuchtet in dem im höchsten Sinn des Worts angenommenen Kreuzestod Jesu der Inbegriff der Sinnfülle auf: die todüberwindende göttliche Liebe. Doch darüber liegt eine zweifach Hülle. Eine erste in Gestalt der bis in neutestamentlichen Schriften, jedoch nicht bis in die einschlägigen Äußerungen Jesu zurückzuverfolgende Ansicht, daß er als Sühneopfer für die Sündenschuld der Welt sterben mußte. Denn die scheinbar alle Fragen ausräumende Plausibilität dieser Satisfaktionsthese ist durch die Tatsache verschattet, daß sie eine Gottesvorstellung voraussetzt, die durch Jesus eindeutig überwunden worden war. In seiner zentralen Lebensleistung, die ihn als den größten Revolutionär der Religionsgeschichte, wenngleich im Sinn der sanftesten aller Revolutionen, ausweist, hatte er den Schatten des Zornes und der Strafgerechtigkeit ersatzlos aus dem Gottesbild der religiösen Traditionen mit Einschluß der seines eigenen Volkes getilgt und darin statt dessen das Antlitz des bedingungslos liebenden Vaters zum Vorschein gebracht. Und nicht nur dies! Durch die Opfer- und Sühnelehre wurde der Tod Jesu funktionalisiert und einem wenn auch noch so hohen Zweck unterworfen. Dabei hatte sich aber gerade die Philosophie dieses Jahrhunderts unter dem Eindruck der ungeheuren Ernte, die der Tod in dieser blutigsten Epoche der bisherigen Menschheitsgeschichte eingefahren hat, zu der Erkenntnis erhoben, daß der Tod des Menschen zweckfrei gedacht und behandelt werden müsse, weil sich in ihm definitiv klärt, was es mit dem Dasein des Sterbenden auf sich gehabt hatte, weil es also, anders ausgedrückt, im Tod um den Sinn des Menschen geht.[17]

Wenn aber diese Hülle vom Kreuze Jesu weggenommen wird, leuchtet in ihm spontan das auf, worin der Sinn seines in lückenloser Treue zu Gott, zu seiner Sendung und zu den Menschen hingegebenen Leben bestanden hat: Liebe. Deshalb ging, metaphorisch gesprochen, in der Nacht von Golgata eine unsichtbare Sonne auf: die Sonne der von Jesus gelebten und auf seinen Gott zurückweisenden Liebe. Wie auf die Frage der Identität des Menschen antwortet sie auch auf die nach dem Sinn seines Leidens, auch auf den – und insbesondere den – des chronisch Leidenden.

Die zweite Hülle liegt auf den Augen derer, die diese aufleuchtende Antwort wahrnehmen sollten: auf den Augen der geängstigten Menschen. Denn die Angst ist der vorweggenommene, der täglich vorgefühlte Tod und darum wie dieser selbst, die Finsternis, die keinen Sinn erscheinen und erkennen läßt.[18] Da sie aber, wie *Karl Jaspers* schon vor Jahrzehnten sagte, zum Schicksal gerade des heutigen Menschen geworden ist, dessen Weg eine „so noch nie gewesene Lebensangst" verdunkelt, muß nach einer Instanz der Angstüberwindung Ausschau gehalten werden.[19] Auch dafür bietet sich im weiten Feld der Therapien keine so unmittelbar an wie das Christentum, das sich im selben Sinn, wie es den Kampf mit dem Tod aufnimmt, als die große Religion der Angstüberwindung erweist. Auch das klingt angesichts der seit Jahrhunderten eingeübten Praxis aller christlichen Konfessionen, die ungeachtet aller Differenzen darin übereinkommen, daß der unbotmäßige Mensch mit der Peitsche der Sünden- und Höllenangst zur Akzeptanz ihres Heilsangebots getrieben werden müsse, wie ein Märchen. Zu den geheimen Hoffnungszeichen der Gegenwart gehört aber fraglos die Tatsache, daß dieser Mechanismus – wie die Hinrichtungsmaschine in Kafkas Parabel „In der Strafkolonie" – in sich zusammenbricht, so daß mit der Suggestion von Ängsten nicht länger religiöse Pädagogik betrieben werden kann. Unaufhaltsam, so scheint es, setzt sich die mit der Lebensleistung Jesu gegebene Mitte des Christums gegen alle Verstörungen durch, auch gegen die das Himmelslicht abblendende Wirkung der Angst.

Wenn nun aber beide Hüllen entfernt werden, kann sich im Kreuz nur das zeigen, wofür Jesus mit dem Einsatz seiner ganzen Geistes- und Herzenskraft gelebt hatte: bedingungslose Liebe. Dann ereignete sich in der Nacht von Golgata tatsächlich der Sonnenaufgang der alles durchglühenden göttlichen Liebe. Sie sagt den Einsamen, daß sie aufgenommen und beheimatet, den Verzweifelnden, daß sie anerkannt und verstanden, den Suchenden, daß sie angekommen, den Geängstigten, daß sie geborgen sind. Weil sich aber Sinn dort einstellt, wo ein Mensch in Anspruch genommen und gebraucht wird, heißt das für die chronisch Kranken, daß sie nicht vergeblich leiden, weil Leiden Sinn hat. Denn Gott wird, wie der unter dem Namen Dionysius Areopagita verborgene große Denker der alten Christenheit sagt, mehr noch durch Leiden als durch Forschen erkannt wird: non discens, sed patiens divina.[20]

Die Praxis

Wenn man die Widerstände bedenkt, auf die Jesus bei der Verkündigung seiner Liebesbotschaft stieß, die ihm nicht nur (nach Joh. 6, 66) den Massenabfall, sondern letztlich sogar den Tod eintrug, wie die Frage nach der konkreten Vermittlung unabweislich. Sie wird sich, wie andere Aufgaben dieser Größenordnung, nur auf kooperativem Weg, also in einer Aktionsgemeinschaft therapeutischer Theologie und medizinischer „Salutogenese" (Bock) bewerkstelligen lassen. Dabei wird sich die Theologie in Erinnerung an die Bitte des um das Leben seines Untergebenen besorgten Hauptmanns „sprich' nur ein Wort, dann wird mein Diener gesund" (Mt. 8, 8), in erster Linie auf die Wirkmacht des Wortes und der von der heutigen Linguistik weithin übergangenen Sprachqualitäten besinnen müssen. Denn durch die Engführung einer auf Entstehung und Realisierung des Informationstransfers konzentrierten Sprachanalyse, die auch durch die Einbeziehung der performativen Sprachleistungen (Austin) nicht zum Vollbegriff ihres Gegenstands gelangte, geriet die Tatsache aus dem Blick, daß Worte verletzen und kränken, nicht weniger aber auch aufrichten und trösten können. Darauf müßte sich eine angewandte „Theotherapie" konzentrieren.[21]

Im einzelnen ginge es dabei um die Nutzung des „überführenden" (elenchischen) Redens, das den Patienten zum Bewußtsein seiner inneren Sperren und Blockaden zu bringen sucht; um die des teilnehmenden (partizipierenden) Redens, das den Bann seiner Einsamkeit zu brechen sucht, um die des bestätigenden (aufrichtenden) Redens, das sein angegriffes Selbstwertgefühls zu festigen sucht und zumal um die des tröstenden Zuspruchs, der freilich nur auf der Basis echter Einfühlung und Teilnahme wirksam wird.[22]

Dabei bedarf es vielfach medizinischer Unterstützung, weil sich gerade chronisch Kranke oft in einem solchen Stimmungstief befinden, daß ihnen mit „gutem Zureden" allein nicht zu helfen ist. Indessen verfügt die wissenschaftliche Medizin über eine Vielzahl von medikamentösen, bewegungstherapeutischen, psychologischen und gruppendynamischen Mitteln, die erfolgreich zu dem Ziel eingesetzt werden können, die depressive Barriere zu durchbrechen. Da das Wort als naturales Medium zu gelten hat, ist überdies der Einsatz anderer Medien wie Bild und Ton – und hier besonders der schon bei Davids Harfenspiel (1 Sam. 16, 23) zu therapeutischen Zwecken verwendeten Musik – in Betracht zu ziehen.[23] Über den Heilungserfolg entscheidet aber letztlich die Frage, ob es auf dem Weg dieser Mittel gelingt, in dem Kranken den Glauben an seine Genesung zu wecken. Denn es sind nicht so sehr die eingesetzten Mittel als vielmehr die durch den Glauben freigesetzten Energien, die Linderung oder gar Heilung bewirken. Die entscheidende Weichenstellung aber besteht darin, daß dem Kranken zur Annahme seines Schicksals und damit seiner selbst verholfen wird. Deshalb läßt sich das Programm der therapeutischen Theologie in den Satz zusammenfassen:

Leiden hat Sinn!

Anmerkungen

1. Zum Ganzen meine Studie „Theologie als Therapie. Zur Wiedergewinnung einer verlorenen Dimension". Heidelberg 1985
2. Hahn F (1966) Christologische Hoheitstitel. Ihre Geschichte im frühen Christentum. Göttingen, S 347 ff. – Schneider C (1954) Geistesgeschichte des antiken Christentums I. München, S 724
3. Gnilka J (1990) Jesus von Nazareth, Botschaft und Geschichte, Freiburg, S 181 f., 270 f.
4. Gnilka, a.a.O., S 118–139
5. Maisch I (1971) Die Heilung des Gelähmten. Eine exegetisch-traditionsgeschichtliche Untersuchung zu Mk. 2, 1–12. Stuttgart
6. Heinzmann R (1994) Thomas von Aquin. Eine Einführung in sein Denken. Stuttgart, S 22–25 – Chenu M-D (1960) Das Werk des hl. Thomas von Aquin. Heidelberg Graz, S 325–335
7. Kant I (1959) Der Streit der Fakultäten (Ausgabe Reich). Hamburg, S 21
8. Löwith K (1966) Vorträge und Aufsätze: Zur Kritik der christlichen Überlieferung. Stuttgart, S 54–96
9. Tresmontant C (1956) Biblisches Denken und hellenische Überlieferung. Düsseldorf, S 76 f.
10. Möhler JA (1843) Die Einheit in der Kirche. Tübingen, S 100
11. Bauer JB (Hrsg) (1985) Entwürfe der Theologie. Graz
12. Bussmann C (1980) Befreiung durch Jesus? Die Christologie der lateinamerikanischen Befreiungstheologie. München, S 27

13. Wiedmann F (1975) Martin Deutinger (1815–1864). In: Katholische Theologen Deutschlands im 19. Jahrhundert II. München, S 265–292
14. Spangenberg V (1993) Herrlichkeit des Neuen Bundes. Zur Bestimmung des biblischen Begriffs der „Herrlichkeit" bei Hans Urs v. Balthasar. Tübingen, S 4–23
15. Freud S (1930) Das Unbehagen in der Kultur. In: Kulturtheoretische Schriften (1974). Frankfurt, S 220 ff.
16. Busse U (1977) Das Nazareth-Manifest Jesu. Eine Einführung in das Lukanische Jesusbild nach Lk. 4, 16–30. Stuttgart, S 38 ff.
17. Dazu der Abschnitt „Bindet ihn los! Vom Sinn des Todes Jesu" in meiner Schrift: „Glaubensbewährung" (1995). Augsburg, S 9–28
18. Dazu der Abschnitt „Der tägliche Tod: Die Angst" in meiner Untersuchung: „Der Mensch – das uneingelöste Versprechen. Entwurf einer Moralanthropologie". Düsseldorf 1995, S 122–136
19. Jaspers K (1971) Die geistige Situation der Zeit (1931). Berlin, S 55
20. Pseudo-Dionysius Areopagita, Von den göttlichen Namen, c. 2.a
21. Austin JL (1972) Zur Theorie der Sprachakte (How, to do things with Words). Stuttgart 1972 – Bejerkolm L, Hornig G (1966) Wort und Handlung. Untersuchungen zur analytischen Religionsphilosophie. Gütersloh. – ferner meine Schrift „Menschsein und Sprache" (1994), Salzburg, S 67–83
22. „Theologie als Therapie", S 152–163
23. Näheres dazu in meinem Entwurf einer Medien-Therapie. In: Politische Studien 42 (1991), S 61–73

Schlußwort

H. Schaefer

Daß ich von dem Vormittag sehr bewegt bin, wird man mir nachfühlen. In meinem Geist herrscht ein wenig von dem derzeit allseits zitierten Chaos. Der Versuch, es zu ordnen, aus der turbulenten eine laminare Strömung zu machen, beginnt mit er Danksagung: an die Akademie, ihren Präsidenten, den für mich zuständigen Sekretar, an Volker Becker, den treu verläßlichen, an alle Redner und vor allem an die Herren Schipperges und Seller, die Organisatoren. Die größte Last haben die beiden Damen, Frau Leist in erster Weise, und Frau Ahlborn getragen. Unter meinen Freunden vermisse ich Wilhelm Doerr. Er ging mir ins Jenseits voraus. Ich hoffe ihm bald folgen zu dürfen.

Was kann ich noch Eigenes in 15 Minuten sagen? Die Knappheit der Zeit entspricht der Knappheit aller Ressourcen von heute. Die hinter dieser Zeitplanung stehende Theorie könnte von der Annahme ausgehen, der alt Gewordene habe nicht mehr viel zu sagen. Ich habe vor allem nichts anderes zu meinem Leben zu sagen, als daß es mir Freude gemacht hat, daß Altwerden kein Verdienst ist und daß ich wenigstens einen Teil meiner Fehler erkannt habe und bedauere. Vor allem aber bin ich für eine überwältigende Freundschaft, die ich immer wieder erfuhr, von tiefer Dankbarkeit erfüllt.

Aber irgend etwas scheinbar Bedeutendes wird man von mir doch erwarten. Also sage ich wenigstens ein Wort über das Thema, das mich derzeit bewegt: mein Verhalten als Wissenschaftler zur Transzendenz, also zu dem, über das ich eigentlich von Amts wegen nichts sagen sollte. Sie wissen, an diesen Amtsweg habe ich mich nie gehalten, und Theologie war mein Diskussionsthema seit Jahrzehnten.

Dem Naturforscher obliegt das Nachdenken über die Gesetzmäßigkeiten, und also insbesondere über das Notwendige, das zur Sicherung unserer Existenz zu tun zweckmäßig wäre. Doch mit solcher Notwendigkeits-Physik allein beherrschen wir unsere Existenzprobleme nicht. Fast alle Erörterungen über Notwendiges enden in Alternativen, und es bedarf also der Anleitung dazu, das *Richtige* zu tun. Richtig im Sinne derjenigen Notwendigkeiten, welche zu einem für die Menschen optimalen Zukunftskonzept gehören. Ich glaube beweisen zu können, daß uns zu dieser Einsicht in das Richtige und insbesondere zu seiner Förderung eine geistige Kraft verhilft, die man in alten, überholt scheinenden Zeiten den Heiligen Geist nannte. Er, der Spiritus Sanctus, verhilft uns, wie die Liturgie sagt, recta sapere, das Richtige zu wissen, und wissen heißt hier nicht erkennen, sondern abwägend bedenken.

Was gibt es da für eine Unzahl von seriösen Ratschlägen in einer Literatur, die ich wissenschaftlich begründete Wahrheitslehre nennen möchte.

Da werden Wege in der Gefahr, aus der Gefahr, und Auswege in der Ausweglosigkeit angepriesen. Man spricht vom Untergang des Abendlandes, fragt, ob Untergang nicht Übergang sei, was wider die Kälte zu tun sei, oder, schon in Form einer Anweisung, mehr Demokratie zu wagen, also Freiheit zu fordern.

Bedächtige Geister wie mein Freund *Graf Kielmansegg* sprechen lieber vom Experiment der Freiheit – alles hat seine Gefahren und seine Alternativen, denn man kann sehr wohl zu der Feststellung kommen, der Individualismus, der aus dem Experiment der Freiheit als *eine* seiner Lösungen hervorgeht, zerstöre die Kultur des Westens, die er geboren hat (*Miegel* u. *Wahl*).

Der Physiologe betrachtet den Gang der Welt mit einer besonderen Art von Gelassenheit, indem er das Notwendige in den Handlungen der Menschen im Sinn ihrer Handlungszwänge erkennt und insbesondere sieht, daß uns die Präponderanz der Erkenntnistheorie in der abendländischen Philosophie dazu verleitet hat, durch die gewaltigen Klarheiten, die etwa ein Geist wie *Kant* hervorbrachte, bestätigt und festgefahren, daß uns diese einseitige Erkenntnistheorie oder Epistemologie, wie man jetzt gerne sagt, die dominante Rolle der Emotionen im menschlichen Denken verschleiert hat.

Bitte akzeptieren Sie für einige Minuten die kühne Ansicht, daß es der Heilige Geist im Menschen ist, dem das Ordnen menschlichen Denkens im Chaos von Ratio, Emotio und Zukunftsprognose obliegt.

Diese beiden unser Denken beherrschenden Kräfte der Rationalität und der Emotionalität sind in ihrer Verflechtung durch neue Forschungen der Physiologie des Gehirns deutlicher geworden. Sie sind beide in ihrer Funktionsfähigkeit durch unsere heutige soziale Umwelt in zunehmendem Maß bedroht. Diese Bedrohung zeigt sich besonders an zwei Phänomenen. Unsere rationalen Fähigkeiten haben sich dem Wachstum unserer Kenntnisse von der realen Außenwelt zu stellen, mit der unvermeidbaren Konsequenz der Spezialisierung, der Unüberschaubarkeit, dadurch der Unendscheidbarkeit mit der Folge, daß sich unsere zweite Geistesmacht, die Emotionalität, dieser Entscheidungen bemächtigt. Die Emotionalität ihrerseits, die nach Gesichtspunkten der Existenzsicherung und nicht der Wahrheitsfindung verfährt, durchdringt alle Denkstile und Urteilsbereiche, erst recht alle Lebensformen in steigendem Maß. Sie hat ein leichtes Spiel dadurch, daß die menschliche Existenz immer offenbarer bedroht ist durch die soziale Unordnung, den Verfall der Werte, die Zunahme der Kriminalität und die furchtbar wachsende Armut, immer mehr begründet durch eine weltweite Arbeitslosigkeit. Was also liegt näher, eine neue Ordnung herzustellen, durch neue Formen der Transzendenz, die überall hervorsprießen. Ich nenne nur die Schlagworte der transzendentalen Meditation, das New Age und, neuerdings stark diskutiert, die alte Lehre der Dianetik des Ron Hubbard, die ihr erstes Copyright schon 1950 erwarb und die sich in der Scientology verkörpert. Wer Ron Hubbard liest, wird von der relativen Vernünftigkeit dieser Lehre beeindruckt sein. Man muß genauer lesen und die Praxis beachten, welche diese neuen Sekten entwickelt haben, um das Destruktive dieser Lehren zu erkennen. Es ist in der Tat eine geistige Potenz erforderlich, die Rationales im Scheinwerfer der Emotionen, und *umgekehrt*, ordnet. Thomas von Aquin würde nicht zögern, diese Kraft den Heiligen Geist zu nennen. Er würde dann auch entdecken, daß leider nicht alles an dieser fundamentalistischen Mentalität falsch ist: Sie kritisiert einen jämmerlichen Zustand unserer zivilisatorischen Destruktion.

Diese Destruktion der Vernunftswelt erkennt man an zahlreichen Indikatoren, von denen ich nur zwei extreme, die Diskussionsstile der Parlamente und die Überschriften der Zeitungen nenne. Was letztere anbelangt: Es wird nicht mehr der Inhalt dessen, was unter der Überschrift steht, definiert, sondern eine emotionale Parabel dargeboten. So z.B., wenn unter der Überschrift „Der schwarze Markt" die durchaus rational deutbaren Schwierigkeiten der Studienplatzvergabe geschildert werden. Man achte auch auf so scheinbar entlegene Symptome wie die Emotionalisierung des Sports, der doch mit meßbaren Leistungen zu tun hat.

Zunächst entartet in dieser Doppelgefahr der Unendscheidbarkeit und Emotionalisierung die Wissenschaft selbst. Es dürfte nicht schwer sein, sowohl den Verfall der Wertewelt als auch das Aufkommen der Pseudowissenschaft aus den Auswirkungen dieser Entwicklungen abzuleiten. Die zunehmende Verwaschenheit der Begriffe ist die eine Folge, eine andere die steigende Neigung der Menschen, das rational Beurteilbare mit den Augen eines Mystikers zu sehen, von kosmischen Vereinigungen zu schwärmen oder gar Banken zu errichten, auf die man Erspartes für die Lebensspanne nach der eigenen Wiedergeburt einzahlen kann. Wir treten mit Macht in das Zeitalter der Pseudowissenschaft ein.

Die destruktive Gewalt der rational nicht oder zu wenig gesteuerten Emotionalität, die sich als Aggression manifestiert, wird uns in unserer Zeit eindringlich von der politischen Wirklichkeit demonstriert. In einem Land, das in seinem Namen die Freiheit symbolisiert, Liberia, herrschen Terror und Elend. Im Namen der Freiheit werden Kriege geführt, wobei das zu erreichende soziale Glück in der Regel auf der Strecke bleibt. Der Mord wird in höchsten gesellschaftlichen Kreisen, wie Belgien zeigt, offenbar strategisch geplant. Wer ein physiologisch geschultes Ohr hat, kann ohne Schwierigkeit die Vorherrschaft der Emotionalität in allen Bereichen der Politik wahrnehmen. Es wird nicht mehr darüber diskutiert, welche ökonomischen Opfer gebracht werden müssen, um unsere Existenz zu sichern, sondern es wird die Erträglichkeit fast jeden Opfers negiert, weil es Rechte und Wohlfahrt einschränkt. In der sog. Ökologischen Medizin bricht eine generelle Hysterie aus, welche überall Gefahren sieht, ohne die Vorteile zu bemerken, die mit scheinbaren Gefahren verbunden sind. Läßt sich die Gefahr als ein Industrieprodukt entlarven, so avanciert sie zum Staatsfeind, wie es dem Krebs widerfuhr. Ist sie, wie der Straßenverkehr, mit allgemeinen Wünschen gekoppelt, sinkt sie, obgleich tausendmal größer, zur Quantité negligéable zurück. Krebsgefahr identifiziert man überall, obgleich die Inzidenz aller Krebstodesfälle seit Jahrzehnten fast konstant ist. Die Lebenserwartung erreicht ein, wie mir scheint, kaum noch zu erhöhendes Maximum, aber überall herrscht die Mentalität der Prävention vor undefinierbaren Schadquellen.

Wir haben einen Mentalitätswandel zu verzeichnen, den ich, in Anlehnung an den Begriff Hypochondrie, Ökochondrie nennen möchte: Angst vor einer Umwelt, die noch niemals in der Geschichte der Menschheit einen solchen Stand der

Gesundheitsverträglichkeit gezeigt hat wie heute, und den wir gedankenlos und zu Unrecht verteufeln.

Sie wissen, meine Freunde, daß ein Streit darüber entstanden ist, welche Rolle die Wissenschaft in diesen politischen Streitfragen spielen könnte. Eine solche Rolle wäre z.B., den Anteil Emotionalität an Meinungsbildungen und politischen Diskussionen zu offenbaren.

Zwar zeigt die Spezialisierung der Wissenschaft, daß ein wissenschaftliches Gremium, z.B. unsere Akademie, in vielen Fragen kaum noch mit einer Stimme sprechen kann, und wissenschaftliche Entscheidungsgremien werden deshalb nur dann gehört, wenn sich in ihren Entschlüssen ein Consensus omminum ausdrückt. Das ist auch korrekt. Die Ursache, deretwegen sich das Verhältnis von Wissenschaft und Politik verschlechtert, ist aber nur selten der wissenschaftliche Dissens.

Ich habe vor kurzem eine Diskussion zwischen Sozialmedizin und Gesundheitsministerium erlebt, in welcher die Vertreterin des Ministeriums erklärte, daß der Einfluß der Wissenschaft um so kleiner sein müsse, je mehr sich der Standpunkt der Wissenschaft von den Zwängen der Politik entferne. Das ist, glaube ich, eine korrekte Definition des gegenwärtigen Zustandes.

Ich meine nun auch, daß diese Zwänge von der Wissenschaft beachtet werden müssen, aber so, daß man sie zum Gegenstand wissenschaftlicher Analyse macht. Man wird z.B. zeigen können, in welcher Kollision von Interessen die Zwänge entstehen, welche Interessensrichtung sie beeinflußt. Eine solche Richtung ist z.B. der Wunsch des Politikers, wiedergewählt zu werden. Auch wird die Wissenschaft zugeben müssen, daß bei wachsender Kompliziertheit des analysierten Gegenstandes seine Beurteilung hohe Grade von Unsicherheit aufweisen kann und bei diesen Unsicherheiten Vorurteile das Endurteil bestimmen. Diese Vorurteile entstammen dann Grundeinstellungen, gesellschaftlichen und politischen Ideologien und Paradigmata. Es mag also die sachliche Entscheidung des Wissenschaftlers schwierig sein. Sie hat aber in jedem Fall Chancen, recta sapere, d.h. das Richtige zu erkennen, wenn sie die Emotionalitäten in den scheinbar rationalen Argumenten aufdeckt. Wissenschaftliche Argumentation ist in jedem Fall zunächst ein Akt der Ent-Emotionalisierung, Offenlegung aller Interessen. Ich erinnere mich an die Anfänge der Sozialmedizin, wo mir die Ansicht der Soziologen imponierte, die wichtigste Aufgabe einer wissenschaftlichen Soziologie sei die Entlarvung der gesellschaftlichen Lügen.

Wir dürfen diese Lügen nicht moralisch, sondern nur als der Korrektur bedürfende Fakten nehmen. Sie entstehen in der Regel aus den emotional bedingten Irrtümern menschlichen Denkens, deren folgenreichster Irrtumsgrund die Einengung des Bewußtseins ist, mit der Folge dessen, was wir „Gedankenlosigkeit" nennen. Daß z.B. unsere Renten deshalb nicht gesichert sein können, weil uns die Kinder fehlen, wird meist verschwiegen, erst recht, daß dieses unter anderem die Folge einer Wohlstandsgesellschaft ist, in der die Vokabel Selbstverwirklichung einen besseren Verkehrswert hat als die Worte Pflichterfüllung oder Güterabwägung.

Natürlich will ich ein wissenschaftliches Forum am Ende eines gedankenreichen Vormittags nicht mit der alten Vokabel des Heiligen Geistes langweilen. Wir dürfen aber doch unsere Übersetzungskunst spielen lassen. Es gibt Synonyme mit inhaltsgleicher Bedeutung, so der lebendige Geist, der die Wand unseres Universitätsgebäudes ziert, so der Begriff Verantwortung, der nicht ohne seinen moralischen Hintergrund sinnvoll ist. Trotz aller Divergenz in den faktischen Beurteilungen liegt soviel natürliche Moral im wissenschaftlichen Denken, daß wir nicht verzagen sollten. Das hat uns unser Akademiemitglied *HANS MOHR* schon vor Jahren gezeigt.

Ich kann am Ende dieser Festsitzung und meines Lebens nur wünschen, daß wir die Fahne dieser weisen, weil emotionsarmen Bedachtsamkeit entrollen. Von ihr gilt, was im Jahre 312 Kaiser Konstantin vom Zeichen des Kreuzes gesagt wurde: in hoc signo vinces, in diesem Zeichen werden wir siegen. Damit danke ich Ihnen allen für die große Ehre, die Sie mir mit dieser Festsitzung erwiesen haben.

Schriftenverzeichnis von Hans Schaefer 1931–1996

1. Über rhythmische optische Erscheinungen und ihre individuellen Eigentümlichkeiten (1931). Zschr Sinnesphysiol 62:1–37
2. Messende Untersuchungen an Nachbildern (1931). Zschr Sinnesphysiol 62:206–245
3. Nachbilder im Augenblicksehen (1932). Zschr Sinnesphysiol 63:126–131
4. Nachbilder im Flimmerlicht (1932). Zschr Sinnesphysiol 63:132–150
5. Über corticale Nacherregungen und Zwangserregungen (1932). Zschr Neurol Psychiat 140:565–571
6. Zur Methode der Polarisationsmessungen an der Haut (1933). Zschr Biol 93:570–577
7. Messungen der Hautpolarisation mit dem Röhrenvoltmeter (1933). Zschr Biol 94: 11–38
8. Über den Nervenaktionsstrom und die positive Nachschwankung (mit Schmitz W) (1933). Pflügers Arch 232:7–19
9. Zum Nachweis der Polarisationskapazität am Nerven (mit Schmitz W) (1933). Pflügers Arch 232:20–23
10. Über den Einfluß der Röntgenstrahlen auf den Nervenaktionsstrom (mit Schmitz W) (1933). Strahlentherapie 46:564–567
11. Über die positive Nachschwankung des Nervenaktionsstromes (mit Schmitz W) (1933). Pflügers Arch 232:673–674
12. Der Aktionsstrom des polarisierten Nerven (mit Schmitz W) (1933). Pflügers Arch 232:713–726
13. Aktionsstrom und „Anodenschwung" des Elektrotonus (mit Schmitz W) (1933). Pflügers Arch 232:773–781
14. Die Entwicklung des Elektrotonus innerhalb der ersten Sigma (mit Schmitz W) (1933). Pflügers Arch 232:782–797
15. Zur Physiologie des Nervenschwirrens und der Kitzelempfindung (mit Schmitz W) (1933). Zschr Sinnesphysiol 64:161–174
16. Ladekurve, Ladezeit und Latenzzeit der Aktion bei elektrischer Nervenreizung (mit Schmitz W) (1933). Pflügers Arch 233:229–247
17. Neuere Untersuchungen über den Nervenaktionsstrom (1933). Erg Physiol exp Pharmakol 36:152–248
18. Oszillographische Untersuchung der Nervenreizung mit Kondensator- und Induktorstößen (mit Schmitz W) (1934). Pflügers Arch 233:700–718
19. Die Wirkung elektrischer Reize auf die Nervenmembran (mit Schmitz W) (1934). Pflügers Arch 234:481–488
20. Aktionsstrom und Hüllenleitfähigkeit (mit Schmitz W) (1934). Pflügers Arch 234: 737–747
21. Zur Deutung und Technik des Elektrokardiogramms (mit Schmitz W) (1935). Zschr exp Med 96:257–271
22. Die zeitlichen Beziehungen der Tätigkeitsäußerungen des Herzens (mit Schmitz W) (1935). Zschr Kreisl-Forsch 27:513–522, 550–569

23. Über den Einfluß hoher Drucke auf den Aktionsstrom von Muskeln und Nerven (mit Ebbecke U) (1935) Pflügers Arch 236:678–692
24. Untersuchungen über den Muskelaktionsstrom (1936). Pflügers Arch 237:329–355
25. Über den „Reizeinbruch" bei Registrierung von Aktionsströmen mit Oszillographen (1936). Pflügers Arch 237:717–721
26. Über die mathematischen Grundlagen einer Spannungstheorie der elektrischen Nervenreizung (1936). Pflügers Arch 237:722–736
27. Experimentelle Grundlagen einer Spannungstheorie der elektrischen Nervenreizung (1936). Pflügers Arch 237:737–760
28. Nervenaktionsströme bei Wechselstromreizung (mit Göpfert H) (1936). Pflügers Arch 238:404–428
29. Aktionsstrom und optisches Verhalten des Froschmuskels in ihrer zeitlichen Beziehung zur Zuckung (mit Göpfert H) (1937). Pflügers Arch 238:684–708
30. Über die Verschmelzungsfrequenz und das optische Verhalten des Forschmuskels im Tetanus (mit Göpfert H) (1937) Pflügers Arch 239:578–596
31. Über den direkt und indirekt erregten Aktionsstrom und die Funktion der motorischen Endplatte (mit Göpfert H) (1937). Pflügers Arch 239:597–619
32. Jahreszeit und Tätigkeit des Froschnerven (mit Bracken v H) (1938). Pflügers Arch 240:527–541
33. Der Aktionsstrom des mit Monobromessigsäure vergifteten Froschmuskels (mit Schölmerich P) (1938). Pflügers Arch 240:542–552
34. Der Elektrotonus und die Erregungsgesetze des Muskels (mit Schölmerich P,. Haas P) (1938.) Pflügers Arch 241:310–341
35. Über einen lokalen Erregungsstrom an der motorischen Endplatte (1939). Pflügers Arch 242:364–381
36. Über die Mechanik des Wundstarrkrampfes (mit Göpfert H) (1940) Naunyn-Schmiedeberg's Arch exp Path Pharm 197:93–122
37. Elektrophysiologie. I. Bd(1940). Deuticke, Wien
38. Elektrische und chemische Deutung von Lebensvorgängen (1941). Klin Wschr 9: 209–212
39. Beobachtungen zur Erregungsübertragung in der motorischen Endplatte des Warmblüters (mit Göpfert H) (1941). Pflügers Arch 244:459–474
40. Beiträge zur Technik der elektrischen Reizung und Registrierung (1941). Pflügers Arch 244:475–483
41. Der Einfluß der Anoxämie auf die periphere Motorik (mit Göpfert H) (1941). Verh dtsch Ges Kreisl-Forsch 14:120–124
42. Die mechanische Latenz des Warmblütermuskels, nebst Beobachtungen über die Muskelzuckung und den Aktionsstrom (mit Göpfert H) (1941). Pflügers Arch 245:60–71
43. Theorie des Potentialabgriffs beim Elektrokardiogramm, auf der Grundlage der „Membrantheorie" (1941). Pflügers Arch 245:72–97
44. Die Möglichkeiten einer intravenösen Sauerstofftherapie (mit Göpfert H) (1942). Zschr exp Med 111:448–473
45. Nachweis eines propriozeptiven Reflexes am Herzen (Bezold-Effekt) (mit Amann A, Jarisch A) (1942). Naturwiss 30:314–351
46. Prof. Dr. A. Bethe 70 Jahre alt (1942). Klin Wschr 22:511
47. Über die elektrischen Begleiterscheinungen der peripheren Anoxämie (1942). Luftfahrtmed 6:314–322
48. Elektrophysiologie. II. Bd(1942). Deuticke, Wien

49. Der monophasische Aktionsstrom von Spitze und Basis des Warmblüterherzens und die Theorie der T-Welle des EKG (mit Pena A, Schölmerich P) (1943). Pflügers Arch 246:728–745
50. Die physikalischen Grundlagen der Reizung und Erregung lebender Gewebe. (1943). Umschau 47:136–138
51. Über sensible Impulse im Herznerven (mit Amann A) (1943). Pflügers Arch 246: 757–789
52. Über die Sensibilität von Herz- und Skelettmuskel und ihre klinische Bedeutung (1943). Klin Wschr 36/37:553–560
53. Der Einfluß von Calcium und Yohimbin auf die Höhenfestigkeit (mit Geppert MP, Pena A) (1943). Luftfahrtmed 8:357–367
54. Grundfragen der heutigen Elektrophysiologie (1944). Elektrotechn Zschr 65:87–92
55. Ein einfaches Gerät zur Registrierung der Atmung und anderer mechanischer Vorgänge (1944). Pflügers Arch 247:606–610
56. Über den Stoffwechsel des Muskels im Wundstarrkrampf (mit Deuticke HJ, Hollmann S) (1944). Pflügers Arch 248:39–50
57. Weitere Untersuchungen zum Mechanismus und zur Therapie des Wundstarrkrampfes (1944). Arch exp Path Pharmakol 203:59–84
58. Zur Elektrophysiologie des Herzens (1944). Med Klin 27/28:1–16
59. Die Wirkung der Anoxämie auf den monophasischen Aktionsstrom des Herzens (mit Erk C) (1944). Pflügers Arch 248:515–520
60. Das Verhalten der Herzsensibilität unter verschiedenen Bedingungen, vor allem unter Sauerstoffmangel und Erstickung (1944). Pflügers Arch 248:527–550
61. Beitrag zur Kreislaufphysiologie und Elektrophysiologie (1947). Fiat Report Nr 779
62. Erregungsgesetze einer Blinkschaltung im Vergleich zu denen biologischer Objekte (mit Bethe A) (1947). Pflügers Arch 249:313–338
63. Über das normale Verhalten der Cholinesterase im Blut (1947). Pflügers Arch 249: 405–430
64. Elektrophysiologie und Klinik (1947). Zschr inn Med Grenzgeb 15/16:449
65. Wissenschaft und Charakter. Festrede 19. 10. 1947, Kerckhoff-Institut, Bad Nauheim (Privatdruck)
66. Über einen neuen Stereoeffekt und die Tiefensehschärfe (mit Ebner F) (1947). Pflügers Arch 249:637–654
67. Über eine dem Aktionsstrom des Muskels parallel gehende mechanische Zustandsänderung (mit Göpfert H) (1947). Naturwissenschaften 11:348–349
68. The diffusion and absorption of respiration gases (1947). Fiat Final Report Nr 1140
69. Höhenfestigkeit und K/Ca-Gleichgewicht sowie Cholinesterase im Blut (mit Göbel H) (1947). Fiat Final Report Nr 1174
70. Über einen neuen Stereoeffekt und die Tiefensehschärfe (mit Ebner F) (1947). Fiat Final Report Nr 1176
71. Weiterentwicklung der physiologischen Arbeitsmethoden (mit Brünner H) (1947). In: Rein FH(Hrsg) Naturforschung u. Medizin in Deutschland 1939–1946. 57, Physiologie I:1–22. Dieterich, Wiesbaden
72. Die physiologischen Wirkungen der Hitze (1947). In: Rodenwaldt E(Hrsg) Naturforschung und Medizin in Deutschland 1939–1946. 67, Hygiene II:177–201. Dieterich, Wiesbaden
73. Über Cholinesterase-Messungen (mit Maier E) (1948). Klin Wschr 26:606–607
74. Impulse im sensiblen Herznerven bei pathologischem Herzschlag (1948). Verh dtsch Ges inn Med 54:181

75. Elektrophysiologie (1948). In: Rein FH (Hrsg) Naturforschung und Medizin in Deutschland 1939–1946. 59, Physiol III:145–167. Dieterich, Wiesbaden
76. Kritik und Verfahren der Cholinesterasemessung im Blut (mit Maier E) (1949). Biochem Zschr 319:420–438
77. Kurze Darlegung einer exakten Theorie des EKG (1949). Zschr Kreisl-Forsch 38: 194–210
78. Über das Tonusproblem (1949). Ärztl Forsch 3:185–194
79. Über die elementaren elektrischen Prozesse im Herzmuskel und ihre Rolle für eine neue Theorie des Elektrokardiogramms (mit Trautwein W) (1949). Pflügers Arch 251: 417–448
80. Weitere Beiträge zur elektrischen Reizung und zur Registrierung von elektrischen Vorgängen und der Atmung (mit Bleicher E, Eckervogt F) (1949). Pflügers Arch 251: 491–503
81. Quantitatives zur Theorie lokaler Potentialabgriffe beim Elektroencephalogramm (EEG) (mit Trautwein W) (1949). Arch Psychiat Nervenkrkh 183:175–188
82. Sensibilität als Krankheitsfaktor (1949). Ärztl Forsch 21:517–521
83. Über Tonus, insbesondere Herztonus (1949). Verh dtsch Ges inn Med 55:575–583
84. Grundzüge einer exakten Theorie des Elektrokardiogramms (1949). Arch Kreisl-Forsch 15:173–197
85. Vorschläge für die Anwendung von Brustwandableitungen des Elektrokardiogramms (1950). Zschr Kreisl-Forsch 39:65–68 und Klin Wschr 28:590–591
86. Elektrophysiologie der Herznerven (1950). Ergebn Physiol 46:71–125
87. Die Bedeutung der Kreislaufreflexe in der Klinik (1950). Bad Nauheimer Fortbildungslehrgänge 15:5–12
88. Die Analyse der T-Zacke (mit Doerner J) (1950). Zschr Kreisl-Forsch 39:582–599
89. Krankhafte Empfindlichkeit (1950). Umschau 50:521–523
90. Elektrophysiologische Bemerkungen zur Herzinsuffizienz (1950). Verh dtsch Ges Kreisl-Forsch 16:18–23
91. Statistische Untersuchungen über die Beziehungen zwischen Herzgröße und Maximalspannung von QRS im EKG (mit Geppert MP) (1951). Arch Kreisl-Forsch 17:104–116
92. Physiologie der Kreislaufzügler (1951). Bad Nauheimer Fortbildungs-Lehrgänge 16:78–92
93. Elektrophysiologische Bemerkungen zum Begriff des Myocardschadens (1951). Therapiewoche 1:329–336
94. Analyse sympathicomimetischer Kreislaufwirkungen am Beispiel des Suprifens (mit Gladewitz H, Marguth H) (1951). Zschr ges exp Med 117:445–466
95. Aktionsströme in zentrifugalen Herznerven (mit Marguth H, Raule W) (1951). Pflügers Arch 254:224–245
96. Erregbarkeit und Reizerfolg bei elektrischer Reizung von Herznerven (mit Marguth H, Marguth F) (1951). Pflügers Arch 254:291–301
97. Parapsychologie (1951). Ärztl Prax 3 Nr 48:3–11
98. Beitrag zu: Wie wird sich der menschliche Organismus im schwerefreien Raum verhalten? (1951). Weltraumfahrt H 4:85
99. Versuche zur Berechnung der Vektoren auf präcordialen Ableitungen (mit Böck EM) (1952). Zschr Kreisl-Forsch 41:310–324
100. Über phasische Reaktionen am Kreislauf (mit Bader W, Brose W) (1952). Arch Kreisl-Forsch 18:111–117
101. Zur Kinetik der Cholinesterasen (mit einer Verbesserung der Warburgschen Apparatur) (mit Hardegg W) (1952). Pflügers Arch 255:136–152

102. Über die absolute Größe elektrokardiographischer Potentiale (1952). Pflügers Arch 255:251–272
103. Theorie der neuromuskulären Übertragung des Muskeltonus (1952/53). Anaesthesist 1:1–8
104. Otto Meyerhof (1952). Ruperto-Carola Nr 6:27
105. Prof. Dr. Franz M. Groedel † (1952). Dtsch med Wschr 77:250
106. Ein Gang durch das Physiologische Institut (1952). Ruperto-Carola Nr 6:76–78
107. Über die Berechenbarkeit des EKG-Vektors bei räumlicher Darstellung (mit Geppert MP, Gladewitz H, Böckh EM) (1952). Arch Kreisl-Forsch 18:323–344
108. Die theoretischen Grundlagen des Elektrokardiogramms (1952). Verh dtsch Ges Kreisl-Forsch 18:11-41. Schlußwort: 74–78
109. Grundprobleme der vegetativen tonischen Innervation (1952). Acta neuroveg 4: 201–240
110. Telepathie und Hellsehen. Neue wissenschaftliche Ergebnisse (1952). Umschau 52:22–23
111. Telepathie und Hellsehen – im Lichte der Wissenschaft (1952). Umschau 52:611–614
112. Zur physiologischen Problematik der Chirurgie (1953). Langenbecks Arch 273:99–127
113. Grundprobleme der allgemeinen Elektrobiologie (1953). Klin Wschr 9/10:221–228
114. Über die Wirkung von Adrenalin und Noradrenalin auf die Koronardurchblutung (mit Brose W) (1953). Zschr Biol 106:81–108
115. Der Einfluß seelischer Vorgänge auf den Körper in heutiger medizinischer Sicht (1953). Universitas 8:709–714
116. Weitere Untersuchungen über die Konstruierbarkeit von EKG-Vektoren aus Brustwandableitungen (1953). Cardiologia 23:191–219
117. Friedrich Hermann Rein (1953). Dtsch med Wschr 78:1304–1305
118. Kinetik der Cholinesterase und Probleme der Erregungsübertragung und -auslösung (mit Hardegg W, Raule W) (1953). Acta Phsiol scand 29:50–62
119. Die Zuverlässigkeit vektorieller Analysen abnormer Elektrokardiogramme (mit Böckh EM, Gärtner W) (1953). Arch Kreisl-Forsch 20:44–61
120. Über die Beeinflussung des kardialen sympathischen Tonus durch Impulse aus dem Arm (mit Cannon P, Raule W) (1954). Cardiologia 24:86
121. Zur medizinischen Ausbildung (1954). Dtsch Universitätszeitung 9 Nr 5:3–6
122. Zur Gültigkeit der Vektortheorie des EKG und über Inhalt und Wert des elektrischen Herzbildes (1954). Münch med Wschr 96:951–953
123. Konstitutionelle Hypotonie (1954). Münch med Wschr 96:1018–1020
124. Anregungen zu einer Reform der medizinischen Universitätsausbildung (mit Schoen R) (1954). Klin Wschr 32:898–902
125. Blutdruck und Leistung (1954). Berliner Ges-bl H12
126. Theoretisches zur Wirkung starker Gleich- und Wechselströme auf den Menschen (1954). Med Klinik 1 Nr 7:25–27
127. Grundsätzliches und Experimentelles zur Deutung des EKG als Vektor (mit Baust W, Bock KD, Dohrmann R) (1954). Cardiologia 25:117–132
128. Eröffnungsansprache zum 21. Deutschen Physiologenkongreß 1954 in Heidelberg (1954). Ber ges Physiol exp Pharmakol 172:102–106
129. Zu Albrecht Kossels 100. Geburtstag (1954). Ruperto-Carola Nr 13/14:125
130. Probleme der medizinischen Universitätsausbildung (mit Schoen R) (1954). Ärztl Mitt 39:669–684 und 712–721

131. Zur Physiologie eines sympathischen Ganglions und zur Frage der Vasodilatatoren und des sympathischen Tonus (mit Canon P, Raule W) (1954). Pflügers Arch 260:116–136
132. Klothilde Gollwitzer-Maier † (1954). Dtsch med Wschr 79:1908–1909
133. Wissen und Vertrauen als Grundlage der Heilung (1954). In: Schlemmer J (Hrsg) Umstrittene Probleme der Medizin. Medica, Stuttgart Zürich, S 7–21
134. Spezialisierung und Fortschritt (1954). In: Schlemmer J (Hrsg) Umstrittene Probleme der Medizin. Medica, Stuttgart Zürich, S 75–89
135. Zur Vektortheorie des EKG, zur Funktionselektrokardiographie Kienles und zum elektrischen Herzbild (1955). Dtsch med Wschr 80:11–14
136. Proceedings of the first world conference on medical education, London 1953 (1955). Dtsch med Wschr 80:233–234
137. Neuere Probleme der theoretischen und angewandten Physiologie des Kreislaufs (1955). Öff Ges-dienst 16:417–430
138. Probleme der Hochschulausbildung (1955). Mitt Hochschulverb. 3:105–111
139. Zur Reform des medizinischen Studiums (1955). Dtsch med Wschr 80:1099–1100
140. Reizbeantwortung als physiologisches und klinisches Problem (1955). Arch physikal Ther 7:242–253
141. Über Herz- und Kreislaufwirkung eines Crataegus-Wirkstoffes (Heptaoxyflavanglykosid) (mit Hille H, Teske H-J, Zipf KE)(1955). Arch exp Path Pharmakol 227:281–292
142. Zur Studienreform (1956). Dtsch med Wschr 81:103–105
143. Zur Studienreform. Eine Gruppendiskussion in Wiesbaden (1956). Österr Ärztezeitg 11:329–332
144. Gesundheit und Krankheit (1956). In: Die Bedrohung unserer Gesundheit. Buchausgabe der gleichnamigen Sendereihe des Südd. Rundfunks. Kröner, Stuttgart, S 9–23
145. Wesen und Unwesen der Hochschulbildung (1956). In: Erziehung wozu? Buchausgabe der gleichnamigen Sendereihe des Südd. Rundfunks. Kröner, Stuttgart, S 65–79
146. Über die Kreislaufwirkung von 4-Methyl-2 Aminopyridin (mit Gottstein U, Hille H, Oberdorf A) (1956). Arch exp Path Pharmakol 228:314–321
147. Soziale und ethische Probleme der ärztlichen Bildung (1956). Arzt und Christ 2:9–19
148. Bemerkungen zu Franz Kienles „Grundzüge der Funktions-Elektrokardiographie" (1956). Zschr Kreisl-Forsch 45:462–472
149. Heart (1956). Ann Rev Physiol 18:195–224
150. Vom Ideal der ärztlichen Ausbildung (1956). Dtsch Arzt 6:216–220
151. Membranpotentiale von Einzelzellen in Gewebekulturen (mit Schanne O) (1956). Naturwissenschaften 43:445
152. Was ein europäischer Amerikaner über die medizinische Erziehung denkt (1956). Dtsch med Wschr 81:1965–1966
153. Über die Begriffe „vegetativ" und „psychogen" (1956). Acta neuroveg 15:1–24
154. Die Wechselwirkung von Psyche und Herz insbesondere in prognostischer Hinsicht (1957). Berl Ärztebl 70:312–317
155. Einige Probleme der Kreislaufregelung in Hinsicht auf ihre klinische Bedeutung (1957). Münch med Wschr 99:69–74, 107–110
156. Some Current Trends of Circulation Research in Germany (1957). Circulation Res 5:1–4
157. Medizinische Studienreform (1957). Münch med Wschr 99:613–614
158. Über die Begriffe der „akademischen Freiheit" und der „Fachschule" bei der medizinischen Studienreform (1957). Münch med Wschr 99:674–678

159. Gedanken zur zeitgenössischen Medizin (1957). Soz Fortschr 6:129–132
160. Die Wirkung von Lysergsäure-Diäthylamid (LSD) und Urethan auf die Tätigkeit eines sympathischen Ganglions (mit Broghammer H, Takagi K) (1957). Arch exp Path Pharmakol 230:358–366
161. Elektrobiologie des Stoffwechsels (1957). In: Büchner F (Hrsg) Hdb allg Path Bd 4, T 2:669–767. Springer-Verlag, Berlin (u. a.)
162. Die Wirkungen von 3,5-Dixo-1,2-diphenyl-4-n-butyl-pyrazolidin auf die Erregbarkeitsänderung am Nervus ischiadicus und auf die Tastreceptoren der Haut des Frosches (mit Baust W, Fischer T) (1957). Arzneimitt-Forsch (Drug Res) 7:547–550
163. Die Theorie und die klinische Brauchbarkeit des Ventrikelgradienten im EGK (mit Gärtner W) (1957). Arch Kreisl-Forsch 27:83–117
164. Zur Beurteilung der T-Zacke durch den Ventrikelgradienten (mit Gärtner W) (1957.) Cardiologia 31:235–236
165. The General Order of Excitation and of Recovery (1957). Ann NY Acad Sci 65:743–767
166. Aussprache zu den Beiträgen über Medizinische Studienreform (mit Röpke E) (1957). Schlußwort. Münch med Wschr 99:1645–1646
167. Ist die Existenz parapsychologischer Phänomene bewiesen? (1957). Münch med Wschr 99:1914–1915
168. Etudes médicales et réforme de l'enseignement en Allemagne (1957). Rev Enseign supér Nr 3:33–36
169. Natürliches Altern (1957). Ärztl. Prax 9 Nr 39, Nr 40
170. Die Physiologie des Herzens in den letzten 100 Jahren (1958). Münch med Wschr 100:9–12
171. Die Pathophysiologie der Koronarthrombose (1958). Wien Zschr inn Med 39:46–63
172. Die Einwirkung des elektrischen Stromes auf wichtige innere Organe (1958). Dtsch Zschr gerichtl Med 47:5–28
173. Die Zuverlässigkeit des EKG bei der Beurteilung der Herzleistung (1958). Berl Med 9:366–367
174. L'action des gradients de temperature de la paroi du ventricule sur le gradient ventriculaire dans l'electrocardiogramme (mit Abel H, Briske I, Engelking A, Gärtner W) (1958). Acta cardiol 13:278–298
175. Untersuchungen über den Einfluß peripherer Nervenreizung auf die sympathische Aktivität (mit Sell R, Erdeliy A) (1958). Pflügers Arch 267:566–581
176. Die Bedeutung der Elektrokardiographie für die Funktionsdiagnostik des Herzens (1958). In: Klepzig H (Hrsg) 5. Freiburger Symposium über „Die Funktionsdiagnostik des Herzens", 1957. Springer-Verlag Berlin, S 13–36, 57–58
177. Managerkrankheit. Festgabe für G. Poensgen (1958). Marianne Weber Kreis, Heidelberg, S 56–58
178. 100 Jahre Physiologie in Heidelberg (1958). Ruperto-Carola 10 H 24:140–146
179. Reform des Medizinstudiums – Vielleicht ist eine Revolution nötig (1959). Dtsch Arzt 9:257–263
180. Der ideale Patient (1959). Bl Wohlfahrtspfl 106:346–352
181. Zur Frage der Sympathikuswirkung bei der Kreislaufregelung (1959). Congr nat Sc med Bucarest 1957. Communications. Bucarest, p 59–60
182. Therapie der akuten Koronarthrombose (1958). Wien Zschr inn Med 39:46–63
183. Experimentelle Medizin (1959). In: Hartmann F (Hrsg) Medizin 1, Fischer-Lexikon Bd 16. S. Fischer, Frankfurt/M., S 114–131
184. Gesundheit und Krankheit (1959). In: Hartmann F (Hrsg) Medizin 1, Fischer-Lexikon Bd 16. S. Fischer, Frankfurt/M., S 168–185

185. Physiologie (1959). In: Hartmann F (Hrsg) Medizin 2, Fischer-Lexikon Bd 17. S. Fischer, Frankfurt/M., S 211–247
186. Studium der Medizin (1959). In: Hartmann F (Hrsg) Medizin 1, Fischer-Lexikon Bd 16. S. Fischer, Frankfurt/M., S 309–315
187. Physiologie der Ermüdung und Erschöpfung (1959). Med Klin 54:1109–1119
188. Ärztliche Ethik als Grundlage ärztlichen Handelns (1959). Ärztl Mitt 44:1304–1308, 1345–1349
189. Gedanken über die Zukunft der Medizin (1959). Sozialversicherung 14:265–268
190. Probleme der tonischen Innervierung des Herzens (1959). Symposia and Spec Lectures. 21. Congreso internacional de Ciencias Fisiologicas, Buenos Aires, S 239–245
191. Über die physiologische Grundbedingung des Bewußtseins (1959). Universitas 14: 1079–1090
192. Die Entstehung des Vektorkardiogramms (VCG) im normalen Herzen (1960). Acta tertii europaei de cordis scientia conventus, Vol 1. Excerpta Medica, Amsterdam, pp 9–20
193. Zur Reform des medizinischen Unterrichts (1960). Frankf Allg Z Nr 31:2
194. Demonstration zur Theorie des Farbsehens, nach Versuchen von Dr. Land (mit Baust W, Kern R) (1960). Pflügers Arch 272:90
195. Physiology and Psychosomatic Medicine (1960). Arch gen Psychiat 3:99–110
196. Bemerkung zu einer Theorie des Bewußtseins (1960). Physiol Beitr 4:579–600
197. Die Theorie der Krankheit und das Verhältnis Patient-Arzt-Krankenhaus (1960). Ber Dtsch Krankenkassentag 1960 Bundesverb Ortskrankenkassen. Verlag d. Ortskrankenkassen, Bad Godesberg, S 50–64
198. Experimentelle Untersuchungen am Hundeherzen zum Problem des Ventrikelgradienten (mit Haas G, Blömer A, Ley M) (1960). Cardiologia 37:66–84
199. Contemporary Education in Scientific Medicine (1960). J med Educat 35:558–563
200. Central Control of Cardiac Function (1960). Physiol Rev 40 Suppl 4:213–231
201. The Fundamental Physiological Condition of Consciousness (1960). Universitas 3: 393–404
202. Die Theorie der Krankheit (1960). Gesundes Volk 35:80–81
203. DIN-Normblatt „Elektrokardiographen" (1960). Zschr Kreisl-Forsch 49:88–89
204. Der Arzt und das Sündenregister seiner Patienten (1960). Revier u. Werk 21:23
205. Ulrich Ebbecke † (1960). Dtsch med Wschr 85:2255–2257
206. Ulrich Ebbecke † (1961). Ergebn Physiol 51:38–51
207. Gesundheit und Wiedergesundung vom Standpunkt des Physiologen (1961). Ärztl Prax 13:847–851
208. Die Physiologie und die psychosomatische Medizin (1961). Psyche 15:59–75
209. Die Feldberg-Stiftung (1961). Ruperto-Carola 13 H 30:344–346
210. Rehabilitation als Problem der wissenschaftlichen Medizin (1961). Int Zschr physik Med Rehab 14:1–12
211. Über die Lokalisation des „bulbären, sympathischen Zentrums" und seine Beeinflussung durch Atmung und Blutdruck (mit Weidinger H, Fedina L, Kehrel H) (1961). Zschr Kreisl-Forsch 50:229–241
212. Über die Chromoproteidausscheidung der Niere, insbes. nach Starkstromunfall, und die Alkaliththerapie (mit Hieronymi G, König K, Steinhausen M, Blömer A, Günther M, Weiss F) (1961). Zschr ges exp Med 135:83–166
213. Die Vorgänge beim elektrischen Unfall (1961). Verh dtsch Ges Arbeitsschutz 7: 98–111

214. Über ein pressosensibles Areal im hinteren Hypothalamus der Katze (mit Baust W, Niemczyk H, Vieth J) (1962). Pflügers Arch 274:374–384
215. Aktionsströme in zentrifugalen Herznerven und deren Bedeutung für den Kreislauf (1962). Pflügers Arch 276:262–279
216. Der Hochspannungsunfall (1962). Berufsgenossenschaft H 2:2–7
217. Zur Organisation des sympathischen Kreislaufzentrums (mit Baust W, Weidinger H) (1962). Cardiologia 40:229–234
218. Was ist denn das: das Altern? (1962). Christ und Welt 15 Nr 45
219. Foreteelser vid Electriska Olycksfall (1962). Forebygg Olycksfall
220. Zur Theorie der Narkose. 1. Europäischer Kongreß für Anaesthesiologie (1962). Dt Sektion Fortbildungskurse 8,1–8,13. Wien
221. Elektrocardiography (mit Haas G) (1962). In: Hamilton WF, Dowe P (eds) Handbook of Physiology Section 2, Circulation 1. American Physiolog Soc, Baltimore, p 323–415
222. Theorie und Anwendbarkeit der Vektorcardiographie (1962). SRW-Nachrichten H 17: 20–23
223. Alt werden als medizinisches Problem (1962). In: Schlemmer J (Hrsg) Die Kunst alt zu werden. Piper, München, S 7–26
224. Einige ungelöste Probleme der Kreislaufregelung (1962). In: Cori CF (ed) Perspectives in Biology. Elsevier, Amsterdam, p 231–238
225. Die Bedeutung der Erregungsausbreitung auf der Oberfläche des Herzens für eine Interpretation von QRS (1962). Proc 22. Congress Internat Union of Physiological Sciences. JUPS, Leiden, p 205–208
226. Theorie der Narkose (1962). Therapiewoche 12:1053–1054
227. Probleme der deutschen Universität unter besonderer Berücksichtigung des medizinischen Studiums (1962). In: Schwarz R (Hrsg) Universität und moderne Welt. de Gruyter, Berlin, S 114–138
228. Das Medizinstudium im Blick des Studenten (1962). Studienstiftung des Dtsch Volkes. Probleme der Förderungsarbeit 3:37–47
229. Probleme der Homöostase des Blutdrucks und der Blutdruckregulation (1962). Verh Dtsch Ges inn Med 69:472–487
230. Elettrofisiologia dei nervi circolatori et regolazione della pressione arteriosa (1962). Incontri Ciba, S 1–19
231. Der Mensch als kypernetische Maschine (1963). Arzt und Christ 9:1–8
232. Remarks on the Theory of Narcosis (1963). Int Anesthesiol Clin 1:977–979
233. Die Krise der Naturwissenschaften (vor allem der Medizin) (1963). Pädag Provinz 17:46–60
234. Zum Problem „Naturwissenschaft und Theologie“ (mit Kern W) (1963/64). Stimmen d Zeit 173:81–98
235. Die Reform der medizinischen Fakultäten (1963). Studium Generale 16:112–118
236. Was heißt: „Nach dem neuesten Stande der Wissenschaft“? (1963). Ther Gegenw 102: 373–378
237. Was ist wissenschaftlich begründete Therapie? (1963). Therapiewoche 13:852–860
238. Die Medizin heute. Theorie, Forschung, Lehre (1963). Piper, München
239. Die Beeinflussung des Liquordrucks durch akute hämodynamische Veränderungen (mit Baust W, Niemczyk H) (1963). Zschr ges exp Med 136:619–629
240. Karl Matthes † (1963). Zschr Kreisl-Forsch 52:105–107
241. Eine neue medizinische Schriftenreihe: Einzeldarstellungen aus der theoretischen und klinischen Medizin (1963). Ruperto-Carola 15 H 34:332, 334

242. Probleme der Homöostase des Blutdrucks und der Blutdruckregulation (1963). Verh dtsch Ges inn Med 69:472–487
243. Die Medizin in unserer Zeit. Theorie, Forschung, Lehre (1964). 2. Aufl. Piper, München
244. Sofortwirkungen von Alkaligaben im Entblutungsschock (mit Weidinger H, Steinhausen M) (1964). Langenbeck's Arch klin Chir 305:457–462
245. Medizinstudenten lernen nicht genug. Sind die deutschen Hochschulen auch berufsbildend? (1964). Christ und Welt 17 Nr 46:32–34
246. Anspannung und Entspannung des modernen Menschen. Gesundheit erhalten heute (1964). Universitas 19:357–370
247. Über Analogien in der Situation der Theologie und der Naturwissenschaften (1964). In: Metz JB et al. (Hrsg) Gott in Welt. Festgabe für Karl Rahner, Bd 2. Herder, Freiburg, S 809–815
248. Daniel Achelis (1964). Jahrb Hdbg Akad Wiss, S 51–53
249. Was kennzeichnet biologische im Gegensatz zu technischen Regelvorgängen? (1964). In: Frank H (Hrsg) Kybernetik. Brücke zwischen den Wissenschaften. Umschau-Verlag Frankfurt/M., S 101–106
250. Ist Sozialmedizin notwendig? (mit Blohmke M) (1964). Materia med Nordmark 16: 721–730
251. Sozialmedizin und Universität (mit Blohmke M) (1964). Mensch u. Medizin 1 H 1: 7–8, H2:8–15
252. Aufgaben und Ziele des neugegründeten Instituts für Sozialmedizin und Arbeitsmedizin der Universität Heidelberg (1964). Mitt dtsch Zentr Gesundh-pfl 7:1–3
253. Einleitung zu Sir Charles Sherrington: Körper und Geist. Der Mensch über seine Natur (Sammlung Dieterich 289) (1964). Schünemann, Bremen, S XII–XXV
254. Allgemeine Physiologie der menschlichen Haut (1964). Studium Generale 17:500–512
255. Anspannung und Entspannung der modernen Menschen. Erkenntnisse heutiger medizinischer Forschung (1964/65). Universitas 19 (1964):357–370, Lion (1965) H 4: 175–180
256. Kann die Universität die Ingenieurwissenschaften wirklich integrieren? (1964). VDI-Zeitschr 106:681–686
257. Zur Physiologie der psycho-somatischen Kreislaufstörung (1964). Zeitschr psychosom Med 10:233–241
258. Neugründungen sollen den Kontakt fördern (1964). VDI-Zeitschr 106:704
259. Medizin, Patient und soziale Umwelt (1964). Ber Ord Mitgl Versammlung. Verband Dtsch Rentenversicherungsträger, S 3–14
260. Problematik der medikamentösen Therapie (1964). Pharm Z 109:1283–1290
261. A propos d'un mémoire sur la formation médico-sociale des médecins (mit Hertel G) (1964). Évolut méd 8:261
262. Intensivierung oder Verlängerung des Medizinstudiums (1965). Berl Ärztebl 78: 616–620
263. Das Experiment einer deutschen Mayo-Klinik (1965). Augsburger Allgemeine vom 10. 6. 1965
264. Jährlich 120 Milliarden DM Krankheitskosten. Depressive Faktoren beeinflussen den Krankenstand (1965). Arbeitgeber 17:535–536
265. Wesen und Unwesen der Hochschulbildung. Erziehung wozu? (1965). Kröner, Stuttgart, 2. Aufl, S 65–79
266. Biologische und technische Regelvorgänge (1965). Grundlagenstudien aus Kybernetik und Geisteswissenschaften 6:57–63

267. Das kranke Herz als Symptom unseres Lebens (1965). In: Schlemmer J (Hrsg) Das kranke Herz. Piper, München, S 9–24
268. Physiologisches Probleme des Menschen im Betrieb (1965). Homburg-Informationen für den Werksarzt 12:130–139
269. Anspannung und Entspannung des modernen Menschen. Erkenntnisse heutiger medizinischer Forschung (1965). Lion H 4:175–180
270. Eröffnungsansprache zur internationalen sozialmedizinischen Tagung vom 23. bis 26. Mai 1965 in Berlin (1965). Mensch u Med 3:101–105
271. Die volkswirtschaftliche Belastung durch das Phänomen „Krankheit" im weitesten Sinne (mit Jahn H) (1965). Mensch u Med 3:166–169
272. Sosyal Tip Mefhumu (1965). Tip Fakültesi Mecmuasi 18:500–511
273. 40 Jahre Dr. Alfred Hüthig-Verlag (1965). Ruperto-Carola 17 H 38:95–96
274. Die Welt in der wir leben (1966). Lit-dienst (Roche) 34:45–47
275. Visceral-Efferent Mechanisms Acting upon the Circulation (1966). Acta neuroveg 28: 234–242
276. Die soziale Umwelt von Tier und Mensch als Krankheitsfaktor (mit Blohmke M) (1966). Arbeitsmed, Sozialmed, Arbeitshyg 1:141–147
277. Psychosomatic Problems of Vegetative Regulatory Functions (1966). In: Eccles JC (ed) Brain and Conscious Experience. Springer-Verlag, Berlin u. a., pp 522–547
278. Die Differential Quotient of QRS as a Measure of the Sympathetic Tonization of the Myocardium (mit Hahn N, Weidinger H) (1966). Cardiologia 48:224–235
279. Zur Pathophysiologie des Schocks (1966). In: Just OH (Hrsg) Genese und Therapie des hämorrhagischen Schocks, Internationales Symposion Heidelberg 1965. Thieme, Stuttgart, S 2–13
280. Menschen in der Stadt (1966). Gesundheitspolitik 8:205–218
281. Die physiologischen Wirkungen der modernen Welt auf den Menschen (1966). Hippokrates 37:621–631
282. Neuere Vorstellungen über die Regulierung der Homöostase des Kreislaufs. Kortiko-Viszerale Physiologie, Pathologie und Therapie (1966). In: Abh Dtsch Akad Wiss Berlin. Klasse für Medizin, Jg. 1966, Nr 2, hrsg von Baumann R. Akademie-Verlag, Berlin, S 33–37
283. Kirche und verwissenschaftlichte Welt (1966). Ruperto-Carola 18 H 39:35–46
284. Determinismus und Indeterminismus in der Naturwissenschaft. Sowjetsystem und demokratische Gesellschaft. Eine vergleichende Enzyklopädie. (1966). Herder, Freiburg, S 1166–1175
285. Herz- und Kreislaufkrankheiten heute (1966). Universitas 21:1055–1066
286. Eröffnungsansprache. 32. Tagung der Deutschen Gesellschaft für Kreislaufforschung (1966). Verh dtsch Ges Kreisl-Forsch 32:XXXVI–XXXVII
287. Wo steht die Medizin heute? (1966). In: Blohmke M, Schaefer H (Hrsg) Erfolge und Grenzen der modernen Medizin. Fischer, Frankfurt, S 7–24
288. Christentum und Gewissensfreiheit (1966). Vorgänge 3:133 ff.
289. Krankheit als gesellschaftliches Ereignis. Festvortrag anläßlich der Eröffnung des Sanatoriums „Schwabenland" (1966). Neutrauchburg
290. Social and Preventive Medicine in the medical Curriculum (1966). In: Raab W (ed) Prevention of Ischemic Heart Disease: Principles and Practice. C. C. Thomas, Springfield, Ill.
291. Grundsätzliches zum Problem der Soziosomatik (1966). Verh dtsch Ges Kreisl-Forsch 32:1–11
292. Probleme der Leistungsfähigkeit des Menschen (1966). Arzt und Christ 12:207–215

293. Krankheit und Gesellschaft (1967). Ärztl Forsch 21:396–407
294. Die Wiederherstellung der Beziehung von Arzt und Patient als Forderung der Sozialmedizin (1967). Dtsch Ärztebl 64:2350–2356
295. Elektrokardiographische Befunde bei arbeitsfähigen Männern in Ruhe, nach Belastung und zu Beginn und am Ende einer Kur bzw. eines Urlaubs (mit Blohmke M et al.) (1967). Arch Kreisl-Forsch 52:64–78
296. The Internal Resistance of the Frog Heart Muscle (mit Kawata H) (1967). In: Sano T et al. (eds) Electrophysiology and Ultrastructure of the Heart. Bunkodo, Tokyo, p 77–80
297. Vergleich verschiedener Kreislaufreaktionen während körperlicher und geistiger Belastung einschließlich des Differentialquotienten von QRS (mit Blohmke M, Stelzer O) (1967). Ergonomics 10:699–705
298. Kurzer Abriß der Kreislaufregelung (mit Niemczyk H) (1967). In: Eiff AW v (Hrsg) Essentielle Hypertonie. Klinik, Psychophysiologie und Psychopathologie. Thieme, Stuttgart, S 1–25
299. Säure – Basen – Haushalt und Kreislauf im Schock (mit Thämer V) (1967). Beitr erste Hilfe, Beih Unfälle d elektr Stroms 5. VWEW Frankfurt, S 23–35
300. Vegetative Tonisierung des Herzens während geistiger Belastung, gemessen am EKG (mit Blohmke M et al.) (1967). Int Zschr angew Physiol 24:181–191
301. Sozialmedizin einschließlich Arbeitsphysiologie als Probleme der Zukunft. Marburger Universitätsbund, Jahrbuch 1966/67, S 23–37
302. Gesellschaftliche Einflüsse auf den Menschen (1967). Praxis 56:1083–1090
303. Medizin (1967). Wirtsch u Wissensch 15:23–25
304. Hypothesenbildung über Kreislaufreaktionen durch Datenreduktion mittels Faktorenanalyse (mit Blohmke M, Ismail AH) (1967). Zschr Kreisl-Forsch 56:608–622
305. Die Leistungsgrenze als ein allgemeines Problem der Sozialmedizin und der „Frühinvalidisierung“ (1967). Med Sachverständ 63:91–98
306. Theoretische und klinische Medizin in Einzeldarstellungen (1967). Rechenschaftsbericht zum 10jährigen Bestehen der Monographien-Reihe. Hüthig, Heidelberg
307. Die Ergebnisse der Heidelberger Herz-Kreislauf-Studie im Spiegel internationaler Zahlen (mit Blohmke M, Grüntzig A) (1968). Bundesges-bl 4:49–52
308. Sozialmedizin, ein problem der Zukunft (1968). Dtsch Ärztebl 65:258–260
309. Sozialmedizin in England (1968). Arbeitsmed, Sozialmed, Arbeitshyg 3:47–49
310. Bildung nur durch Wissenschaft? Bildung – Die Grundlage unserer Zukunft. (1968). Piper, München, S 9–24
311. Wesen und Unwesen der Hochschulbildung (1968). In: Erziehung wozu? Eine Vortragsreihe. 2. Aufl. Kröner, Stuttgart, S 63–79
312. Die Rolle der Allgemeinmedizin in der modernen Welt (1968). Euromed 8:337–342, 428–435
313. Kontraktion und Relaxation der Myokardfaser. Erreger und Erregbarkeit (1968). In: Reindell H et al. (Hrsg) Herzinsuffizienzen, Pathophysiologie und Klinik. Heart Failure. Pathophysiological and clinical aspects. Thieme, Stuttgart, S 64–65
314. Krankheiten als gesellschaftliches Phänomen (unter besonderer Berücksichtigung des Kostenfaktors) (1968). Krankenvers 20:274–280
315. Kritische Erwägungen zur Enzyklika „Humanae Vita“ (1968). Perspekt Zukunft 6:1–5
316. Nobelpreis für Medizin und Physiologie. Ragnar Granit (1968). Ruperto-Carola 20 H 43/44:12
317. Haldan Keffer Hartline (1968). Ruperto-Carola 20 H 43/44:13–14
318. Gesundheit. Sacramentum Mundi Bd 2 (1968). Herder, Freiburg, S 373–378

319. Sozialmedizinische Aspekte zur Rehabilitation der Frau (1968). Schleswig-Holst Ärztebl 21 H 10
320. Alt werden als medizinisches Problem (1968). Schweiz Rot Kreuz 77:13–16, 25–26
321. Die gesellschaftlichen Ursachen der Krankheit (1968). Soz Sicherh Nr 8:298–300
322. Der Mensch und das Ende seiner Menschlichkeit. Was ist das – der Mensch? Beiträge zu einer modernen Anthropologie (1968). Piper, München, S 155–169
323. Medizin und Naturwissenschaften (1968). Wehrmed Mschr 12:474–480
324. Gesichtspunkte der Naturforschung. Wer ist das eigentlich, Gott? (Bücher der Neunzehn) (1968). Kösel, München, S 34–44
325. Psychophysiologie und Soziosomatik des Menschen im modernen Betrieb. Arbeits- und sozialmedizinische Tagung der Bezirksärztekammer Nordwürttemberg und der Evang. Akad. Bad Boll, 29.–31. 3. 1968 (1968). Schriftenreihe der Bezirksärztekammer Nordwürttemberg 13. Gentner, Stuttgart, S 41–56
326. Zum Problem der Leistungsgrenze des alternden Menschen, ihrer Feststellung und ihrer sozialen Bedeutung (1968). Zschr Geront 1:193–199
327. Probleme der Dokumentation des Vektordiagramms (VKG) (mit Hiltmann W-D) (1968). In: Wenger R (Hrsg) Aktuelle Probleme der Vektorkardiographie. Thieme, Stuttgart, S 333–340
328. Erregung und Erregbarkeit (1968). In: Reindell H (Hrsg) Herzinsuffizienz. Thieme, Stuttgart, S 64–65
329. Wesen, Möglichkeiten und Grenzen der Kybernetik im Bereich der Lebewesen (1969). VVA-Bull Akademiker-Information Nr 2:1–13
330. Soziale Balneologie in theoretischer Sicht (1969). Arbeitsmed, Sozialmed, Arbeitshyg 4:67–69
331. Der Beruf als soziale Erfüllung. Der Beruf im Sozialrecht (1969). Schriftenreihe des Dt Sozialgerichtsverbandes 5. Wiesbaden, S 35–61
332. Betriebliche Faktoren bei der Entstehung von Krankheiten (1969). Betriebskrankenkasse 57:124–130
333. Geleitwort zu Blohmke M: Belastungstests des Kreislaufs in Epidemiologie und Präventivmedizin (1969) Hüthig, Heidelberg
334. Begriffsbestimmung der Leistung in Hinsicht auf epidemiologische Untersuchungen (1969). Bremer Ärztebl H 10:24–33
335. Résultats d'une enquête médicale et sociale sur les affections coronariennes (mit Blohmke M, Abel H, Depner R et al.) (1969). Europa Medica 10:187–194
336. Eine Faktorenanalyse von Schwellen subcorticaler Reizantworten (mit Holm E) (1969). Exp Brain Res 8:79–96
337. Die gesellschaftliche Prägung des Menschen (1969). In: Schneider P (Hrsg) Die Manipulierbarkeit des Menschen. Mainz, S 5–14
338. Medizinische und soziale Befunde bei koronaren Herzkrankheiten (mit Blohmke M) (1969). Münch med Wschr 111:701–710
339. Das meßbare Wunder (1969). In: Linz M (Hrsg) Nein und Amen. Versuche mit der Bibel. Gütersloh, S 61–70
340. Gesellschaftlichkeit, Fortschritt, Geschichte und persönliche Schöpferkraft des Menschen. Biologisch-naturwissenschaftliche These (1969). In: Kellner E (Hrsg) Schöpfertum und Freiheit in einer humanen Gesellschaft. Paulus-Ges., Mondsee, S 113–120
341. Tiene futuro el médico general? (1969). Tribuna Med Nr 284:2. Madrid
342. El problema de la medicina psicosomatica (1969). Tribuna Med Nr 300:2. Madrid
343. Sozialmedizinisches und Physiologisches zur Psychopathologie (1969). In: Blohmke M (Hrsg) Sozialpsychiatrie Bd 33. Gentner, Stuttgart

344. Kritische Erwägungen zur Enzyklika „Humanae vitae" (1969). Vorgänge 1:5–12
345. Der natürliche Tod (1969). In: Schlemmer J (Hrsg) Was ist der Tod? Piper, München, S 12–23
346. Medizinische Aspekte des Fremdenverkehrs und Erholungswesens. Wissenschaftliche Aspekte des Fremdenverkehrs (Veröffentlichungen der Akademie für Raumforschung und Landesplanung: Forschungs- u. Sitzungsberichte; 53: Raum und Fremdenverkehr) (1969). Jänecke, Hannover, S 21–27
347. Zivilisationsschäden (1969). Studium Generale 22:513–526
348. Resultados de una encuesta medica y social sobre las afecciones coronarias (mit Blohmke M et al.) (1969). Revist clin Español 30:621–628
349. Risultati di una inchiesta medica e sociale sulle affezioni coronariche (mit Blohmke M) (1969). Minerva Med 60:1184–1193
350. Der Beruf als soziale Erfüllung (1969). Schriftenreihe des Dt Sozialgerichtsverb, Bd 5. Wiesbaden
351. Grundsätzliches zur naturwissenschaftlichen Sexualforschung (1970). Arzt u Christ 16:89–101
352. Zum Begriff der Diagnostik (1970). Diagnostik-Woche 2:66–70
353. Ermüdung und Müdigkeit (1970). In: Baust W (Hrsg) Ermüdung, Schlaf und Traum. Wiss. Verlagsges., Stuttgart, S 1–29
354. Vorwort zu Schaefer H u. Thämer V (Hrsg) (1970). Examens-Fragen Physiologie. Springer-Verlag, Berlin, S I–XIV
355. Kann die Wissenschaft eine neue Ethik entwickeln? (1970). Intern Dialog-Zschr 3: 300–316
356. Physiologie und Soziologie der Leistung (1970). Jb Dtsch Verein Rehab Behinderter eV, S 400–406
357. Was kennzeichnet biologische im Gegensatz zu technischen Regelvorgängen? (1970). In: Frank H (Hrsg) Kybernetik. Umschau-Verlag, Frankfurt/M., S 129–132
358. Heilen und Vorbeugen als Problem der Heilkunde heute (1970). Öff Ges-wes 32 512–520
359. Wohin führt uns die Entwicklung? (1970). Anstöße 5/6:190–198
360. Kuren kann man überall (1970). Euromed 10:747
361. Bildersturm. Medizin ohne Diagnose (1970). Euromed 10:1008–1009
362. Gesundheit, Arbeit und Produktivität (1970). Regensburger Univ-Z 12:28–31
363. Kostenentwicklung der Medizin in Deutschland. Planung im Gesundheitswesen. Dilemma und Notwendigkeit (1970). In: Eckardt W, Nathan MK (Hrsg) Prioritätsprobleme und Planungsmethode im Gesundheitswesen. Symposion des Quickborner Teams am 3. und 4. Juli 1969 in Quickborn. Schnelle, Quickborn, S 31–47
364. Die Kontinuität leiblicher Funktionen im Leib-Geist-Wesen Mensch (1970). In: Schneider P, Saame O (Hrsg) Das Problem der Kontinuität. Univ. Mainz, S 39–40
365. Grundbeginselen van het natuurwetenschappelijk onderzoek van de seksualiteit (1970). Saint-Luc Médical (Sint-Lucas Tijdschrift) 42 H 3:4
366. Die soziale Rolle des Kurwesens (1970). Schleswig-Holst Ärztebl 12 H 8/9
367. Die Interferenz von kardiovaskulären Antworten und affektivem Verhalten von Katzen bei elektrischer Reizung limbischer Strukturen (1970). Schweiz med Wschr 100: 184–187
368. Kybernetik. Die Entwicklung und Bedeutung der Kybernetik im Westen. II. Regelungstheorie (1970). In: Sowjetsystem und demokratische Gesellschaft. Herder, Freiburg, S 1267–1271

369. Factores sociales en la génesis de la enferdemades coronarias (1970). Tribuna med Madrid Nr 338:2
370. Un nuevo concepto de la hipertonia arterial funcional (1970). Tribuna med Madrid Nr 345:2
371. Unbehagen als Krankheit (1970). Umschau 70:177–179
372. Der Kranke als Symptom der Gesellschaft (1970). In: Gruppe, Gesellschaft und Individuum im Feld der Psychotherapie. Tgg. Dt. psychotherapeut. u. sozialmed. Ges. Hamburg. Akad. PSG, Hamburg, S 5–12
373. Die Kur aus der Sicht des Physiologen (1970). Zschr angew Bäder-; Klimaheilk 17: 308–319
374. Der alternde Mensch in seiner Umwelt (1970). In: Frick W (Hrsg) Kardiovaskuläre und rheumatische Erfahrungen beim alternden Menschen. Steinkopff, Darmstadt, S 133–144
375. Leib, Geist, Gesellschaft. Aspekte einer Biologie des Menschen (1971). Claudius Verlag, München (japanische Ausgabe 1975)
376. Außenseiter und Schulmedizin (1971). Ärztl Forsch 25:202
377. Der Patient und die Medizin der Zukunft (1971). Ärztl Prax 25:4087–4090
378. Physiologische Befunde zur Theorie der Soziosomatik (1971). In: Wannagat L (Hrsg) Die akute Hepatitis. Thieme, Stuttgart, S 224–232
379. Hippokrates '71 (1971). Arbeitgeber 23:575–576
380. Ärztliche Dienste, ein Aspekt der Sozialmedizin (1971). In: Schipperges H (Hrsg) Ausbildung zum Arzt von morgen. Thieme, Stuttgart, S 46–57
381. Medizinische Literatur für Laien? Gedanken zum Informationsauftrag der öffentlichen Bücherei (1971). Buch u Bibliothek 23:128–137
382. Hausarzt (1971). Dtsch med Wschr 96:358–359
383. Ermüdung und Müdigkeit (1971). In: Baust W (Hrsg) Ermüdung, Schlaf und Traum. Fischer, Frankfurt, S 11–44
384. Tradition und Fortschritt. Sinn und Möglichkeiten des persönlichen Engagements (1971). Lion H 7/8:357–364
385. Wieweit können und sollen Ergebnisse der wissenschaftlichen Medizin allgemein zugänglich gemacht werden? Gedanken zum Informationsauftrag der öffentlichen Büchereien (1971). Buch u Bibliothek 23 H 2
386. Das Problem der Diagnose (1971). Med Welt 22:681–686
387. Gesundheitsvorsorge und Gesundheitspflege. Festvortrag, Reformhaustag '71 in Berlin (1971). Neuform-Echo H 6 (Beilage)
388. Die Bestimmung des Menschen (1971). Rhein-Neckar-Z Nr 267 vom 20./21. 11. 1971
389. Wie lange lebt der Mensch? (1971). Selecta 13:2222
390. Die physiologischen Grundlagen des Wollens und Handelns. Tagungsber. 1969 und 1970 Dtsch. kriminol. Ges. Hrsg. von Mergen A (1971). Kriminalistik-Verlag, Hamburg (Kriminologische Schriftenreihe 54), S 33–46
391. Kranke Menschen in krankmachender Umwelt (1971). Ortskrankenkasse 53 Nr 21/22
392. Que significa hoy hacer un diagnostico? (1971). Tribuna med (Madrid) Nr 374:2
393. Parapsicologia (1971). Tribuna med (Madrid) Nr 381:2
394. Se puede medir la calidad de la asistencia medica? (1971) Tribuna med (Madrid) Nr 404:2
395. Gedanken zu einer Medizin der Zukunft (1971). VDI-Zschr 113:1309–1400
396. Herz- und Kreislaufkrankheiten in unserer Zeit (1971). In: Bähr HW (Hrsg) Wo stehen wir heute? In der Sicht der Naturwissenschaftler und Ärzte. Gütersloh, S 189–198

397. Federal Republic of Germany (1971). In: Purcell E (ed) World Trends in Medical Education. Faculty, Students and Curriculum. John Hopkins Press, Baltimore, pp 61–67
398. Sozialmedizin. Einführung in die Ergebnisse und Probleme der Medizin-Soziologie und Sozialmedizin (mit Blohmke M) (1972). Thieme, Stuttgart
399. Sozialmedizinische Probleme des alternden Menschen im Beruf (1972). Act Geront 2: 71–76
400. Was ist Sozialmedizin? (mit Blohmke M et al.) (1972). Arbeitsmed., Sozialmed., Arbeitshyg 7:118-120
401. Gibt es spezielle Kriterien zur Beurteilung der Arbeitsfähigkeit älterer Menschen? (mit Blohmke M. Stelzer O) (1972). Arbeitsmed., Sozialmed., Arbeitshyg 7:181–184
402. Die Zukunft des Gesundheitswesens. Aufgabe: Verbesserung der Lebensqualität. 4. Internat. Arbeitstagung der Industriegewerkschaft Metall für die Bundesrepublik Deutschland, Oberhausen, 11.–14. 4. 1972. Dok P, S 9–72
403. Soziale Verantwortung (1972). Briefe der Führungsakademie des Bundes-Postministeriums, H 9:1–12
404. Das Elektrokardiogramm beim Elektrounfall. Betrachtungen des Theoretikers (1972). In: BG. Feinmechanik u. Elektrotechnik (Hrsg) EKG-Befunde nach Stromunfällen. Medizinischer Bericht. BG Feinmech. Elektrotechn., Köln, S 41–48
405. Epidemiologische Grundbegriffe. Epidemiologie und epidemiologische Methodik (1972). Schriftenreihe der Bayerischen Landesärztekammer, Bd 29. B.L.K., München, S 8–21
406. Zur Feststellung von Risikofaktoren (1972). Fortschr Med 90:789–790
407. Qualität der Gesundheit (1972). Gewerkschaftl Umschau 17:150–154
408. Der Patient und die Medizin der Zukunft (1972). In: Kirchhoff HW (Hrsg) Kardiologische Rekondition. Werk-Verlag, Gräfelfing, S 187–193
409. Verantwortung in der Wissenschaft (1972). Lion H 1:1–6
410. Cybernetics. The Development and Importance of Cybernetics in the West. II. Theory of Control (1972). In: Marxism, Communism and Western Society. New York, pp 287–303
411. Epidemiologische Studie über koronare Herzkrankheiten an berufstätigen Frauen und Männern im Alter von 40 bis 59 Jahren (mit Blohmke M, Koschorrek B, Stelzer O) (1972). Med Klinik 67:1329–1334
412. Anthropologie und Biophysik (mit Novak P) (1972). In: Gadamer H-G (Hrsg) Neue Anthropologie, Bd 1. Thieme, Stuttgart, S 22–58
413. Physiologisches über den Traum (1972). In: Schultz HJ (Hrsg) Was weiß man von Träumen? Stuttgart, S 125–134
414. Die soziale Umwelt des Menschen als Krankheitsfaktor. Vortragsreferate der Bielefelder Ärztlichen Fortbildungskurse 25. Winterkurs (1972/73). S 1–3
415. Probleme der Altersverschiebung aus der Sicht der Sozialmedizin (1973). Act Geront 3:601–613
416. Streit um den sechsten Sinn (1973). Ärztl Prax 25:147
417. Was sagen die Mediziner zur neuen Approbationsordnung? (1973). Analysen 3 Nr 12: 29–33
418. Anpassung als biologisches Prinzip (1973). In: Schlemmer J (Hrsg) Anpassung als Notwendigkeit. Zur Überwindung eines modischen Mißverständnisses. Piper, München, S 9–21
419. Die Suche nach Risikofaktoren. Probleme in Gegenwart und Zukunft (1973). Arbeitsmed., Sozialmed., Präventivmed 8:2–6

420. Neue Probleme des Elektrounfalls (1973). Bull der Internat Sektion des IVSS für die Verhütung von Arbeitsunfällen und Berufskrankheiten in der chemischen Industrie, H 2:3-8
421. La herencia del Occidente Cristiano. (Tradición y progreso en el mundo de mañana) (1973). Folia humanist 11:491-506
422. Struktur und Funktion einer modernen Sozialmedizin (1973). Heidelberger Jb 17: 190-205
423. Determinismus und Indeterminismus (1973). In: Lobkowicz N (Hrsg) Ideologie und Philosophie. Herder & Herder, Frankfurt/M., S 106-114
424. Glossary on Respiration and Gas Exchange (1973). J appl Physiol 34:549-558
425. Soziologische Aspekte der Zielvorstellungen der Pharmakotherapie (1973). Med Welt 24:1228
426. Temporal Correlation of Responses in Blood Pressure and Motor Reaction under Electrical Stimulation of Limbic Structures in Unanaesthetized Unrestrained Cats (1973). Pflügers Arch 343:27-40
427. Die Zukunft des Gesundheitswesens (1973). In: Friedrichs G (Hrsg) Aufgabe der Zukunft: Qualität des Lebens. Bd 5 Gesundheit. Europäische Verlagsanstalt, Frankfurt, S 11-35
428. Grundsätzliches über Versicherung und Fürsorge aus sozialmedizinischer Sicht (1973). In: Tomandl T (Hrsg) Von der Krankenversicherung zur sozialen Vorsorge. Braumüller, Wien, S 1-26
429. Ausbildungsfragen in Sozialmedizin und med. Soziologie (1973). Selbstverlag, Heidelberg
430. Medizinische Epidemiologie und Sozialmedizin (Kommission für med. Epidemiologie und Sozialmedizin, Nr. 1) (1973). Bonn-Bad Godesberg
431. Sozialmedizinische Aufgaben des Badearztes (1973). Zschr angew Bäder-, Klimaheilk 20:3-14
432. Die Arbeitsmedizin und die Gesellschaft (Aspekte ihrer Entwicklung und ihrer Zukunft) (1973). Zbl Arbeitsmed Arbeitsschutz 23:259-264
433. Some Remarks on the Coupling of Automatic and Emotional Processes (mit Stock G) (1974). Actualités neurophysiol. Masson, Paris, S 133-141
434. Familienplanung aus sozialmedizinischer Sicht (1974). Ärztl Prax 26:1135-1141
435. Sozial- und Präventivmedizin und der praktische Arzt (1974). Anstöße, S 97-104
436. Die Rolle des Arztes in Gegenwart und Zukunft (1974). Anstöße, S 104-109
437. Lehr- und Lernzielkatalog Medizinische Soziologie (mit Blohmke M et al.) (1974). Arbeitsmed., Sozialmed, Präventivmed 9:55-58
438. Gegenstandskatalog des Fachgebietes Sozialmedizin (mit Blohmke M et al.) (1974). Arbeitsmed, Sozialmed, Präventivmed 9:79-81
439. Die Sozialmedizin und der praktische Arzt. Ber. über den 4. Kongreß der Dt. Ges. für Allgemeinmedizin 1972 in Heidelberg (Hrsg. Kerger H) (1974). E Fischer, Heidelberg, S 63-71
440. Das Menschenbild der Medizin. Im Blickpunkt: der Mensch. Anthropologische Ansichten der Tiefenpsychologie, Medizin und Theologie (Hrsg Österreichische Arbeitsgemeinschaft „Arzt und Seelsorger") (1974). Veritas-Verlag, Wien, S 29-53
441. Vorsorge - Fakten und Kritik (1974). Dtsch Ärztebl 71:88-90
442. Der Arzt und die Medien von heute und morgen (1974). Gesundheitspolitik 16:2-4
443. Sozial- und Präventivmedizin und der praktische Arzt (1974). Kassenarzt, H 9
444. Prophylaktische Medizin heute (1974). In: Cremer HD (Hrsg) Kohlenhydratarme Ernährung. Schattauer, Stuttgart, S 3-5

445. Lebenserfahrung und positive Charaktereigenschaften alter Menschen ökonomisch nutzen (1974). Med Tribune 9 Nr 3:6–8
446. Soziophysiologie (1974). Med Prisma Nr 6:1–28
447. Gesundheit im Grenzbereich zwischen Leib und Seele. Der Mensch und seine Gesundheit (1974). Landeszentr. Ges.-Bildg., München, S 9–18
448. Physiologie (1974). Naturwissenschaften 61:385–388
449. Feststellung und Beschreibung von Leistungsvermögen und -einbuße (1974). Öff Geswes 36:474–483
450. Leistungen von Tauben ohne Großhirn (1974). Publikationen zu Wiss Filmen, Sektion Medizin, Bd 2. Institut für den wissenschaftlichen Film, Göttingen, S 358–364
451. Physiologie der Blutdruckregelung und der arteriellen Hypertension (1974). Therapiewoche 24:1716–1720
452. Gestaltwandel der Herzkrankheiten – Epidemiologie (1974). Therapiewoche 24:2215–2219
453. Die physiologischen Grundlagen der Gemütsbewegung (1974). In: Schlemmer J (Hrsg) Die Verachtung des Gemüts. Argumente für eine neue Wertung. Piper, München, S 20–32
454. Die Bedeutung der Sozialmedizin für die Wehrmedizin (1974). Wehrmed Mschr 18: 65–68
455. Gesundheit und Gesellschaft. Überlegungen zu einer sich verändernden Welt. Zum Wohle des Patienten. Gesundheitspolitisches Kolloquium, 28. 2.–2. 3. 1974 in Loccum. Hrsg. von der Pressestelle der Evang. Akad. Loccum (1974). (Loccumer Protokolle) Nr 2:90–106. Evang. Akad.,Loccum
456. Folgen der Zivilisation. Therapie oder Untergang? (1974). Umschau-Verlag, Frankfurt/M.
457. Umstrittene Sterbehilfe (1974). Ärztl Prax 27:1269
458. Die Sünden der modernen Medizin. Ivan Illichs Thesen zur „Überarztung" der Gesellschaft (1975). Ärztl Prax 27:2141–2142
459. Die Fakultäten und die Approbationsordnung (1975). Ärztl Prax 27:3443
460. Zu viele halten sich für Experten (1975). Ärztl Prax 27:3693
461. Sozialmedizin: Vom Unsinn der Eingemeindung (1975). Ärztl Prax 27:3719
462. Allgemeinmedizin als „Fachgebiet" (1975). Ärztl Allg-prax 13. Beilage zu „Der dtsch Arzt" 25
463. Der Mensch und das Ende seiner Menschlichkeit (1975). Anhaltspunkte 19:32–36
464. Theorie der Methoden zur Vergleichung von Ableitefeldern in der Elektrokardiographie (mit Hiltmann WD) (1975). Bas Res Cardiol 70:78–86
465. Neue Funktionen und Variablen für die Charakterisierung und den Vergleich von Vektorkardiogrammen (mit Koch W) (1975). Bas Res Cardiol 70:103–114
466. Krankheit als Produkt und Versagen der Medizin (1975). Brennpunkte 6:21–31
467. Sozialmedizin in der Stadt (mit Paul HA) (1975). Humanökol Bl 4:51–72
468. Die Schwierigkeit, Krankheit zu definieren (mit Illich I) (1975). Brennpunkte 6:71–80
469. Die Zukunft der Medizin (1975). Dtsch Ärztebl 72:520–523, 597–600
470. Die medizinische Nemesis – eine Häresie. Bemerkungen zum Symposium „Grenzen der Medizin" (1975). Dtsch Ärztebl 72:1889–1892
471. Richtige Bilder von kranken Menschen? (1975). Frankfurter Allgem Ztg Nr. 217 vom 19. 9. 1975, S 23
472. Medico-Social Aspects of Historical Development. Frontiers of International Medicine. 12th Internat. Congress on Internal Medicine, Tel Aviv 1974 (1975). Karger, Basel, S 7–11

473. „Eingemeindung“ (1975). In: Bayerischer Rundfunk (Hrsg) gehört – gelesen. Informationen, Manuskripte Nr. 11:55–57. München
474. Wie krank ist unser Gesundheitswesen? (1975). In. Schlemmer J (Hrsg) Haben wir die richtige Medizin? Piper, München, S 9–20
475. Die interdisziplinäre Problematik der Sozialmedizin (1975). In: Blohmke M, Ferber v C, Kisker KP, Schaefer H (Hrsg) Handbuch der Sozialmedizin, Bd 1. Enke, Stuttgart, S 5–12
476. Modelle sozialer Einwirkungen auf den Menschen (Sozialphysiologie) (1975). In: Blohmke M, Ferber v C, Kisker KP, Schaefer H (Hrsg) Handbuch der Sozialmedizin, Bd 1. Enke, Stutgart, S 92–131
477. Allgemeine Modellfindung (1975). In: Blohmke M, Ferber v C, Kisker KP, Schaefer H (Hrsg) Handbuch der Sozialmedizin, Bd 1. Enke, Stuttgart, S 363–380
478. Die Gesundheit liegt an uns selbst (1975). Heilbad u Kurort 27:175–179
479. Die Zukunft des Lebens. Jubiläumsvortrag der Amerika-Gedenkbibliothek/Berliner Zentralbibliothek (1975). J-ber Amerika-Gedenkbibl/Berl Zentralbibl 8:36–50
480. Prävention und Heilkunde (1975). Kompass H 7:239–242
481. Eröffnungsansprache (1975). In: Blohmke M (Hrsg) Kosten des Gesundheitswesens. Sozialökologie und Sozialmedizin. Wiss. Jahrestagung der Dt. Ges. für Sozialmedizin e.V. Schriftenreihe Arbeitsmed, Sozialmed, Präventionsmed Bd 56. Gentner, Stuttgart, S 7–9
482. Grundprobleme einer Sozioökologie der Gesundheit (1975). In: Blohmke M (Hrsg) Kosten des Gesundheitswesens. Gentner, Stuttgart, S 81-86
483. Enthemmung als Grundlage für Gesundheit und Leistung (1975). In: Leistung und Gesundheit. Hrsg. von der Landeszentrale für Gesundheitsbildung in Bayern. München, S 7–18
484. Sozialmedizinische Bemerkungen zur Anpassung an die gebaute Umwelt (1975). In: Otto F et al. (Hrsg) Anpassungsfähig bauen. Inst. f. leichte Flächentragwerke, Univ. Stuttgart, Stuttgart, S 96–100
485. Wie krank ist unser Gesundheitswesen (1975). Ortskrankenkasse 57:691–695
486. Chancen des Chaos (1975). Rhein Zahnärztebl 18:25
487. Alfred Hüthig 75 Jahre alt (1975). Ruperto-Carola 27 H 55/56:210
488. Sozialrecht als interdisziplinäre Aufgabe. Beitr. zur 6. Sozialmed. Bundestagung am 5./6. 6. 1975, Essen (1975). Schriftenreihe des Dtsch Sozialger-verb 14:75–86
489. Bedürfnis und Bedarf des Menschen in medizinischer Sicht (1975). In: Sozialverhalten bei Mensch und Tier. Symposium der Mainzer Akad. der Wiss. und der Literatur (1975). Berlin, S 43–65
490. Die Medizin als Prototyp einer interdisziplinären Wissenschaft (1975). In: Schwarz R (Hrsg) Wissenschaft als interdisziplinäres Problem. T 2. Berlin, S 199–223
491. Sozialer Kontakt – ein Risiko des älteren Arbeitnehmers (1975). Zschr Geront 8: 258–265
492. Handbuch der Sozialmedizin (mit Blohmke M, Ferber v C, Kisker KP) (Hrsg) Bd 1. Enke, Stuttgart
493. Possibilities of Electrocardiography in the Future (1976). Adv Cardiol 16:18–26
494. Rückgang der Lebenserwartung (1976). Ärztl Prax 28:1131
495. Ein Weg mit vielen Hindernissen. Die Geschichte der Deutschen Gesellschaft für Sozialmedizin (1976). Ärztl Prax 28:2854
496. Selbstbeteiligung ganz neu (1976). Arbeit Sozialpol 30:451
497. Die Zukunft der ärztlichen Tätigkeit (1976). In: Zander J (Hrsg) Arzt und Patient. Patmos-Verlag, Düsseldorf, S 89–104

498. Persönlichkeit, Lebensalter und Arbeitswelt (1976). Berufsgenossenschaft, S 25–29
499. Soziale Sicherung (1976). Berufsgenossenschaft, S 505–512
500. Kritische Überlegungen (1976). In: Kellner E (Hrsg) Christliche Politik – ein fehlgeschlagenes Experiment? Paulus-Gesellschaft, Wien, S 161–172
501. Intuition und Wissenschaft in der Medizin (1976). Dtsch Apotheker 28:438–446
502. Die Häresien der Medizin (1976). Dtsch Apotheker-Zt 116:589–593
503. Die Zukunft der Medizin. Schlußwort (1976). Dtsch Ärztebl 73:205–206
504. Barbara von Renthe-Fink 75 Jahre (1976). Dtsch Ärztebl 73:2607–2608
505. Gehirn, höhere Funktionen (1976). In: Schaefer H (Hrsg) Examensfragen Physiologie, 3., völlig neu bearbeit. Aufl. Springer-Verlag, Berlin, S 337–348
506. Selbstbeteiligung ganz neu (1976). Freie Zahnarzt 20:42
507. Der Krankheitsbegriff (1976). In: Blohmke M, Ferber v C, Kisker KP, Schaefer H (Hrsg) Handbuch der Sozialmedizin, Bd 3. Enke, Stuttgart, S 15–31
508. Begriffe der Leistung und ihre Bedeutung für die Medizin (mit Novak P) (1976). In: Blohmke M, Ferber v C, Kisker KP, Schaefer H (Hrsg) Handbuch der Sozialmedizin, Bd 3. Enke, Stuttgart, S 66–77
509. Die Medizin und ihre Häretiker (1976). Hexagon Roche 4 Nr 6:1–9
510. Persönlichkeit, Lebensalter und Arbeitswelt (1976). Industrie der Steine und Erden 86:123–128, Berufsgenossenschaft, S 25–30
511. Hans Hermann Weber 17. 6. 1896–12. 6. 1974 (mit Hasselbach W) (1976). Jb Heidelb Akad Wiss, S 81–84
512. Lebenserwartung und Lebensführung (1976). Med, Mensch, Ges 1:27–32
513. Die Hierarchie der Risikofaktoren (1976). Med, Mensch, Ges 1:141–146
514. Bemerkungen zum „Diskurs" von Prof. Dr. H. Kesteloot (1976). Med, Mensch, Ges 1: 223–224
515. Die Zukunft der ärztlichen Tätigkeit (1976). Prakt Arzt 8:1624–1628
516. Die Bedeutung soziokultureller Faktoren für die Krankheitsentwicklung (1976). In: Jores A (Hrsg) Praktische Psychosomatik. Huber, Bern, S 54–67
517. Epilogue (1976). In: Simonson E, Weiser PC (eds) Psychological Aspects and Physiological Correlates of Work and Fatigue. C. C. Thomas, Springfield, Ill., p 415–417
518. Streß als gesellschaftliches Problem (1976). In: Eiff AW v (Hrsg) Seelische und körperliche Störungen durch Streß. Fischer, Stuttgart, S 5–17, Therapiewoche 26:31–37
519. Früherkennung von Krankheiten in der Sicht medizinischer Forschung heute (1976). Universitas 31:935–941
520. Streß und Überlastung als psycho-soziale Probleme heute. Erkenntnisse der Forschung (1976). Universitas 31:1133–1140
521. Humanisierung am Arbeitsplatz (1976). Vschr Sozialrecht 4:83–100
522. Die gesellschaftlichen Probleme der Therapie (1976). In: Zukunftsprobleme unserer Wirtschaft, dargestellt am Beispiel der Pharma-Industrie (USW-Schriften für Führungskräfte, Bd 8). Gabler, Wiesbaden, S 11–24
523. Examens-Fragen Physiologie. 3., völlig neubearb Aufl (1976). Springer-Verlag, Berlin
524. Sozialmedizin in der Praxis (1976). In: Handbuch der Sozialmedizin (Hrsg) Bd 3. Enke, Stuttgart
525. Krise der Medizin – Krise des Verantwortungsbewußtseins? (1976). In: Medizin der Zukunft. Hrsg von der Evang. Akad. Bad Herrenalb (Protokolle der Evang. Akad. Bad Herrenalb, Heft 8). Ev. Akad., Bad Herrenalb, S 11–26

526. Die Gefährdung durch schwingungspaketartig gesteuerte elektrische Ströme. Folgerungen aus der Arbeit von K. Reinhold und S. Buntenkötter im Hinblick auf die Unfallverhütung (mit Kieback D) (1976). In: Medizinisch-Technischer Bericht 1976. BG Feinmechanik u. Elektrotechnik, Köln, S 87–101
527. Herzkrank durch psychosozialen Streß (mit Blohmke M) (1977). (Reihe: Medizin im Wandel) Hüthig, Heidelberg
528. Kind – Familie – Gesellschaft (Sitzungsberichte der Heidelberger Akademie der Wissenschaften. Mathemat.-naturwiss.Klasse Jg. 1977, Abh. 1) (1977). Springer-Verlag, Berlin
529. Gesundheitsbewußtsein (1977). Ärztebl Rheinl-Pfalz 30 H 12
530. Die Sexualität und die Medizin (1977). Sexualmed 6:720–728
531. Die inneren Widersprüche und Einseitigkeiten der Medizin (1977). In: Der ärztliche Gutachter in der Rentenversicherung. Verband Deutscher Rentenversicherungsträger, Frankfurt, S 73–78
532. Sozialmedizinische Probleme der Gynäkologie und Geburtshilfe (1977). In: Zander J (Hrsg) Psychologie und Sozialmedizin in der Frauenheilkunde. Springer-Verlag, Berlin, S 3–16
533. Humanisierung am Arbeitsplatz (1977). Arbeitsmed, Sozialmed, Präventivmed 12: 17–24
534. Gesellschaft und Gesundheit (1977). In: Fülgraff G (Hrsg) Bewertung von Risiken für die Gesundheit (Wiss. Symposium anläßlich der Hundertjahrfeier des Bundesgesundheitsamtes Berlin, 17.–20. 5. 1976). Fischer, Stuttgart, S 12–16
535. Streß als gesellschaftliches Problem (1977). Boehringer (Mannheim)-Themen 9:1–6
536. Die Zukunft der Medizin (1977). Cesra-Säule H 2:1–3
537. Epidemiologie der koronaren Herzkrankheiten (mit Blohmke M) (1977). In: Blohmke M, Ferber v C, Kisker KP, Schaefer H (Hrsg) Bd 2. Enke, Stuttgart, S 1–67
538. Ergänzende Bemerkungen zur Epidemiologie zerebrovaskulärer Krankheiten (ZVK) (1977). In: Ferber v C, Kiskeru KP, Schaefer H (Hrsg) Handbuch der Sozialmedizin, Bd 2. Enke, Stuttgart, S 96–102
539. Das veränderte Gesundheitsbewußtsein und das Gesundheitsverhalten (1977). Hauswirtsch Wiss 25:201–207
540. Der Einfluß technischer elektrischer Wechselfelder hoher Feldstärke auf den Organismus (mit Silny J) (1977). Int Arch occ environm Hlth 39:83–96
541. Ernst Engelking (5. 5. 1886–20. 4. 1976) (1977). Jb Heidelb Akad Wiss, S 69–71
542. Naturwissenschaft und Wunder (1977). In: Reinisch L (Hrsg) Jenseits der Erkenntnis. Fragen statt Antworten, Suhrkamp, Frankfurt, S 45–65
543. Der Lebensraum des Menschen im Lichte einer Theorie der Medizin (1977). Klin Wschr 55:1197–1207
544. The Specifity of Receptors (1977). In: Weidinger H (ed) Labour Inhibition. Betamimetic Drugs in Obstetrics. Fischer, Stuttgart, pp 1–10
545. Effizienz und Effektivität (1977). Ortskrankenkasse 59:657–663
546. Die Wirkungen des elektrischen Stroms auf den Menschen (1977). In: Sicherheit elektrischer Anlagen. Der Elektrounfall und seine Verhütung. (Haus der Technik-Vortragsveröffentlichungen Nr 388). Vulkan-Verlag, Claassen, Essen, S 4–13
547. Kind – Familie – Gesellschaft (1977). Lion, S 451–454
548. Gesundheit – Krankheit – Arbeitsunfähigkeit – Selbstbehandlung (1977). Med, Mensch, Ges 2:181–183
549. Plötzlicher und unerwarteter Tod im Kleinkindesalter und elektromagnetische Felder (1977). Med Klinik 72:871–874

550. Diskussionsbeitrag: Psychosozialer „Streß“ und koronare Herzkrankheit (1977). In: Halhuber MJ (Hrsg) Verhandlungsbericht vom Werkstattgespräch am 8. und 9. 7. 1976 in der Klinik Höhenried. Springer-Verlag, Berlin
551. Die Entwicklung der deutschen Bevölkerung (1977). Scheidewege 7:555–564
552. Sozialmedizin und Universität (mit Blohmke M) (1977). In: Lesky E (Hrsg) Sozialmedizin. Entwicklung und Selbstverständnis. Wiss. Buchges., Darmstadt, S 392–414
553. Grenzfragen der Medizin (1977). Therapiewoche 27:7833-7846
554. „Stress“ y exceso de trabajo: Problemas psicisociales de hoy. Resultados de la investigación (1977). Universitas (spanische Ausgabe) 14:321–328
555. Gesundheit und Eigenverantwortung (1977). In: Harrer G (Hrsg) Van-Swieten-Tagung. Tagungsbericht des 30. Kongresses, 25.–30. 10. 1976. Verlag Österr. Ärztekammer, Wien, S 13–15
556. Weltbewegung für die Verantwortung in der Wissenschaft (1977). Med, Mensch, Ges 2:243–244
557. Sozialmedizin. Einführung in die Ergebnisse und Probleme der Medizin-Soziologie und Sozialmedizin mit Schlüssel zum Gegenstandskatalog. 2., überarb u erw Aufl (mit Blohmke M) (1978). Thieme, Stuttgart
558. Wie genau muß die Diagnose sein? (1978). Ärztl Prax 30:1943
559. Vorwort zu Wiethoff EO (Hrsg) (1978). Die Anus-praeter-Sprechstunde. Dtsch. Abbott GmbH, Ingelheim, S 9–10
560. Übereinstimmung der Gutachter in der Unfall-Begutachtung (1978). Arbeitsmed, Sozialmed, Präventivmed 13:229–231
561. Ablauf und Effizienz sozialgerichtlicher Verfahren in der Unfallversicherung (1978). Arbeitsmed, Sozialmed, Präventivmed 13:255–258
562. Heinrich Schipperges, Heidelberg, 60 Jahre alt (1978). Dtsch Apotheker 30:184–185
563. Gesundheit, Normalität und Norm (1978). Electromedica 46:12–17
564. Health, Normality and Standards (englische Ausgabe) (1978). Electromedica Nr 1: 12–17
565. Grenzfragen der Medizin (1978). Erfahrungsheilk 27:475–482
566. Die neue Theorie der Krankheitsentstehung (1978). Euromed 18:7–8, 13
567. Umwelt und Gesundheit (1978). In: Schaefer H et al. (Hrsg) Funkkolleg Umwelt und Gesundheit. Studienbegleitbrief 1. Beltz, Weinheim, S 11–43
568. Humanökologie (1978). In: Buchwald K, Engelhardt W (Hrsg) Handbuch für Planung, Gestaltung und Schutz der Umwelt, Bd 1. BLV Verlagsges., München, S 90–102
569. Sozialmedizin (1978). In: Buchwald K. Engelhardt W (Hrsg) Handbuch für Planung, Gestaltung und Schutz der Umwelt, Bd 1. BLV Verlagsges., München, S 126–133
570. Sozialmedizinische Aspekte des Alterns (1978). Internist 19:417–420
571. Wodurch werden wir krank? (1978). Med Tribune 13 Sonder-Nr 13a:37
572. Das neue Konzept der Medizin – die psychosozialen Bedingungen von Gesundheit und Krankheit (1978). In: Medizin und soziale Dienste in gemeinsamer Verantwortung. (Schriftenreihe der Dtsch Zent. Volksges.pfl. H 30). Dtsch Zentr Volksges.pflege, S 11–19
573. Das neue Konzept der Medizin (1978). Ortskrankenkasse 60:733–737
574. Umweltveränderung als Prävention (1978). In: Halhuber MJ (Hrsg) Psychosozialer „Stress“ und koronare Herzkrankheit. Therapie und Prävention. Verhandlungsber. vom 2. Werkstattgespräch am 7. u. 8. 7. 1977 in Höhenried. Springer-Verlag, Berlin, S 267–273

575. Die Frau im Alter als Problem der Sozialmedizin (1978). In: Lehr U (Hrsg) Seniorinnen. Zur Situation der älteren Frau. (Praxis der Sozialpsychologie, H 9). Steinkopf, Darmstadt, S 54–60, Zschr Geront 11:54–60
576. Worauf begründet sich das Verständnis für die geistig Behinderten in unserer Gesellschaft? (1978). Soz Arbeit 27:526–531
577. Grundlagen und Meßbarkeit des Streß (1978). In: Streß in der Arbeitswelt. Institut Angew. Arbeitswiss., Köln. S 9–29
578. Stress and Overloading as Psycho-Social Problems of Today - Research Findings (1978). Universitas 20:65–72
579. Bedürfnis und Bedarf des Menschen in medizinischer Sicht (1978). In: Moser S et al. (Hrsg) Die „wahren" Bedürfnisse oder: wissen wir, was wir brauchen? (Philosophie aktuell Nr 11). Schwabe, Stuttgart, S 19–34
580. Was wird aus unseren Kindern? (1978). In: Das Gespräch aus der Ferne Nr 172:11
581. Abschließende Bemerkungen (1978). In: Steinhausen M (Hrsg) Grenzen der Medizin. Symposion aus Anlaß des 70. Geburtstages von Hans Schaefer. Hüthig, Heidelberg, S 122–126
582. Schlußbetrachtung (1978). In: Nitsch K (Hrsg) Was wird aus unseren Kindern? Gesellschaftspolitische Folgen frühkindlicher Vernachlässigung. Hüthig, Heidelberg, S 100–119
583. Elektro-Karto-Kardiographie (EKKG) - ein neues Gebiet der Elektrokardiographie. Bericht über die Tagg. an der Univ. Karlsruhe vom 21./22. 3. 1978 (mit Schoffa G) (1978). Kardiol 67:868–870
584. Streß - muß das sein? (mit Eiff v AW) (1979). Arbeitgeberverband d. Metallindustrie, Köln
585. Plädoyer für eine neue Medizin (1979). Piper, München Zürich
586. Gesundheitserziehung (1979). In: Funkkolleg Umwelt und Gesundheit. 18. Stunde. (1978) Studienbegleitbrief 8. Beltz, Weinheim, S 11–42
587. Medizin in Entwicklung. Funkkolleg Umwelt und Gesundheit. 28. Stunde. (1979). Studienbegleitbrief 12. Beltz, Weinheim, S 46–72
588. Einführung in die Epidemiologie (mit Keil U) Funkkolleg Umwelt und Gesundheit. 9. Stunde. Sendetext des Saarl. Rundfunks, S. 1–23
589. Arzt (mit Schipperges H, Jacob W) Funkkolleg Umwelt und Gesundheit. 14. Stunde (1979). Studienbegleitbrief 6. Beltz, Weinheim, S 1–23
590. Gesundheitserziehung (mit Schipperges H) Funkkolleg Umwelt und Gesundheit. 18. Stunde (1979). Studienbegleitbrief 8. Beltz, Weinheim, S 11–42
591. Medizin in der Entwicklung (mit Schipperges H) Funkkolleg Umwelt und Gesellschaft. 28. Stunde (1979). Studienbegleitbrief 12. Beltz, Weinheim, S 46–47
592. Die neue Medizin (1979). Die Barmer H 3:52
593. Streß als gesellschaftliches Problem (1979). Betriebsärztliches H 1:1–8
594. Über das Verhältnis von Anatomie zu Physiologie (zum 90. Geburtstag von Prof. Hoepke) (1979). Ärztebl Baden-Württ 34:445–447
595. Schwerpunkte der menschlichen Entwicklung (1979). In: Schlemmer J (Hrsg) Anfang gut - alles gut? Beiträge zu einer Perinatalogie. Quelle u. Meyer, Heidelberg, S 115–123
596. Rauchen als psychologisches und gesellschaftliches Problem (1979). Bull Schweiz Akad med Wiss 35:15–23
597. Die Prognose der Medizin (1979). Cesra-Säule H 7:4–6
598. Die Gesundheitsfabrik steht vor der Tür (1979). Cesra-Säule H 8:1–3
599. Zukunftsperspektiven und Tendenzen in der Medihin (1979). Dtsch Krankenpflegezschr 32:1–8

600. Diagnostische Technik (1979). Erfahrungsheilk 28:381–382
601. Strategien einer modernen Gesundheitspolitik (1979). In: Schipperges H (Hrsg) Gesundsein und Lebenssinn. Pustet, Regensburg, S 72–92
602. Gesundheitspolitik im Heilbad und Kurort (1979). Israel Nachr vom 9. 3. 1979
603. Der Wettlauf mit dem Tod. Die Zivilisationskrankheiten relativieren die Erfolge der Medizin (1979). In: Flöhl R (Hrsg) Maßlose Medizin? Antworten an Iwan Illich. Springer-Verlag, Berlin, S 115–141
604. Die Droge Arzt wird demontiert (1979). Med Tribune 14 Nr 30:16–21
605. Das Rentenbegehren vor dem Sozialgericht (1979). Med, Mensch, Ges 4:87–93
606. Zur neuen Theorie der Medizin (1979). Med, Mensch, Ges 4:210–216
607. Streß als Politikum (1979). Nachr Evang-luth Kirche Bayern 34:411-413
608. Der „geistig Kranke“ (1979). Öff Ges-wes 41:791–797
609. Der Schmerz (1979). Orthopäd Prax 15:1–11
610. Effektivität und Effizienz der Medizin (1979). Reichenhaller Koll 11:13–30
611. Erich Frhr. von Baillou zur Verleihung des Bundesverdienstkreuzes am 20. Juli 1979 (1979). Ruperto-Carola 31 H 62/63:51–52
612. Streßbedingte Herz-Kreislauf-Syndrome. Psychosoziale Faktoren und epidemiologische Tendenzen (mit Siegrist J) (1979). In: Altstaedter R (Hrsg) Streßgefährdetes Herz-Kreislauf-System. Bayer, Leverkusten, S 10–17
613. Die Träume in physiologischer Sicht (1979). Universitas 34:707–714
614. Leistungen und Finanzierung des Gesundheitswesens in den 80er Jahren (1979). W.I.d.O.-Materialien, S 129–152
615. Effektivität von Therapie und Gesundheitserziehung (1979). Krankenversicherung 31:241–250
616. Die neue Medizin und der paktische Arzt (1979). Prakt Arzt 34:7–15
617. Gedanken zur Kritik am Ärztestand (1980). Ärztebl Baden-Württ 35:426–430
618. Die Wirkung elektrischer Felder vom Standpunkt der Berufsgenossenschaft (1980). In: Schaefer H et al. (Hrsg) Biologische Wirkung elektrischer 50 Hz-Felder. Selbstverlag, Berlin, S 61–75
619. Die Prognose der Medizin (1980). Cesra-Säule H 7:4–6
620. Die Medizin in den Wirren der Gegenwart (1980). Cesra-Säule H 13, 1–5, H 14:1–6
621. Streß und Streßbewältigung (1980). Datascope 11 H 32:3–10
622. Heilen und Heil, oder: Von der Selbstbeteiligung des Menschen (1980). Dtsch Ärztebl 77:2807–2816
623. Der Schmerz (1980). In: Thom H (Hrsg) Diagnose und Therapie des Schmerzes. Bekker, Uelzen, S 13–23
624. Die Gesundheit liegt an uns selbst (1980). Fitness Letter Nr 5:75–76
625. Gesundheit und Wohlbefinden (1980). In: Schaefer H (Hrsg) Der gesunde kranke Mensch. Gesundheit ein Wert – Krankheit ein Unwert? (Schriften der Kath. Akad. in Bayern, H 97). Patmos, Düsseldorf, S 37–58
626. Geboren werden – was dann? (1980). Heilpäd Forsch 8:269–277
627. Normbegriff (1980). In: Becker V et al. (Hrsg) Konzepte der Theoretischen Pathologie (Veröffentlichungen aus der Forschungsstelle für Theoretische Pathologie der Heidelberger Akademie der Wissenschaften). Springer-Verlag, Berlin, S 19–124
628. Gedanken zur Kritik am Ärztestand (1980). Medica 1:221–230
629. Gesundheitserziehung (1980). Öff Ges-wes 42:513–519
630. Die Utopie des vollkommenen Wohlbefindens. Kritische und kritisierte Medizin in den Wirren der Zeit (1980). Psychosoz 3:83–93

631. Seelische und soziale Ursachen von Krankheiten (1980). In: Radebold H et al. (Hrsg) Psychotherapie in der ärztlichen Praxis. Landesärztekammer Hessen, Bad Nauheim, S 7–23
632. Gesundheitserziehung durch den Arzt? (1980). Renovatio 36:103–113
633. Nachruf auf Professor Dr. Georges Schaltenbrand (1980). VDW intern Nr 60:4
634. Psychosomatische und soziale Ursachen von Unfällen (1980). In: Thielen H (Hrsg) Sicherheitsgerechtes Verhalten (VDE-Fachberichte Nr 32). Berlin
635. Plädoyer für eine neue Medizin. Warnung und Appell. (1981). 2. Aufl. Piper, München
636. Geboren werden – und was kommt dann? (1981). Ärztl Prax 33:3609–3613
637. Warum macht uns die Gesellschaft krank? (mit Decurtins L) (1981). Annabelle H 15: 78–81
638. Heilen und Heil (1981). Arzt und Christ 27:21–31, Dtsch Apotheker 33:224–234, Communio 10:274–284
639. Technik und Humanität in der Medizin (1981). Biomed Techn 26:226–233
640. Eingriffe und Folgen. Beziehungen zwischen der kranken Umwelt und dem kranken Leben (1981). Cesra-Säule H 15:13–20
641. Es ist zwar falsch, aber verständlich (1981). Cesra-Säule H 16:6–11
642. Klärung der Grundbegriffe (1981). In: Schipperges H, Wagner G (Hrsg) Effektivität und Effizienz in der Medizin (Schriftenreihe der Bezirksärztekammer Nordwürttemberg Nr 27). Gentner, Stuttgart, S 17–20
643. Medizinische Grundbegriffe (1981). In: Schipperges H, Wagner G (Hrsg) Effektivität und Effizienz in der Medizin. Gentner, Stuttgart, S 88–94
644. Kritische Bemerkungen zum Herzinfarkt (1981). Erfahrungsheilk 30:876–881
645. Darf man in der Medizin an technische Wunder glauben? (1981). Fitness Letter H 2: 28–30
646. Streß und Krankheit (1981). Fortschr Med 99:121–122
647. Plädoyer für eine neue Medizin. Der Wandel, der sich in den letzten dreißig Jahren vollzogen hat, wird häufig ignoriert (1981). ZWR – Dtsch Zahnärztebl 91:20–24
648. Ein erdachtes Gespräch (1981). In: Pflieger M, Piper ER (Hrsg) Für Klaus Piper zum 70. Geburtstag, 27. März 1981. Piper, München, S 283–285
649. Sozialmedizin und Sozialgerichtsbarkeit (1981). In: Gitter W et al. (Hrsg) Im Dienst des Sozialrechts (Festschrift für Georg Wannagat zum 65. Geburtstag am 26. 6. 1981). Heymanns, Köln, S 431–442
650. Letter to Horst Seller (1981). J auton Nerv Syst 3:105–119
651. Some Remarks on the History of Research on Sympathetic Nerve Action Potentials: Research at Heidelberg (1981). J auton nerv Syst 3:123–131
652. Perspektiven und Strategien einer Gesundheitspolitik (1981). In: Jacob W (Hrsg) Kann man Gesundheit lernen? (Schriftenreihe des Instituts für Gesundheitsbildung, H 1). Gentner, Stuttgart, S 191–200
653. Die Deutsche Liga für das Kind in Familie und Gesellschaft (1981). Kinder-Gesundh H 2:12
654. Zukunftspespektiven und Tendenzen in der Medizin (1981). Krankenh-Umschau 50: 340–352
655. Deutsche Liga für das Kind in Familie und Gesellschaft – was soll und kann sie tun? (1981). Lion H 26:150–151
656. Effektivität und Effizienz der Medizin: Grundbegriffe und Prioritätensetzung (1981). Medica 2:473–478
657. „Unfähige Medizin“. Warum sich diese Meinung ausbreitet (1981). Med Tribune 16 Nr 17:38

658. Stillender Vater. Humboldt sprach mit Augenzeugen (1981). Med Tribune 16 Nr 41:91, Nr 43:2, Nr 45:2
659. Einfluß der Umweltqualität auf Gesundheit und soziales Verhalten (1981). In: Stiftung Werner-von-Siemens-Ring (Hrsg) Der Mensch in der gebauten Umwelt. Stiftung Werner-von-Siemens-Ring, Düsseldorf, S 34–57
660. Humanität und Streß (1981). Mod Markt H 1:41–44
661. Arzt und Gesundheit (1981). In: Troschke v J, Stößel U (Hrsg) Möglichkeiten und Grenzen ärztlicher Gesundheitsberatung. Gesomed Verlag, Freiburg, S 284–301
662. Klassenbildung der medizinischen Forschung (1981). Münch med Wschr 123: 709–710
663. Plädoyer für eine neue Medizin (1981). Münch med Wschr 123:1029–1031
664. Der Wandel der Krankheiten – Phänomene und Konsequenzen (1981). In: Schipperges H (Hrsg) Müssen Arzneimittel teuer sein? Helm, Heppenheim, S 85–92
665. Die Bedeutung soziokultureller Faktoren für die Krankheitsentwicklung (1981). In: Jores A (Hrsg) Praktische Psychosomatik. 2., überarb u erw Aufl Huber, Bern, S 49–61
666. Die Wirkungen elektrischer technischer Wechselfelder hoher Feldstärke auf den Menschen (1981). In: Schlußbericht vom 6. Internat. Kolloquium über die Verhütung von Arbeitsunfällen und Berufskrankheiten durch Elektrizität. BG Feinmechanik u. Elektrotechnik, Köln, S 11-34
667. Herzkrankheiten und Streß (1981). Therapiewoche 31:42–46
668. Die Zukunft der Medizin (1981). Universitas 36:561–566
669. Von der krankheitsbekämpfenden zur gesundheitsfördernden Therapie (1981). In: Schlemmer J (Hrsg) Zukunft in Bescheidenheit. Über die Alternativen, die wir noch haben. Ullstein, Frankfurt, S 128–137
670. Kürzere Arbeitszeit – mehr Glück für alle? (1982). AOK aktuell H 2:2
671. So sollt Ihr leben! Kneipp und die moderne Medizin (1982). Ärztezschr Naturheilverf physik Med Rehab 23:667–684
672. Neurologische Spätfolgen und Wirkungen elektrischer Durchströmungen auf die Sinnesorgane (1982). Bull Internat Verein soz Sicherh (IVSS) H9:30–43
673. Ermittlung der Krankheitsursachen (1982). Cesra-Säule Nr 20:1–5
674. Die Prognose der Medizin (1982). Cesra-Säule Nr 22:1–3
675. Eine Binsenwahrheit (1982). Cesra-Säule Nr 23:1–8
676. Die Verantwortung des Einzelnen gegenüber der Gesellschaft (1982). In: Tittor W et al. (Hrsg) Chronische Lebererkrankungen. Thieme, Stuttgart, S 1–8
677. Gesundheit und Krankheit in der Familie (1982). Diakonie 6, Sondernr, S 72–75
678. Geboren werden – was dann? (1982). In: Conrad KG (Hrsg) Eine Gesellschaft verdirbt ihre Kinder. E. Fischer, Heidelberg, S 99–117
679. Die medizinische Seite des Problems (mit Schmidt HG) (1982). In: Brinkmann K, Schaefer H (Hrsg) Der Elektrounfall. Springer-Verlag, Berlin, S 18–33
680. Der nichttödliche Unfall. Theoretische Einleitung (mit Kieback D) (1982). In: Brinkmann K, Schaefer H (Hrsg) Der Elektrounfall. Springer-Verlag, Berlin, S 80–84
681. Epidemiologische Gesichtspunkte (1982). In: Brinkmann K, Schaefer H (Hrsg) Der Elektrounfall. Springer-Verlag, Berlin, S 85–104
682. Neurologische Probleme des Elektrounfalls (1982). In: Brinkmann K, Schaefer H (Hrsg) Der Elektrounfall. Springer-Verlag, Berlin, S 118–124
683. Verletzungen am Auge und Ohr (1982). In: Brinkmann K, Schaefer H (Hrsg) Der Elektrounfall. Springer-Verlag, Berlin, S 132–133
684. Allgemeine physiologische Theorie des elektrischen Herztodes (1982). In: Brinkmann K, Schaefer H (Hrsg) Der Elektrounfall. Springer-Verlag, Berlin, S 171–199

685. Ehrensenator Erich Freiherr von Baillou zum Gedenken (1982). Ruperto-Carola 34: 253–256
686. Die Unfallpersönlichkeit (1982). In: Brinkmann K, Schaefer H (Hrsg) Der Elektrounfall. Springer-Verlag, Berlin, S 239–245
687. Fragen der Unfallbegutachtung (1982). In: Brinkmann K, Schaefer H (Hrsg) Der Elektrounfall. Springer-Verlag, Berlin, S 249–262
688. Monographische Literatur zum Elektrounfall (1982). In: Brinkmann K, Schaefer H (Hrsg) Der Elektrounfall. Springer-Verlag, Berlin, S 314–315
689. Ärztliche Ethik aus der Sicht des Naturwissenschaftlers (1982). In: Müller H, Olbing H (Hrsg) Ethische Probleme in der Pädiatrie und ihren Grenzgebieten. München, S 34–45
690. Der Gesundheitsbegriff der WHO (1982). Fortschr Med 100:1736
691. Durch elektrische und magnetische Felder verursachte Störungen und Erkrankungen (1982). In: Heilmeyer L (hrsg von Kühn HA, Schirrmeister J) Innere Medizin, 4. Aufl. Springer-Verlag, Berlin, S 1164–1166
692. Krankenversicherungsmedizin und Sozialmedizin (1982). Lebensvers-med 34:77–78
693. Perspektiven einer medizinischen Ethik (1982). In: Medizinische Ethik: Aspekte, Kriterien, Perspektiven (hrsg von der Katholischen Ärztearbeit Deutschlands). Köln, S 91–106
694. Zukunftsperspektiven und Tendenzen in der Medizin (1982). Med-techn Dialog H 4:64–68
695. Die Realität des Seelischen (1982). In: Mensch oder Manager. Forum Deutsche Leasing AG, 1981. Dtsch. Leasing AG, Frankfurt, S 14–30
696. Indem wir auf Gleichheit pochen, schaffen wir das Entartete (1982). Beilage zur Münch med Wschr 124 Nr 18:15
697. Der Risikobegriff – Mißverständnisse und Konsequenzen (1982). Münch med Wschr 125:1071–1072
698. Die Medizin in der heutigen Zeit (1982). Ortskrankenkasse 64:205–212
699. Physiology and the Theory of Medicine (1982). Pflügers Arch Suppl Vol 394
700. Medizinische Ethik – ein gesellschaftliches Problem (1982). In: Doerr W et al. (Hrsg) Recht und Ethik in der Medizin (Veröffentlichungen aus der Forschungsstelle für Theoretische Pathologie der Heidelberger Ekad. der Wissenschaften). Springer-Verlag, Berlin, S 187–195
701. Über die Hoffnung als Heilkraft (1982). Renovatio 38:65–79
702. Physiologische Aspekte zum Unfallgeschehen (1982). In: Sicherer Strom in Heim und Freizeit (VDE-Fachbericht Nr 33). Offenbach, Berlin, S 23–39
703. Technik und Humanität in der Medizin (1982). In: Technik: Bedrohung oder Hoffnung? (hrsg von der Gilde Katholischer Ingenieure Deutschlands). Bachem, Köln, S 23–38
704. Verantwortungslos (1982). Umschau 82:4
705. Umwelt und Gesundheit (mit Birr C) (Hrsg) (1982). Aspekte einer sozialen Medizin, 2 Bd (Fischer-Taschenbücher Nr 6860 und 6861). Fischer, Frankfurt
706. Vorwort (1982). In: Schaefer H, Birr C (Hrsg) Umwelt und Gesundheit, Bd 1. Fischer, Frankfurt, S 11–12
707. Umwelt und Gesundheit (1982). In: Schaefer H, Birr C (Hrsg) Umwelt und Gesundheit, Bd 1. Fischer, Frankfurt, S 15–38
708. Arzt (mit Schipperges H) (1982). In: Schaefer H, Birr C (Hrsg) Umwelt und Gesundheit, Bd 2. Fischer, Frankfurt, S 59–79

709. Gesundheitserziehung (mit Schipperges H) (1982). In: Schaefer H, Birr C (Hrsg) Umwelt und Gesundheit, Bd 2. Fischer, Frankfurt, S 139–157
710. Medizin in der Entwicklung (mit Schipperges H) (1982). In: Schaefer H, Birr C (Hrsg) Umwelt und Gesundheit, Bd 2. Fischer, Frankfurt, S 369–389
711. Literatursammlung zur biologischen Wirkung von Elektrizität (mit Kieback D) (1982). BG Feinmechanik u. Elektrotechnik, Köln
712. Physiologische Grundlagen der Emotionen bei Mensch und Tier (1982). Universitas 37:61–66
713. Physiological Foundations of Emotions in Man and Animal (1982). Universitas (engl ed) 24:49–53
714. Die Hämorrheologie als Brücke zwischen Physiologie, Pathophysiologie und Klinik (1982). Verh dtsch Ges inn Med 87:1357–1359
715. Wunschvorstellungen der medizinischen Entwicklung in der Zukunft (1982). In: Volkskrankheiten in der Industriegesellschaft. Ber. über das Symposium „Prävention von Herz-Kreislauf-Erkrankungen" (1982). Hrsg von der Ciba-Geigy GmbH, Wehr/Baden. Ciba-Geigy, München, S 81–85
716. Alles, was uns bedrückt und beengt (1982). In: Geretsegger C, Kofler W (Hrsg) Vor dem Infarkt? Stand und Entwicklung der Sozial-, Arbeits- und Umweltmedizin. Edition ÖH, Wien, S 71–90
717. Plädoyer für eine neue Medizin (1982). ZWR – Dtsch Zahnärztebl 91 H 3:20–23; H 5:54–59
718. Der Elektrounfall (mit Brinkmann H) (1982). Springer-Verlag, Berlin
719. Über die Wirkung elektrischer Felder auf den Menschen (1983). Sitzungsber Heidelb Akad Wiss, Math-nat Klasse, Abh 3
720. Medizinische Ethik (Reihe Medizin im Wandel) (1983). Verlag für Medizin Dr. Ewald Fischer, Heidelberg
721. Brückenschläge. Zum Verständnis zwischen Schulmedizin und außerschulischen Methoden (1983). Verlag für Medizin Dr. Ewald Fischer, Heidelberg
722. Sozialmedizinische Probleme des alternden Menschen auf dem Lande (o.J.). In: Der alternde Mensch auf dem Lande. Symposium der Internat. Wien. Ges. Landmed. [1983], S 30–38
723. Die neue Medizin, die Schulmedizin und die Außenseiter (1983). In: Huber T (Hrsg) Brauchen wir eine neue Medizin? IMA, Mannheim, S 1–10
724. Wir könnten gesund sein, wenn ... (1983). Cesra-Säule Nr 25:1–2
725. Der Panoramawechsel der Krankheiten (1983). In: Kath. Ärztearbeit Deutschlands (Hrsg) Chronisch-Kranke – eine neue Herausforderung der Medizin. Bachem, Köln, S 28–43
726. Ordo vitae. Prolegomena zur Funktion der Kirche (1983). In: Bürkle H, Becker G (Hrsg) Communicatio fidei. Festschrift für Eugen Biser zum 65. Geburtstag. Pustet, Regensburg, S 55–61
727. Heinrich Schipperges zum 65. Geburtstag (1983). Dtsch Apotheker 35:82–84
728. Die Physiologie und die Theorie der Medizin (1983). Dtsch Apotheker 35:133–142; Gießener Univ-blätter 16:48–60
729. Braucht ein Kind Familie? (1983). Familie 28 H 11:8–9
730. Was ist ein Fortschritt in der Medizin? (1983). Fortschr Med 101:746–748
731. Vorwort (1983). In: Dtsch. Liga für das Kind in Familie und Gesellschaft (Hrsg) (1983). Frühkindliche Persönlichkeitsentwicklung und ihre Berücksichtigung im Lehrplan der Sekundarstufe I. Dtsch. Liga f. d. Kind, Weißenthurm, S 1–2

732. Die Ziele der Liga (1983). In: Dtsch. Liga f. d. Kind in Familie und Gesellschaft (Hrsg) Frühkincliche Persönlichkeitsentwicklung und ihre Berücksichtigung im Lehrplan der Sekundarstufe I. Dtsch. Liga f. d. Kind, Weißenthurm, S 12–15
733. Technik und Humanität in der Medizin (1983). In: Martin K (Hrsg) Geburtshülfliche Gesellschaft zu Hamburg, 125. Stiftungsfest. Geburtsh. Ges, Hamburg, S 13–32
734. Gesundheitsrisiko – Möglichkeiten und Grenzen der Vermeidung (1983). Öff Ges-wes 45 Sonderheft 1:11–20
735. Strukturfragen aus medizinischer Sicht (1983). In: Strukturfragen im Gesundheitswesen in der Bundesrepublik Deutschland (WIdO-Materialien H 21). WIdO, Bonn, S 19–43
736. Überprüfung des medizinischen Leistungsangebots (1983). In: Strukturfragen im Gesundheitswesen in der Bundesrepublik Deutschland. WIdO, Bonn, S 109–131
737. Technologie in der Medizin. Synopsis, Zukunftsperspektiven, Lösungsmöglichkeiten (1983). In: Silomon H (Hrsg) Technologie in der Medizin. Folgen und Probleme. Thieme, Stuttgart, S 229–248
738. Bilanz der Medizin heute (1983). In: Schatz O (Hrsg) Wie krank ist unsere Medizin? Salzburger Humanismusgespräche. Styria, Graz Köln, S 11–32
739. Warum fühlen wir uns nicht mehr zu Hause? Zur Debatte (Kath. Akad. in Bayern) (1983). Juli/August-H, S 14–16
740. Dein Glaube hat dich gesund gemacht. Religion und Medizin im Wechselspiel (1984). Herder, Freiburg
741. Risikofaktoren für arteriosklerotische Herz-Kreislauf-Erkrankungen. Konsequenzen aus der Feststellung durch den Betriebsarzt? (1984). Arbeitsmed, Sozialmed, Präventivmed 19:180–182
742. Was kann die Medizin zur Bauplanung aussagen? (1984). Arcus 5:203–210 (auch in Gesundes Wohnen. Tagungsber. des Bundesverbandes der Dtsch. Zementindustrie vom 26. 4. 1984 (1984). Köln, S 36–44
743. Das Geschichtliche als Prinzip in der Medizin (1984). In: Seidler E, Schott H (Hrsg) Bausteine zur Medizingeschichte. Heinrich Schipperges zum 65. Geburtstag. Steiner, Wiesbaden Sudhoffs Archiv, Beiheft 24:93–99
744. Kritik ohne Verantwortung? (1984). Cesra-Säule 30:1–2
745. Was ist ein Fortschritt in der Medizin? (1984). Cesra-Säule 32:3–5
746. Was heißt Heilen? Zur Physiologie reparativer Kräfte (1984). Dtsch Apotheker 36: 37–48
747. Familienpolitische Defizite unseres sozialen Systems (1984). In: Dtsch. Liga für das Kind in Familie und Ges. (Hrsg) Familienpolitische Defizite unseres sozialen Systems. Ottweiler, S 17–28
748. Erziehung zum Glücklichsein? Forum (1984). Zschr f d Mitglieder d Hamburg-Mannheimer H6:8–11
749. Perspektiven und Strategien einer modernen Gesundheitspolitik (1984). In: Schaefer H, Schipperges H, Wagner G (Hrsg) Gesundheitspolitik. Dt. Ärzte-Verlag, Köln, S 190–205
750. Einführung in die Tagung (1984). In: Der grüne Konservatismus (Mainauer Gespräche 1). Bernadotte-Stiftung, Mainau, S 9–12
751. Zusammenfassende Schlußbetrachtung (1984). In: Der grüne Konservatismus. Bernadotte-Stiftung, Mainau, S 83–90
752. Die Wirkung elektrischer und magnetischer Felder auf den Menschen. Informationen für den Betriebsarzt (1984). BG Feinmechanik, Elektrotechnik, Köln, H 1:2–3
753. Notfallmedizin, eine humane Wissenschaft? (1984). Intensivmed 21:1–6

754. Notwendigkeit nachsorgender ärztlicher Untersuchungen bei Erste-Hilfe-Fällen (1984). In: IVVS-Colloquium. Schlußbericht. BG Feinmechanik und Elektrotechnik, Köln, S 173–178
755. Sozialmedizin (mit Schmahl FW) (1984). Med, Mensch, Ges 9:217–218
756. Heilen und Heil oder: von der Selbstbeteiligung des Menschen (1984). Med-techn Dialog 6:106–108
757. Sinn und Möglichkeiten der Modelle in der Medizin (1984). In: Seidler E (Hrsg) Medizinische Anthropologie. Springer-Verlag, Berlin, S 59–68
758. Der Einfluß von elektrischen und magnetischen Feldern auf den Menschen (mit Brinkmann K) (1984). Med Klin 79:49–52
759. Humane Medizin – was ist das? (1984). Mensch, Natur, Ges H 3:16–19
760. Was soll und was kann mit einem Massen-Screening am Erwachsenen erreicht werden? (1984). Soz Sicherh 3:110–116
761. Das Alter und der Tod (1984). Therapiewoche 34:4717–4722
762. Gesundheit und Krankheit (1984). In: Hilger R (Hrsg) Die zahnärztliche Versorgung, Bd 1: Grundlagen. Hüthig, Heidelberg, S 66–72
763. Gesundheitspolitik. Historische und zeitkritische Analysen (mit Schipperges H, Wagner G) (Hrsg). (1984) Dt. Ärzte-Verlag, Köln
764. Risiko und Reparatur (1985). In: Kath. Ärztearbeit Deutschlands (Hrsg) Leitbilder gesunder Lebensführung. Bachem, Köln, S 26–42
765. Tugenden – ein Weg zur Gesundheit (1985). Atrioc, Bad Mergentheim
766. Früherkennung (1985). In: Ferber v C (Hrsg) Kosten und Effizienz im Gesundheitswesen. Oldenbourg, München, S 383–396
767. Glaube und Wissen (1985). In: Fenzl A (Hrsg) Kardinal König. Herold, Wien, S 194–197
768. Sozialmedizinisches zur Frage des familiengerechten Bauens (1985). In: Kinder- und familiengerechtes Wohnen (Dtsch. Liga für das Kind in Familie und Gesellschaft, Schriftenreihe H 10). Neuwied, S 16–21
769. Der natürliche Zusammenhang von Gesundheit und Gläubigkeit (1985). In: Reinert W (Hrsg) Hilft Glaube heilen? (Schriften der Kath. Akad. in Bayern, H 119). Patmos, Düsseldorf, S 86–114
770. Die Sterbehilfe und DGHS (1985). Münch med Wschr 127:13–14
771. Gesundheitserziehung und gesellschaftliche Bildung in ihrer grundsätzlichen Wechselwirkung (1985). In: Lang E, Düsterhus R, Arnold K (Hrsg) Informationsmedizin in der Prävention (Schriftenreihe Hamburg-Mannheimer-Stiftung für Informationsmedizin). Enke, Stuttgart, S 1–13
772. Der mündige Patient in der Selbstverantwortung (1985). In: Beske F (Hrsg) Die Funktion der Verschreibungspflicht im heutigen Gesundheitswesen. Inst. für Gesundheisforschung, Kiel, S 41–48; Dtsch Apotheker-Ztg 125:2526–2530
773. Was ist eine arbeitsbezogene Erkrankung? (1985). Informationen für den Betriebsarzt, H 1. BG Feinmechanik und Elektrotechnik, Köln, S 2–4
774. Mikrowellen. (1985). Informationen für den Betriebsarzt, H 2. BG Feinmechanik, Elektrotechnik, Köln, S 2–4
775. Psychosomatische und soziale Ursachen von Unfällen (1985). In: Colloquium 16./17. 4. 1985 London IVSS (1985). BG Feinmechanik, Elektrotechnik, Köln, S 58–81
776. Von der Physiologie zu den ökologischen Fächern (mit Sonntag H-G, Schmidt G) (1985). In: Doerr W et al. (Hrsg) Semper apertus. 600 Jahre Ruprecht-Karls-Universität Heidelberg 1386–1986, Bd 4. Springer-Verlag, Berlin, S 165–181

777. Die Unfallversicherung im Wandel der Zeit (1985). Mitt Württ Bau-Berufsgen 26 H3: 13–19
778. Was heißt Heilen? Die Bedeutung der spezifischen und unspezifischen Therapie (1985). In: Oepen I (Hrsg) An den Grenzen der Schulmedizin. Dt. Ärzteverlag, Köln, S 363–375
779. Risiko und Reparatur (1985). In: Kath. Ärztearbeit Deutschlands (Hrsg) Leitbilder gesunder Lebensführung. Bachem, Köln, S 26–42
780. Soziale Krankenversicherung heute und morgen (1985). In: Hundert Jahre AOK Heidelberg. AOK, Heidelberg, S 1–10
781. Die Zukunft der Arbeitsmedizin (1985). Arbeitgeberverband der Metallindustrie, Köln
782. Der Mensch im Regelkreis der Natur (1986). In: Gesundheit und Umwelt. Informationstag des Ministeriums für Arbeit, Gesundheit, Familie und Sozialordnung Baden-Württemberg und der Landesärztekammer Baden-Württemberg 1985. Stuttgart
783. Erkenntnisse und Bekenntnisse eines Wissenschaftlers (1986). Verlag für Medizin Dr. Fischer, Heidelberg
784. Medizinische Ethik. 2. Aufl. (1986). Verlag für Medizin Dr. Fischer, Heidelberg
785. Der kranke Mensch (mit Sturm E) (Hrsg) (1986). Springer-Verlag, Berlin Heidelberg New York London Paris Tokyo
786. Pflanzenschutz – Schutz der Pflanzen – Alternativen im Landbau (mit Schlemmer J) (Hrsg) (1986). Mainauer Gespräche Bd 3. Lennart-Bernadotte-Stiftung Mainau, Konstanz
787. Gesundes Bauen und Wohnen (mit Becker J, Fischer M, Gertis K, Halle-Tischendorf v F, Kaup P, Reiter R) (1986). Sachverständigen-Gremium beim Bundesminister für Raumordnung, Bauwesen und Städtebau, Bonn
788. Kritische Bemerkungen zum Herzinfarkt (1986). Cesra-Säule 38:1–5
789. Franz Heinrich Groß (Nachruf) (1986). Jahrbuch der Heidelberger Akademie der Wissenschaften für 1985, Heidelberg, S 100–104
790. Vorwort (1986). In: Pflanz M, Sozialer Wandel und Krankheit. WiSoMed. Cromm, Göttingen Augsburg (Neudruck: Enke, Stuttgart 1962, S III–V)
791. Per una nuova teoria della medicina. Sanita Scienza e Storia (1986). Rivista del centro italiano di storia sanitaria e ospitaliera Nr 1:7–17
792. Medizin und Religion in ihrer Wechselwirkung (1986). In: Böhme W (Hrsg) Religion und Gesundheit. Herrenalber Texte 68. Evang. Akademie Baden, Karlsruhe, S 9–26
793. Vom Sinn des Krankseins (1986). In: Selbstbestimmung und Selbstverantwortung des Patienten (Sozialpolitik u. Recht Nr 12). Heymanns Verlag, Köln Berlin Bonn München, S 1–23
794. Elektromagnetische Verträglichkeit biologischer Systeme (1986). In: Karl-Brinkmann-Kolloquium. Inst. f. Hochspannungstechnik. Techn. Univ. Braunschweig, S 41–50
795. Unspezifische Therapie und Psychotherapie (1986). In: Bühring M, Saller R (Hrsg) Wirkprinzipien in der physikalischen Therapie. Verlag f. Medizin Dr. Fischer, Heidelberg, S 110–116
796. The influence of low frequency magnetic fields on human beings (1986). In: Bernhardt JH: Biological effects of static and extremely low frequency magnetic fields. MMV Medizin Verlag, München, S 116
797. Social factors as causes for the dysfunctions of the autonomic nervous system (1986). J of the autonomic nervous system Suppl, S 689–701

798. Neue Marschrichtung (1986). Beschreibung der richtigen Wege. Medica. Sonderheft 4, 7:12
799. Unfallverhütung als Prävention – der menschliche Faktor des Unfalls (1986). In: Nöldner K, Kreuter H: Medizin, Gesundheit, Politik.Prävention als interdisziplinäre Aufgabe. Dtsch. Ärzteverlag, Köln, S 15–35
800. Gründe und Hintergründe der Kritik an der Medizin (1986). Mensch, Medizin, Gesellschaft 11:265–273
801. Kneipp-Therapie ist mehr als nur ein Plazebo-Effekt (1986). Ärztliche Praxis 38 (98): 3235–3236
802. Ein neues Bild vom Patienten (1986). In: Schaefer H, Sturm E (Hrsg) Der kranke Mensch. Springer-Verlag, Berlin Heidelberg New York London Paris Tokyo, S 3–5
803. Ziele, Werte, Transzendenz und Gesundheit (1986). In: Schaefer H, Sturm E (Hrsg). S 127–131
804. Wer ist gesund – wer ist krank? (1986). In: Schaefer H, Sturm E (Hrsg). S 15–17
805. Die Individualität des Menschen und der Krankheit (1986). In: Schaefer H, Sturm E (Hrsg). S 143–159
806. Ethische Probleme des Arztes. In: Schaefer H, Sturm E (Hrsg). S 264–268
807. Gefährdung durch innere und äußere Faktoren. In: Schaefer H, Sturm E (Hrsg). S 122–126
808. Soziales Umfeld und Herzkrankheiten (Diagnostische und therapeutische Konsequenzen der sozialmedizinischen Theorie) (1987). Der praktische Arzt (Wien) 41 (571):1680–1697
809. Risiko und Auslösung (Am Beispiel eines Infarktes) (1987). Cardiol-angiol Bull 24 (1):1–3
810. Gesundes Leben in der Industriegesellschaft (1987). Zahnärztliche Informationen II: 30–36
811. Gesund leben in der modernen Industriegesellschaft (1987). Zahnärzteblatt Baden-Württemberg 15 H 8–10:377–378, 420–423, 499–500
812. Ernährung zwischen Wissenschaft und Glauben (1987). Ernährungs-Umschau 34 Sonderheft, S 462–469
813. Präventive Medizin. Aspekte und Perspektiven einer vorbeugenden Medizin (mit Schipperges H, Wagner G (Hrsg) (1987). Springer-Verlag, Berlin Heidelberg New York London Paris Tokyo
814. Unfallverhütung als Primärprävention (1987). In: Schaefer H, Schipperges H, Wagner G: Präventive Medizin. Springer-Verlag, Berlin Heidelberg New York London Paris Tokyo, S 135–146
815. Zur Problematik der Prävention (1987). In: Schaefer H, Schipperges H, Wagner G (Hrsg) Präventive Medizin. Springer-Verlag, Berlin Heidelberg New York London Paris Tokyo, S 11–23
816. Einführung (mit Schipperges H, Wagner G) (1987). In: Schaefer H, Schipperges H, Wagner G (Hrsg) Präventive Medizin. Springer-Verlag, Berlin Heidelberg New York London Paris Tokyo, S 1–8
817. Der Schmerz in seiner menschlichen Dimension (1987). In: Bergener M, Herzmann CE (Hrsg) Das Schmerzsyndrom – eine interdisziplinäre Aufgabe. edition Medizin VCH, Weinheim, S 1–16
818. Einführung in die Tagung und zusammenfassende Schlußbetrachtung (1987). In: Schaefer H, Schlemmer J: Scheitert unsere Demokratie an der ökologischen Herausforderung? Mainauer Gespräche Lennart-Bernadotte-Stiftung Bd 4, S 9–12, 111–120

819. Modelle in der Physiologie und Pathophysiologie (1987). In: Doerr W, Schipperges H (Hrsg) Modelle der pathologischen Physiologie. Springer-Verlag, Berlin Heidelberg New York London Paris Tokyo, S 143-152
820. Humane Medizin - was ist das? Rede anläßlich der Promotionsfeier am 7. 2. 1987 (1987). Ruperto-Carola 39 (77):99-103
821. Hubertus Strughold (Nachruf) (1987). Ruperto-Carola 39 (77):158
822. Heilung durch das Wort (1987). In: Reiß K (Hrsg) Vom Wort zum Text. Medienkritische Perspektiven. München, Selbstverlag Institut für Religionsphilosophie (Prof. Biser), S 59-71
823. Natur und Natürlichkeit. Philosophische Bemerkungen vom Standpunkt der Theoretischen Medizin (1987). In: Böckle F: Der umstrittene Naturbegriff. Person - Natur - Sexualität in der kirchlichen Morallehre. Patmos, Düsseldorf, S 69-96
824. Wirkungen magnetischer Felder (1987). Arbeitsmed. Kolloquium, Hauptverband d. gewerblichen Berufsgenossenschaften. Schriftenreihe, S 95-108
825. General aspects of Bioelectromagnetic effects (1987). V. intern. Symp. on high Voltage engineering. Invited lectures, o.S. Univ. Braunschweig
826. Gesundheitsvorsorge - nicht nur ein medizinisches Problem (1987). Die Ortskrankenkasse 69 (14):397-400
827. Die Idee des Arztes (1987). In: Schipperges H, Schlemmer J (Hrsg) Medicus poeta. Gerhard Vescovi zum 65. Geburtstag. Edition H Medizin Harsch, Karlsruhe, S 104-111
828. Die neue Marschrichtung (1987). In: Vogel HR, Hässner K (Hrsg) Korskorrektur. Wege zur Bewahrung des Gesundheitswesens (Medica oeconomica '86 Düsseldorf). Fischer, Stuttgart New York, S 31-49
829. Was darf die Medizin von dem was sie kann? (1987). In: Mensch, Medizin, Gesell 12 (2):144-152
830. Was darf die Medizin von dem was sie kann; (1987). In: Möglichkeiten, Grenzen und ethische Probleme der Biotechnik. Schriften d. Gesellschaft f. Verantwortung in der Wissenschaft Nr 5. Schweizerbart, Stuttgart, S 91-105
831. Gesundheit und Krankheit im Wandel der Gesellschaftsstruktur (1987). Jahrbuch Wittheit zu Bremen 29. Döll, Bremen, S 79-94
832. Grenzen der Willensfreiheit (1987). In: Gordan P (Hrsg) Lebensentscheidung. Batzon u. Bercker Kevelaer, Styria, Graz Wien Köln, S 73-95
833. Das Problem der Bildung (1987). Das Gespräch aus der Ferne. Briefe für einen Freundeskreis 41 Nr 306:2-6
834. Psychosoziale Ursachen chronischer Krankheiten (1987). In: Landesversicherungsanstalt Württemberg (Hrsg) Reha 2000. Rehabilitationskonzept der Zukunft. (Symp. Bad Buchau 1./2. 11. 86) Schriftenreihe der LVA Württemberg Bd 4, S 1-14
835. Die politisch-gesellschaftliche Dimension von Krankheit und Heilung (1987). Lebendige Seelsorge 38 (1):18-20
836. Gesund leben in der Industriegesellschaft (Empfohlen wird das rechte Maß. Nicht der Genuß, die Gemeinschaftsaufgabe zählt.) (1987). Dental-Labor 35 (2):211-214
837. Medizin und Theologie (1987). In: Kolb A (Hrsg) Glaube - Wissen - Zukunft. Styria, Graz Wien Köln, S 171-184
838. Scheitert unsere Demokratie an der ökologischen Herausforderung (mit Schlemmer J) (Hrsg) (1987). Mainauer Gespräche. Schriftenreine der Lennart-Bernadotte-Stiftung, Bd 4
839. Wirkung elektrischer und elektromagnetischer Felder. EVS-Bericht (1988). (Energieversorgung Schwaben) H 6:5-6

840. Wirkung induzierter Ströme auf erregbare Membranen (1988). In: Beitr. zur ersten Hilfe und Behandlung von Unfällen durch elektrischen Strom (Tagung 1986). H 12: 333–345
841. Neue Untersuchungen über die biologische Wirkung von Magnetfeldern (1988). In: Beitr. zur ersten Hilfe und Behandlung von Unfällen durch elektrischen Strom (Tagung 1986). H 12:451–464
842. Humane Medizin – was ist das? (1988). Nachrichten Humboldt-Ges. Folge 3 (Sept.), S 1–5
843. Wie der Vorgesetzte den „human factor" bei seinen Führungsaufgaben in der Arbeitssicherheit berücksichtigen kann (1988). Vortragsveranstaltung Arbeitsmedizin Nürnberg 14./15. 6. 1988. Berufsgenossenschaft der Feinmechanik und Elektrotechnik, Köln, S 159–162
844. Statistische und niederfrequente Felder (1988). In: Krause N (Hrsg) Nichtionisierende Strahlung. 21. Jahrestag. Fachverband f. Strahlenschutz u. Berufsgenossenschaft Feinmechanik u. Elektrotechnik, Köln, S 54–64
845. Dein Glaube hat dich gesund gemacht – Religion und Medizin im Wechselspiel (1988). In: Kessler H (Hrsg) Humane Zukunft. Verlag Humboldt-Gesellschaft für Wissenschaft, Kunst u. Bildung e.V., Mannheim, S 208–226
846. Das Konzept der Deutschen Liga für das Kind (1988). Lion 32 H 6:354–356
847. Staatliche Landschaftspflege – eine Alternative für unsere Landwirte? (mit Schlemmer J)(Hrsg) (1988) Mainauer Gespräche, Bd 5. Lennart-Bernadotte-Stiftung, Mainau
848. Einführung in die Tagung 1986. Zusammenfassung, Kritik u. Ausblick (1988). In: Schaefer H, Schlemmer J (Hrsg) Staatlicher Landschaftspfleger – eine Alternative für Landwirte? Mainauer Gespräche, Bd 5. Lennart-Bernadotte-Stiftung, Mainau, S 9–12, 83–89
849. Die soziale Bedingtheit von Gesundheit und Krankheit (1988). In: Meyer-Dohm P, Tuchfeldt E, Wesner E (Hrsg) Der Mensch im Unternehmen, Haupt, Bern Stuttgart, S 423–435
850. Der Begriff der Natur und der Natürlichkeit in Medizin und Theologie (1987). In: Böhme W (Hrsg) Was ist das: die Natur? Herrenalber Texte Nr 77. Ev. Akademie Herrenalb, S 52–71
851. Wie weit ist die Medizin eine Wissenschaft? (1988). Ärztezeitschrift f Naturheilverfahren 29 (12):947–956
852. Kurskorrektur. Wege zur Wahrung des Gesundheitswesens. (Ein Beitrag zu Gründen und Hintergründen der Kritik an der Medizin.) (1988). Gesundheitspolitische Gespräche. Schering, Berlin
853. Belastung der Bevölkerung durch ionisierende und nicht ionisierende Strahlung (1988). Der praktische Arzt (Wien) 42:1046–1066
854. Heilen und Heil (1988). Arzt u Christ 34 (2):67–72
855. Machen niederfrequente Magnetfelder Krebs? (2/1989). Informationen für den Betriebsarzt. Berufsgenossenschaft der Feinmechanik und Elektrotechnik, Köln, S 1–4
856. Pathophysiologische Auswirkungen des elektrischen Stroms im Körper (1989). Ärztebl Rheinland-Pfalz 42 (12):663–666
857. Wie weit ist die Medizin eine Wissenschaft? (1989). In: Dosch P (Hrsg) Neuraltherapie nach Hunecke. Freudenstädter Vorträge 1988. Haug, Heidelberg, S 39–54
858. Elektrizität als Gefahr (1989). Dt Ärztebl 86 (48):3707–3708
859. Tierversuche (1989). In: Eser A, Lutterrotti M v, Sporken P (Hrsg) Lexikon Medizin – Ethik – Recht. Herder, Freiburg Basel Wien

860. Sozialmedizinische Stellungnahme (Psychosoziale Probleme: Kann Medizin, was sie soll?) (1989). Münch med Wschr 131 (40):725–726
861. Das Bedürfnis des Kindes im Wandel der Gesellschaft (1989). In: Bundesministerium für Jugend, Familie, Frauen und Gesundheit (Hrsg) Zur Zukunft von Familien und Kindheit. 40 Jahre Bundesrepublik Deutschland. Bonn, S 31–37
862. Champs statiques et de basse frequence. Informations medicales (1989). EDF-GDF, Paris, Nr 62:IX–XIX
863. Das biologische und das heilsgeschichtliche Menschenbild aus der Sicht des Biologen (1989). In: Das biologische und heilsgeschichtliche Menschenbild. Schriften des Ärzterates im Bistum Essen. Bd 12. Hrsg Bistum Essen. Steyler Verlag Nettetal 2, S 11–45
864. Sind magnetische Felder gesundheitsgefährdend? (1989). In: Jahrbuch der Heidelberger Akademie der Wissenschaften für 1988. Springer-Verlag, Berlin Heidelberg New York Tokyo, S 41–42
865. Medizinische Ethik und soziale Verantwortung (1989). In: Marquard O, Seidler E, Staudinger HJ (Hrsg) Medizinische Ethik und soziale Verantworung. (Ethik d. Wissenschaften Bd VIII). Fink, München. Schönigh, München Paderborn Wien Zürich, S 87–90
866. Wie weit ist die Medizin eine Wissenschaft? (1989). Med Klinik 84 (5):267–270
867. Gesellschaftlicher Hintergrund von Gesundheit und Krankheit (1989). In: Wetzel U (Hrsg) Krankheit und Gesellschaft. Antwort und Verantwortung der Pflegeberufe. Lambertus-Verlag, Freiburg i.B., S 16–34
868. Mainauer Gespräche Bd 6 (mit Schlemmer J) (Hrsg). Lennart-Bernadotte-Stiftung, Mainau (Konstanz)
869. Einführung in die Tagung – Zwischenbericht – Schlußbemerkung. Agrarpolitik oder das Unvermögen zur Vernunft. Mainauer Gespräche Bd 6 (1989). Lennart-Bernadotte-Stiftung Mainau (Konstanz), S 9–12, 79–84, 104
870. Die Lust der Gesundheit (1990). In: Gesundheitsbildung. 10 Jahre Bad Mergentheimer Modell. Institut für Gesundheitsbildung (Hrsg). Bad Mergentheim, S 42–47
871. Biologische Auswirkungen niederfrequenter elektromagnetischer Felder (1990). E & I, Elektrotechnik und Informationstechnik 107 (7/8):387–395
872. Über Bedürfnisse von Kindern und Gesellschaften in ihrer Wechselwirkung (1990). In: Schmitz-Scherer R, Kruse A, Olbrich E (Hrsg) Altern – ein lebenslanger Prozeß der sozialen Interaktion. Steinkopff, Darmstadt, S 425–431
873. Arbeitsbezogene Erkrankungen (1990). Mensch – Medizin – Gesellschaft 15 (2):102–108
874. Die Wahrnehmungsempfindlichkeit gegenüber 50 Hz Wechselspannung bzw. Wechselstrom (1990). Biomedizinische Technik 35 (5):112
875. Medizin und Ökonomie – unvereinbare Dimensionen? (1990). In: Weidinger (Hrsg) Medizin, Management, Magnesium. Bayreuther Gespräch April 1989. Blackwell Ueberreuter Wissenschaft, Berlin, S 7–18
876. Physiologisches im psychophysischen Grenzland. Internationale Allgemeinmed. u. Hochschule (1990). Z Allgemeinmed 9 Beil I:1507–1510; auch in: Zappe HA, Mattern HJ (Hrsg) Das Philosophische und die praktische Medizin. Springer-Verlag Berlin Heidelberg New York London Paris Tokyo Hongkong, S 53–59
877. Zur Geschichte der präventiven Medizin in Deutschland (1990). In: Schmahl FW (Hrsg) Probleme und Perspektiven der Präventiv- und Sozialmedizin. Schattauer, Stuttgart New York, S 1–16
878. Machen niederfrequente Magnetfelder Krebs? (1990). In: Mitteilung 13. Institut für Arbeits- und Sozialhygiene. Stiftung Karlsruhe, S 1–14

879. Ist Prävention ein öffentliches oder ein privates Gut? Politische und ethische Aspekte der Prävention (1990). In: Arnold M, Ferber C v, Henke KD (Hrsg) Ökonomie und Prävention. Beiträge zur Gesundheitsökonomie 22. Robert-Bosch-Stiftung. Bleicher Verlag, Gerlingen, S 435–452
880. Das Bedürfnis nach Mystik (1990). Skeptiker 3 (1):12–18
881. Das Prinzip Psychosomatik (1990). Verlag f. Medizin Dr. E. Fischer, Heidelberg
882. „Lebensqualität" als Leitfaden der Gesundheitspolitik (1990). In: Schölmerich P, Thews G (Hrsg) „Lebensqualität" als Bewertungskriterium in der Medizin (Symposium der Akademie der Wissenschaften und der Literatur, Mainz). G. Fischer, Stuttgart New York, S 283–293
883. Medizin und Soziologie (1990). In: Hilger HH (Hrsg) Der Arztbegriff im Wandel der Zeit. Schattauer, Stuttgart New York, S 153–161
884. Die Physiologie zwischen Biophysik und Psychologie (1990). Futura 5 Nr 2:6–8
885. Elektromegnetische Felder eine Gefahr? (1991). Ergo-Med 15 (2):41–45
886. Nur Alarm und nie Entwarnung? Die journalistische Behandlung ökologischer Probleme. Mainauer Gespräche Bd 7 (mit Schlemmer J) (Hrsg) (1991). Lennart-Bernadotte-Stiftung, Mainau (Konstanz)
887. Der Mensch in seiner Eigenwelt (Anthropologische Grundfragen einer Theoretischen Pathologie) (mit Doerr W, Schipperges H) (Hrsg) (1991) (Forschungsstelle Theor. Pathologie, Heidelberger Akad. Wiss.). Springer-Verlag, Berlin Heidelberg New York London Paris Tokyo
888. Die neue Marschrichtung (1991). Apis (Mearan) 3 (6):47-60
889. Gefährden Magnetfelder die Gesundheit? (1991). Sitzungsber. Heidelberger Akad. Wiss., Math.-naturw. Kl. 4, Abh.
890. Das Prinzip Psychosomatik (1991). In: Doerr W, Schaefer H, Schipperges H (Hrsg) Der Mensch in seiner Eigenwelt. Springer-Verlag, Berlin Heidelberg New York, S 60–65
891. Bewertung der Ergebnisse aus medizinischer Sicht (1991). In: Brinkmann K, Schaefer H (Hrsg) Gesundheitsrisiken durch magnetische Gleichfelder. Vde-Verlag, Berlin Offenburg, S 83–89
892. Was erwarten wir vom Arzt? (1991). In: Das Bild des Arztes (Themen zur ärztlichen Fortbildung, Bd 11. Bezirksärztekammer Südwürttemberg). Tübingen, S 111–118
893. Die Idee des Arztes (1991). In: Das Bild des Arztes (Themen zur ärztlichen Fortbildung, Bd 11. Bezirksärztekammer Südwürttemberg). Tübingen, S 135–142
894. Zu einer Erkenntnistheorie der Psychosomatischen Medizin (1991). In: Nippert RP, Pöhler W, Slesina W (Hrsg) Kritik und Engagement (Soziologie als Anwendungswissenschaft). Festschr. f. Chr. v. Ferber. Oldenbourg, München, S 29–35
895. Der menschliche Faktor des Unfalls. Informationen f. d. Betriebsarzt (1991). Berufsgenossenschaft d. Feinmechanik u. Elektrotechnik Köln, H 1:2–4
896. Elektromagnetische Felder – eine Gefahr? (1991). etv-Miteilungen 14 (1):9–14
897. Bewertung epidemiologischer Studien. Schlußbericht „Strahlen – Felder – Ströme" 10. intern. Koll. Sektion Elektrizität IVSS (1991). Berufsgenossenschaft d. Feinmechanik u. Elektrotechnik, Köln, S 148–152
898. Untersuchungen im Kernspintomographen (mit Brinkmann K) (1991). In: Brinkmann K, Schaefer H (Hrsg) Gesundheitsrisiken durch elektromagnetische Gleichfelder. vde-Verlag, Berlin Offenbach, S 77–82
899. Krebsgefahr am Arbeitsplatz? (mit Brinkmann K) (1991). Ergo Med 15 (4):112–116

900. Gesundheitsrisiken durch elektromagnetische Gleichfelder (Bd 1 Elektromagnetische Verträglichkeit biologischer Systeme) (mit Brinkmann K) (Hrsg) (1991). vde-Verlag, Berlin Offenbach
901. Sexualität zwischen Trieb und Geist (1992). FOCUS-MUL, Univ Lübeck 9 (4):260–266
902. Was die Technik der Teilnahme der Apparate-Technik voraus hat (1992). Ärztl Prax Nr 82:34–35
903. Die freiheitliche Welt und der Fundamentalismus (1992). Lion H 9:37–41
904. Kritisches und Nachdenkliches zur Krebsgefahr. Informationen für den Betriebsarzt H 1 (1992). Berufsgenossenschaft d. Feinmechanik u. Elektrotechnik, Köln, S 4–11
905. Die wissenschaftliche Medizin zwischen Mystik und Materialismus (1992). In: Köbberling J (Hrsg) Die Wissenschaft in der Medizin. Schattauer, Stuttgart New York, S 13–26
906. Umwelt und Gesundheit (1992). Der praktische Arzt (Wien) 46:852–854
907. Tugenden – ein physiologisches und ein sozial-medizinisches Konzept (1992). In: Die christlichen Tugenden als therapeutische Konzepte. Schriften des Ärzterates im Bistum Essen. Bd 15. Steyler Verlag, Nettetal 2, S 43–77
908. Modelle in der Medizin (Mit einer historischen Einleitung von Dietrich von Engelhardt). (1992). Sitzungsberichte d. Heidelberger Akad. d. Wissenschaften, Math.-naturw. Kl. 1, Abh, S 1–262
909. Zum Verhältnis von Medizin und Glauben. Ökumenische Mitteilungen (1991/92). Arbeitsgem. Christlicher Kirchen in Baden-Württemberg, Stuttgart, S 3–5
910. Die Sozialpflichtigkeit des Bürgers (1992). In: Dhom G (Hrsg) Epidemiologische Forschung und Datenschutz in der Medizin. Akad. Wiss. u. Literatur Mainz. Fischer, Stuttgart Jena New York, S 273–294
911. Krebsgefahr – Unser Leben, das Wagnis, das wir eingehen müssen (1992). MUT-Verlag Nr 296, April
912. Elektromagnetische Verträglichkeit biologischer Systeme 2. Bd (mit Brinkmann K) (Hrsg) (1992). Eberle P: Einwirkung magnetischer Wechselfelder auf menschliche periphere Lymphocyten und tierisches Knochenmark. vde-Verlag, Berlin Offenbach
913. Machen Magnetfelder Krebs? (mit Brinkmann K) (1992). Med Klinik 87 (3):145–150
914. Gesundheitswissenschaft. Versuch eines wissenschaftlichen Programms und seiner Anwendung (1993). Verlag für Medizin Dr. Fischer, Heidelberg
915. Praktische Arzneimittelforschung und Tierschutz (1993). In. Wagner W (Hrsg) Arzneimittel und Verantwortung. Grundlagen und Methoden der Pharmaethik. Springer-Verlag, Berlin Heidelberg New York, S 103–119
916. Was ist Freiheit (1993). In: Andergassen G, Paris W: Freiheit und Glück. Alfred und Söhne, Meran, S 262–266
917. Die Entstehung von Krankheiten (1993). Hess Ärztebl 54 (3):98–102
918. Physiologie und Phänomenologie (1993). In: Großheim M, Waschkies HJ) (Hrsg) Rehabilitierung des Subjektiven. Festschrift für Hermann Schmitz. Bouvier, Bonn
919. Entropie und Pathogenese – Einführung in die Thematik II (1993). In: Becker V, Schipperges H (Hrsg) Entropie und Pathogenese. Springer-Verlag, Berlin Heidelberg New York London Paris Tokyo, S 6–11
920. Inwieweit ist die Medizin eine Wissenschaft? (1993). In: Neander KD, Meyer G, Friesacher H: Handbuch der Intensivpflege. II, 1.2. Ecomed, Landsberg, S 1–8
921. Fundamentalismus. Theorie und Praxis aus der Sicht des Physiologen (1993). In: Kessler H (Hrsg) Gefahren und Chancen des Wertwandels. Abh. Humboldt-Ges. Bd 12. Mannheim

922. 60 Jahre Physiologie (1993). In: Marx OM, Moses A (Hrsg) Emeriti erinnern sich. Rückblick auf die Lehre und Forschung in Heidelberg. VCH Verlag, Weinheim New York Basel Cambridge Tokio, S 13–26
923. Glaube und Medizin (1993). In: Ausserer O, Paris W (Hrsg) Glaube und Medizin. Alfred u. Söhne, Meran
924. Erfahrungsheilkunde und Universität (1993). Erfahrungsheilkunde 42 (11):597–601
925. Epidemiologische Untersuchungen besonders an beruflich Exponierten (1994). In: Bundesminister f. Umwelt, Naturschutz und Reaktorsicherheit (Hrsg) Wirkungen niederfrequenter Felder. Veröff. Strahlenschutzkommission 28. Fischer, Stuttgart Jena New York, S 167–177
926. Modellversuche der Verbundforschung (1994). In: Bundesminister f. Umwelt, Naturschutz und Reaktorsicherheit (Hrsg) Wirkungen niederfrequenter Felder. Veröff. Strahlenschutzkommission 28. Fischer, Stuttgart Jena New York, S 63–69
927. Heinrich Schipperges – 75 Jahre (1994). Würzburger medizin-historische Mitteilungen Bd 12 (Königshausen u. Neumann), S 385–387
928. Vorwort (1994). In: Mosse M, Tugendreich G: Krankheit und soziale Lage. Neuausgabe, Cromm J (Hrsg) 3. Aufl. Cromm, Göttingen Augsburg, S VIII–XI
929. Zur Bilanz einer Ethik der Wissenschaften (1994). In: Baumgartner HM, Becker W (Hrsg) Grenzen der Ethik. W. Fink, Paderborn Wien; Ferd. Schöningh, München Zürich
930. Zur Wissenschaftlichkeit in der Medizin (1994). In: Wessel KF (Hrsg) Herkunft, Krise und Wandlung der modernen Medizin. Kleine, Bielefeld, S 112–123
931. Stumme und sprechende Medizin, eine Einheit der ärztlichen Kunst (1994). In: Zappe HA (Hrsg) Die Sprechstunde. Shaker, Aachen, S 23–32
932. tag und nacht in übung liegen (1994). In: Jütte R (Hrsg) Paracelsus heute – im Lichte der Natur. Haug, Heidelberg, S 160–162
933. Arzneimittel und Verantwortung (1994). Praxis Magazin Med (2):9
934. Schwache Wirkungen als Cofaktoren bei der Entstehung von Krankheiten (1995). Suppl Sitzungsberichte, Heidelberger Akad. Wiss., Math.-naturw. Kl. 1995/96
935. Gefährdet Elektrosmog die Gesundheit? (1995). Akademie für Technikfolgenabschätzung, Stuttgart
936. Altern und Sterben. Gedanken zu statistischen Zahlen (1995). Z Gerontol Geriatr 28: 285–292
937. Die Probleme der sogenannten arbeitsbezogenen Erkrankungen (1995). Berufsgenossenschaft der Feinmechanik und Elektrotechnik Köln, Bestell-Nr D39
938. Was die Technik der Teilnahme der Apparate-Technik voraus hat (1995). Der Mensch (Arbeitsblätter der Arbeitsgemeinschaft Anthropologische Medizin), H 3:12–15
939. Schwache Wirkungen als pathogenetisches Prinzip (1995). In: Becker V, Schipperges H (Hrsg) Krankheitsbegriff, Krankheitsforschung, Krankheitswesen (Wissenschaftliche Festsitzung der Heidelberger Akademie der Wissenschaften zum 80. Geburtstag von Wilhelm Doerr). Springer-Verlag, Berlin Heidelberg New York, S 25–31
940. Krankheit im Beruf (1996). In: Gesunde Betriebe durch gesunde Mitarbeiter. European Health Foundation. Schriftenreihe Bd 3. Verlag f. Gesundheitsförderung G. Conrad, Gamburg, S 17–28
941. Erfahrungsheilkunde und Universität (1996). In: Ganzheitliche Zahnheilkunde in der Praxis. Aktualisierungslieferung November. Teil 3, Kap 12,2. Spitta-Verlag, Balingen, S 1–9
942. Beruf und Krankheit (1996). Gesundheitswesen 58 (8/9):442–446
943. Süssmilchs göttliche Ordnung der Natur oder: wie lange lebt der Mensch? (1996) Angermühler Gespräche Medizin Ethik Recht. Bd 6. Rothe, Passau

Veröffentlichungen aus der „Theoretischen Pathologie" Heidelberg 1973–1996

A) *Vorstufe der Entwicklung*

1. Bauer VH (1973) Das Antonius-Feuer in Kunst und Medizin. Springer-Verlag, Berlin Heidelberg New York
2. Höpker W-W (1974) Spätfolgen extremer Lebensverhältnisse. Springer-Verlag, Berlin Heidelberg New York
3. Becker V, Schmidt H (1975) Die Entdeckungsgeschichte der Trichinen und der Trichinosis. Springer-Verlag, Berlin Heidelberg New York
4. Höpker W-W (1976) Obduktionsgut des Pathologischen Institutes der Universität Heidelberg 1841–1972. Springer-Verlag, Berlin Heidelberg New York
5. Hamperl H (1976) Robert Rössle in seinem letzten Lebensjahrzehnt (1946–1956). Springer-Verlag, Berlin Heidelberg New York
6. Höpker W-W (1977) Das Problem der Diagnose und ihre operationale Darstellung in der Medizin. Springer-Verlag, Berlin Heidelberg New York
7. Gathmann HA, Meyer RD (1977) Der Kleeblattschädel. Springer-Verlag, Berlin Heidelberg New York
8. Doerr W, Schipperges H (1979) Was ist Theoretische Pathologie? Springer-Verlag, Berlin Heidelberg New York
9. Becker V, Goerttler K, Jansen HH (1980) Konzepte der Theoretischen Pathologie. Springer-Verlag, Berlin Heidelberg New York

B) *Phase der Differenzierung*

10. Doerr W, Hofmann W, Linzbach AJ, Rother K, Seitelberger F (1981) Neue Beiträge zur Theoretischen Pathologie. Springer-Verlag, Berlin Heidelberg New York
11. Henkelmann T (1981) Zur Geschichte des pathophysiologischen Denkens, John Brown (1736–1788) und sein System der Medizin. Springer-Verlag, Berlin Heidelberg New York
12. Breitfellner G (1982) Der Sekundenherztod. Springer-Verlag, Berlin Heidelberg New York
13. Doerr W, Jacob W, Laufs A (1982) Recht und Ethik in der Medizin. Springer-Verlag, Berlin Heidelberg New York
14. Schipperges H (1983) Historische Konzepte einer Theoretischen Pathologie. Springer-Verlag, Berlin Heidelberg New York Tokyo
15. Seidler E (1984) Medizinische Anthropologie. Springer-Verlag, Berlin Heidelberg New York Tokyo
16. Höpker W-W (1984) Mißbildungen. Interrelationen, Assoziationen, diagnostische Validität. Springer-Verlag, Berlin Heidelberg New York Tokyo

C) Aktuelle Darstellungsform

17. Schipperges H (Hrsg) (1985) Pathogenese. Springer-Verlag, Berlin Heidelberg New York Tokyo
18. Cremer T (1985) Von der Zellenlehre zur Chromosomentheorie. Springer-Verlag, Berlin Heidelberg New York Tokyo
19. Schipperges H, Doerr W (Hrsg) (1987) Modelle der Pathologischen Physiologie (Symposium für Hans Schaefer). Springer-Verlag, Berlin Heidelberg New York Tokyo
20. Doerr W, Gruber GB (1987) Problemgeschichte kritischer Fragen. Springer-Verlag, Berlin Heidelberg New York Tokyo
21. Schipperges H (1988) Die Entienlehre des Paracelsus. Springer-Verlag, Berlin Heidelberg New York Tokyo
22. Doerr W, Pesch H-J (1988) Pathomorphose. Änderungen der Pathologie, dargestellt am Gestaltwandel einiger Krankheitsbilder. Springer-Verlag, Berlin Heidelberg New York
23. Doerr W, Schaefer H, Schipperges H (Hrsg) (1991) Der Mensch in seiner Eigenwelt. Anthropologische Grundfragen einer Theoretischen Pathologie. Springer-Verlag, Berlin Heidelberg New York
24. Doerr W (1991) Ars longa vita brevis. Problemgeschichte kritischer Fragen II. Springer-Verlag, Berlin Heidelberg New York
25. Schaefer H (1992) Modelle in der Medizin. Mit einer historischen Einleitung von D. v. Engelhardt. Springer-Verlag, Berlin Heidelberg New York
26. Becker V, Schipperges H (Hrsg) (1993) Entropie und Pathogenese. Interdisziplinäres Kolloquium der Heidelberger Akademie der Wissenschaften. Springer-Verlag, Berlin Heidelberg New York
27. Schipperges H (1994) Arzt im Purpur. Grundzüge einer Krankheitslehre bei Petrus Hispanus (ca. 1210 bis 1277). Springer-Verlag, Berlin Heidelberg New York
28. Becker V, Schipperges H (Hrsg) (1995) Krankheitsbegriff, Krankheitsforschung, Krankheitswesen. Wissenschaftliche Festsitzung der Heidelberger Akademie der Wissenschaften zum 80. Geburtstag von Wilhelm Doerr. Springer-Verlag, Berlin Heidelberg New York
29. Schipperges H (1996) Krankheit und Gesundheit bei Maimonides (1138–1204). Springer-Verlag, Berlin Heidelberg New York
30. Becker V (1996) Pathologie, Beständigkeit und Wandel. Springer-Verlag, Berlin Heidelberg New York
31. Schaefer H (1996) Schwache Wirkungen als Cofaktoren bei der Entstehung von Krankheiten. Springer-Verlag, Berlin Heidelberg New York